Weiterbildung Gynäkologie und Geburtshilfe

T. Dimpfl
W. Janni
R. Kreienberg
N. Maass
O. Ortmann
T. Strowitzki
K. Vetter
R. Zimmermann

Weiterbildung Gynäkologie und Geburtshilfe

CME Beiträge aus:
Der Gynäkologe

Januar 2013 - Juni 2014

Mit 72 größtenteils farbigen Abbildungen

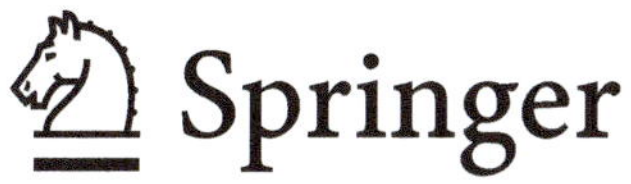
Springer

Prof. Dr. Thomas Dimpfl
Klinikum Kassel GmbH
Kassel

Prof. Dr. Wolfgang Janni
Universitätsklinikum
Ulm

Prof. Dr. Rolf Kreienberg
Landshut

Prof. Dr. Nicolai Maass
Uniklinik RWTH
Aachen

Prof. Dr. Olaf Ortmann
Caritas-Krankenhaus St. Josef
Regensburg

Prof. Dr. Thomas Strowitzki
Universitätsklinik
Heidelberg

Prof. Dr. Klaus Vetter
Berlin

Prof. Dr. Roland Zimmermann
Universitätsspital
Zürich

ISBN 978-3-662-44423-8   ISBN 978-3-662-44424-5 (eBook)
DOI 10.1007/978-3-662-44424-5

Auszug aus: Der Gynäkologe, Springer 2013, 2014

Die Deutsche Nationalbibliothek verzeichnet diese Publikation in der Deutschen Nationalbibliografie;
detaillierte bibliografische Daten sind im Internet über http://dnb.d-nb.de abrufbar.

Springer Medizin
© Springer-Verlag Berlin Heidelberg 2015

Planung: Dr. sc. hum. Sabine Höschele, Heidelberg
Projektmanagement: Ina Conrad, Heidelberg
Projektkoordination: Cécile Schütze-Gaukel, Heidelberg
Umschlaggestaltung: deblik Berlin
Herstellung: TypoStudio Tobias Schaedla, Heidelberg

Gedruckt auf säurefreiem Papier

Springer Medizin ist Teil der Fachverlagsgruppe Springer Science+Business Media
www.springer.com

Inhaltsverzeichnis

Korrespondierende Autoren

Bauerschlag, D. O., PD Dr.
Klinik für Gynäkologie und Geburtsmedizin
Uniklinik RWTH Aachen
Pauwelsstr. 30
52074 Aachen

Fischer-Betz, R., Dr.
Poliklinik für Rheumatologie
Heinrich Heine Universität Düsseldorf
Moorenstr. 5
40225 Düsseldorf

Girard, T., Prof. Dr.
Deparetment für Anästhesiologie
Universitätsspital Basel
Spitalstr. 21
CH- 4031 Basel
Schweiz

Haselbacher, G., Dr.
Frauenärztliche Gemeinschaftspraxis
München-Pasing
Bäckerstr. 3
81241 München

Hehr, U., PD Dr.
Zentrum für Humangenetik
Universitätsklinikum D3
Universität Regensburg
Franz-Josef-Strauss-Allee 11
93053 Regensburg

Mehnert, A., Prof. Dr.
Universitätsklinikum Leipzig AöR
Abteilung für Medizinische Psychologie
und Medizinische Soziologie
Ph.-Rosenthal-Str. 55
04103 Leipzig

Mendling, W., Prof. Dr.
Deutsches Zentrum für Infektionen in
Gynäkologie und Geburtshilfe
Vogelsangstr. 106
42109 Wuppertal

Naumann, G., PD Dr.
Klinik für Frauenheilkunde und Geburtshilfe
Helios-Klinikum Erfurt
Nordhäuser Str. 74
99089 Erfurt

Popovici, R. ,PD Dr.
(Kiz) Kinderwunsch im Zentrum München
Praxis für gynäkologische Endokrinologie und
Reproduktionsmedizin
Bayerstraße 3
80335 München

Schäfer, S. D., Dr.
Klinik für Frauenheilkunde und Geburtshilfe
Universitätsklinikum Münster
Albert-Schweitzer-Campus 1
Gebäude A1
48149 Münster

Schäffer, L., PD Dr.
Klinik für Geburtshilfe
Universitätsspital Zürich
Frauenklinikstr. 10
CH- 8091 Zürich
Schweiz

Schmalfeldt, B., Prof. Dr.
Frauenklinik der Technischen Universität München
Klinikum rechts der Isar
Ismaninger Str. 22
81675 München

Serno, J. Dr.
Klinik für Gynäkologie und Geburtsmedizin
Uniklinik RWTH Aachen
Pauwelsstr. 30
52074 Aachen

Strauss, A., Prof. Dr.
Klinik für Gynäkologie und Geburtshilfe
und Michaelis Hebammenschule
Universitätsklinikum Schleswig-Holstein
Campus Kiel, Christian-Albrechts-Universität
Arnold-Heller-Str. 3, Gebäude 24
24105 Kiel

Voigt, F., Dr.
Klinik für Gynäkologie und Geburtsmedizin
Uniklinik RWTH Aachen
Pauwelsstr. 30
52074 Aachen

Wisser, J., Prof. Dr.
Klinik für Geburtshilfe
Universitäts Spital
Frauenklinikstr. 10
CH-8091 Zürich
Schweiz

Zeppernick, F., Dr.
Klinik für Gynäkologie und Geburtsmedizin
Uniklinik RWTH Aachen
Pauwelsstr. 30
52074 Aachen

Gynäkologe 2013 · 46:45–55
DOI 10.1007/s00129-012-3076-8
Online publiziert: 23. Januar 2013
© Springer-Verlag Berlin Heidelberg 2013

Redaktion
T. Dimpfl, Kassel
W. Janni, Ulm
R. Kreienberg, Landshut
N. Maass, Aachen
O. Ortmann, Regensburg
T. Strowitzki, Heidelberg
K. Vetter, Berlin
R. Zimmermann, Zürich

G. Haselbacher
Frauenärztliche Gemeinschaftspraxis München-Pasing, München

Psychosomatische Grundversorgung

Zusammenfassung

Seit 2004 ist die psychosomatische Grundversorgung Gegenstand der Weiterbildungsordnung für das Gebiet Frauenheilkunde und Geburtshilfe. Auch in der fakultativen Weiterbildung wird psychosomatisches Wissen verlangt, z. B. so bei der speziellen Onkologie. In der gynäkologischen Endokrinologie und Reproduktionsmedizin dient es der Erkennung und Beurteilung psychosomatischer Einflüsse auf Hormonhaushalt, Fertilität und deren Behandlung. Nachgewiesen werden diese Kenntnisse durch die Teilnahme an einem psychosomatischen Curriculum, dass 80 h umfasst, die sich in 20 h Theorievermittlung, 30 h Balint-Gruppenarbeit und 30 h verbale Interventionstechnik unterteilen, dazu werden entsprechende Falldarstellungen gefordert. Ziel ist es, die Frauenärzte durch die psychosomatische Kompetenz in die Lage zu versetzen, psychosoziale Einflussgrößen früher zu erkennen, entsprechend zu werten und therapeutisch einzubeziehen. Fachfremde Erkrankungen können leichter abgegeben werden, und der Arzt wird in seinem Handeln sicherer.

Schlüsselwörter

Psychosomatik · Gynäkologie · Weiterbildungsordnung · Psychosomatische Sorgfaltspflicht · Arzt-Patienten-Beziehung

Lernziele

Dieser Beitrag dient dazu,
- den Sinn der integrierten Psychosomatik zu erfassen,
- den psychosomatischen Grundkurs darzustellen,
- die Besonderheit der Psychosomatik in der Frauenheilkunde zu verstehen,
- Mut zu entwickeln, sich auf die Arzt-Patienten-Ebene einzulassen,
- die Akzeptanz der psychosomatischen Sorgfaltspflicht zu fördern.

Definition

Unter Psychosomatik verstehen wir zum einen den Krankheitsbegriff. Es handelt sich um bestimmte Krankheitsbilder, bei denen körperliche oder funktionelle Symptome durch emotionale oder psychosoziale Faktoren verursacht oder beeinflusst werden. Psychosomatische Morbidität finden wir häufig, nach Weidner [1]: stationär 30% Komorbidität und bis zu 60% allgemeine psychosomatische/somatopsychische Ursachen gynäkologischer Erkrankungen. Bei sexualmedizinischen Themen finden wir eine große Diskrepanz zwischen der Häufigkeit funktioneller Störungen und der des Ansprechens durch den Arzt [2].

Wir unterscheiden dabei **psychische Erkrankungen**, die geläufige Krankheitsbilder, wie etwa Angsterkrankungen, depressive Syndrome und Anpassungsstörungen, umfassen, von **funktionellen Störungen**, die somatoforme Erkrankungen, also körperliche Beschwerden mit inadäquatem oder ohne organischen Befund, darstellen. Und letztlich sind **psychosomatische Krankheiten** als diejenigen körperlichen Erkrankungen, bei deren Entstehung oder Verlauf psychosoziale Faktoren wesentlich beteiligt sind, zu berücksichtigen sowie **somatopsychische Störungen**, die dann vorliegen, wenn zur Bewältigung schwerer somatischer Erkrankungen psychische Probleme auftreten.

Die Erkrankungen sind oft chronischer oder chronisch-rezidivierender Natur. In unserem Fachgebiet hat der chronische Unterbauchschmerz zu einer intensiven psychosomatischen Betrachtung geführt [3].

Zum anderen stellt die Psychosomatik eine **ganzheitliche Theorie** dar, die den Menschen in seinem Gesamtsystem betrachtet und damit die Zusammenhänge zwischen Körper und Umwelt betont und die damit verbundene seelische Befindlichkeit berücksichtigt. Es gibt eine ganze Reihe von theoretischen Modellen, die auf analytischen oder lerntheoretischen Denkansätzen beruhen – zu erwähnen sind Pioniere wie J.C.A. Heinroth, der den Begriff Psychosomatik 1818 einführte, Victor von Weizsäcker und Gustav von Bergmann – sowie die theoretischen Ansätze von Alexander (Spezifitätshypothese), Schur (De- und Resomatisierung), Marty (Alexithymie) oder Antonovsky

Psychosomatic primary health care

Abstract

Since 2004, psychosomatic primary health care is a part of continuing medical education for the specialty gynecology and obstetrics. In graduate medical education, psychosomatic knowledge is also required, e.g., as in the specialty oncology. In gynecological endocrinology and reproductive medicine, this knowledge is necessary for the recognition and evaluation of the psychosomatic impact on hormone balance, fertility, and treatment. This knowledge is achieved by participation in a psychosomatic course for a total of 80 h, which includes 20 h theory, 30 h Balint group work, and 30 h verbal intervention technique; in addition, special case studies are required. The goal for gynecologists with psychosomatic competence is to recognize earlier the influence of psychosocial dimensions, to evaluate these accordingly, and to include therapy, when necessary. Illnesses uncommon to the physician's specialty can, thus, be more easily referred further and the physician is thereby more confident in his or her treatment decisions.

Keywords

Psychosomatic medicine · Gynecology · Graduate medical education · Psychosomatic duty of care · Physician–patient relationship

(Salutogenesekonzept) und von Uexküll (integriertes Modell, ausführlicher in [4]). In der gynäkologischen Psychosomatik der Nachkriegszeit sei besonders an Prill und Molinski erinnert.

Außerdem beinhaltet die Psychosomatik eine **ärztliche Haltung**, die man am ehesten dem Begriff integrierte Psychosomatik zuordnen kann. Dabei bemüht sich der Arzt, körperliche und emotionale Signale des Patienten gleichzeitig wahrzunehmen, sowie die sozialen Aspekte zu berücksichtigen. Damit soll er frühzeitig die Diagnose und Therapie in die richtigen Bahnen lenken, Fehlentscheidungen wie überflüssige Diagnostik oder unangemessene Therapien vermeiden und dem Patienten in seiner Ganzheit gerecht werden.

Allerdings haben die mechanistischen Fortschritte die rein organisch tätigen Ärzte verführt, den Menschen in seinen individuellen Möglichkeiten und Grenzen und das Eingebundensein in seine Umwelt aus den Augen zu verlieren. Thure von Uexküll [5] schreibt: „Der integrierende Psychosomatiker schwimmt gegen den Strom der wissenschaftlichen Spezialisierung an." Aber der Frauenarzt kommt um eine systemische Betrachtung seiner Patientinnen nicht herum. Psychosomatik ist nicht das Besondere, sondern muss allgemeines ärztliches Handeln darstellen. Unter anderem hat Egger [6] daher angeregt, den Begriff Psychosomatik bereits als fragwürdig zu sehen, da dies implizieren würde, dass es etwas anderes als Psychosomatik geben könnte.

Psychosomatischer Grundkurs

Die Bundesärztekammer hat in ihrem Mustercurriculum [7] die Ziele definiert:
- Differenzialdiagnostische Abschätzung: Welchen Anteil haben psychosoziale Belastungen und Probleme am Krankheitsbild?
- Grundlegende therapeutische Leistungen, v. a. Beratung und Unterstützung, ggf. auch Entspannungsverfahren.
- Die angemessene Vorbereitung (Aufklärung und Motivation) und Weitervermittlung derjenigen Patienten, die spezielle psychotherapeutische und/oder psychiatrische Hilfe brauchen.

Der Grundkurs soll dabei eine **Basisdiagnostik** ermöglichen, um die wichtigsten psychischen und psychosomatischen Störungsbilder zu erkennen und zu unterscheiden, eine **Basistherapie**, damit der Arzt in der Lage ist, beratende und unterstützende Maßnahmen, meist als erweitertes Gespräch mit dem Patienten allein, ggf. zusammen mit Angehörigen (z. B. Partner) in Gang zu setzen und durchzuführen, und eine **kollegiale Kooperation** mit psychotherapeutischen und psychiatrischen Spezialisten, um als Wegweiser und/oder Vermittler zur weiterführenden differenzialdiagnostischen indikatorischen Klärung oder Weiter- bzw. Mitbehandlung zu dienen.

Theorievermittlung

Die Theorieseminare umfassen gemäß der BÄK mindestens 20 Unterrichtsstunden, in denen Kenntnisse zur Theorie der Arzt-Patienten-Beziehung, Kenntnisse und Erfahrungen in psychosomatischer Krankheitslehre und der Abgrenzung psychosomatischer Störungen von Neurosen und Psychosen sowie Kenntnisse zur Krankheit und Familiendynamik, Interaktion in Gruppen, Krankheitsbewältigung (Coping) und Differenzialindikation von Psychotherapieverfahren erworben werden.

Neben diesen allgemeinen Themen hat die Deutsche Gesellschaft für Psychosomatische Geburtshilfe und Gynäkologie (DGPFG) in ihrem Mustercurriculum einen Katalog mit gynäkologisch relevanten Themen erstellt (◻ **Tab. 1**; [8]). Die dort erwähnten Krankheitsbilder sind besonders häufig mit psychosozialen Aspekten verbunden. So bedeutet der Begriff Unterbauchschmerz z. B. im psychosomatischen Sinn einen chronisch rezidivierenden Schmerz über mindestens 6 Monate, dessen Ursache mit somatischen Befunden nicht ausreichend und hinlänglich erklärt werden kann. Es kann aber auch ein Unterbauchschmerz so massiv und furchtbar für die Patientin sein (z. B. Stieldrehung einer Ovarialzyste), dass die Patientin in ihrer Selbstsicherheit und bis dahin erlebten Zufriedenheit so gestört ist, dass sie dieses Ereignis wie ein schweres Trauma erlebt und den Beistand eines psychosomatisch kompetenten Arztes benötigt. Diese Hilfe zur Bewältigung traumatischer körperlicher Geschehen nennt man Coping, ein Begriff aus der Traumabehandlung. Von praktischer Bedeutung ist weiterhin die Diagnosevermittlung, Begleitung und Hilfe zur Bewältigung. Daraus folgt, dass eine Grenzziehung zwischen Krankheitsbetrachtung und ärztlicher Haltung in der Psychosomatik nicht möglich ist, immer ist beides miteinander verbunden. Dies gilt für die perioperative Versorgung der

Bei der integrierten Psychosomatik versucht der Arzt, körperliche und emotionale Signale des Patienten sowie soziale Aspekte zu berücksichtigen

Die Bundesärztekammer (BÄK) hat in ihrem Mustercurriculum die Ziele definiert

Theorieseminare beinhalten u. a. die Theorie der Arzt-Patienten-Beziehung sowie Kenntnisse zur Krankheit und Familiendynamik

Hilfe zur Bewältigung traumatischer körperlicher Geschehen nennt man Coping

Tab. 1 Themenkatalog aus dem psychosomatischen Curriculum der Deutschen Gesellschaft für Psychosomatische Geburtshilfe und Gynäkologie

Grundlagen der Psychosomatik	
Besonderheiten der Arzt-Patienten-Beziehung besonders in der Gynäkologie	Sexualität, Partnerschaft, Familie, Kind und Kinderwunsch
Krankheitsverständnis der psychosomatischen Medizin	Psychosomatische Herangehensweise
	Psychosomatische Anamnese
	Diagnose und Differenzialdiagnose von psychosomatischen Störungen
	Indikation, Motivation und Vermittlung zur Überweisung zu einem Psychotherapeuten und/oder Psychiater
Allgemeine Krankheitslehre	Neurosen, Psychosen, psychosomatische Erkrankungen
Spezieller gynäkologisch-geburtshilflicher Teil	
Gynäkologie	Unterbauchschmerz (Pelipathiesyndrom)
	Miktionsstörungen
	Fluor und Pruritus
	Psychosomatische Aspekte von Karzinomerkrankungen
	Perioperative Psychohygiene
	Blutungsstörungen, Psychoendokrinologie
	Psychosomatische Aspekte der Lebensübergänge – Adoleszenz und Klimakterium, Menopause
	Kontrazeption und Abruptio
	Kinderwunsch und Kinderwunschbehandlung
	Sexualmedizinische Aspekte in Gynäkologie und Geburtshilfe
Geburtshilfe	Normale psychologische Veränderungen in der Schwangerschaft
	Psychosomatische Aspekte von Hyperemesis gravidarum, schwangerschaftsinduzierter Hypertonie, intrauteriner fetaler Retardierung
	Drohende Frühgeburt, vorzeitige Wehentätigkeit als psychosomatische Störung
	Psychosomatische Aspekte der Geburt, Schmerzverarbeitung, Gebärstörungen, psychosoziale Aspekte der Interaktionen im Kreißsaal
	Psychische Veränderungen des Wochenbetts, Stillprobleme, postpartale Stimmungsprobleme, Wochendepression
Spezielle Beratungssituationen	
	Beratung vor assistierter Konzeption, präoperative Aufklärung, Vermittlung schlimmer Nachrichten, Erkennen und Behandlung von Essstörungen
	Vermittlung und Umgang mit Problemen in einer Migrationsgesellschaft mit Entwurzelungsproblemen, mit sozialer Randgruppenproblematik und Armut
	Gewalt in der Partnerschaft und andere soziale Missstände

Patientinnen ebenso wie für sexualmedizinische Aspekte. Immer geht es um diagnostische Klärung (z. B. sind Schmerzen beim Geschlechtsverkehr organisch oder funktionell oder beides?), um die Vermittlung der Erkenntnisse der Patientin gegenüber, um die Herstellung eines Arbeitsbündnisses und um therapeutische Maßnahmen, seien sie medikamentös, operativ oder im Rahmen von Gesprächen.

Bei den Themen der Geburtshilfe ist es nicht anders. Allerdings stellen hier die Geburt und das Wochenbett besondere Situationen dar, die geprägt sind von Ängsten, Anspannung und Unsicherheit. Besonderes Augenmerk gilt der frühen **Mutter-Kind-Bindung**.

Balint-Gruppenarbeit

Psychosomatisches Arbeiten wird nicht allein durch ein bestimmtes Wissen ermöglicht, sondern durch ärztliche Fertigkeiten und Haltungen. Diese erreicht man durch Balint-Gruppenarbeit und durch Kurse in verbaler Interventionstechnik. Bei der Balint-Arbeit wird die Arzt-Patienten-Beziehung genauer beleuchtet.

Balint war ein ungarischer Analytiker, der in der1940er-Jahren aus Ungarn floh und in London seine zweite Heimat fand. In der Balint-Gruppe schildert der Arzt einen Fall und beschreibt den Pa-

Bei der Balint-Arbeit wird die Arzt-Patienten-Beziehung genauer beleuchtet

Tab. 2 Stolpersteine der Arzt-Patienten-Beziehung

Vermeidung der Problematik der Patientin
Verleugnung nonverbaler Hinweise
Bagatellisieren und Verharmlosen
Entmündigen und Verkindlichung
Belehrungen und Ratschläge, Moralisieren
Angst vor Überidentifikation und Distanzverlust
Angst vor eigenen Gefühlen von Wut und Enttäuschung sowie eigenen Schuldgefühlen und Hilflosigkeit

Tab. 3 Übertragung, Gegenübertragung, Widerstand, Kollusion. (Ergänzt nach [19])

Übertragung	Die Projektion alter früher Erfahrungen auf eine Person, der man in der Gegenwart begegnet, nennt man Übertragung. Dabei kann es zu falschen Verknüpfungen zwischen den Erfahrungen der Vergangenheit mit den Erlebnissen der Jetztzeit kommen
Widerstand	Das Erkennen von Übertragungserlebnissen erregt oft Ängste, Schuld- und Schamgefühle beim Patienten, die mit den Ursprungserfahrungen zusammenhängen. Der Aufdeckung dieser Erfahrungen wird eine unbewusste Abwehrhaltung, der Widerstand, entgegengesetzt
Gegenübertragung	Das Verhalten des Patienten erzeugt beim Arzt eine Gegenreaktion. Es handelt sich um eine unbewusste Verhaltensantwort auf das Übertragungsangebot des Patienten. Diese Reaktion, die Gegenübertragung, hat wiederum etwas mit der Lebensgeschichte des Arztes zu tun
Kollusion	Übertragung und Gegenübertragung können eine gemeinsame Haltung von Arzt und Patient hervorrufen, die dem Erhalt des Widerstands gegen die Aufdeckung der tieferliegenden neurotischen Symptomatik dient

tienten und seine Krankheit, so wie er ihn erlebt hat. Er beschreibt ihn mit seinen entsprechenden Eigenheiten und wie er ihn empfunden hat. So kommt neben der Krankheitsgeschichte des Patienten auch immer etwas von der Stimmung, die der Patient beim Arzt erzeugt, bei den Kollegen an. Sie nehmen so verschiedene Facetten des Patienten und auch die Beziehung zwischen Arzt und Patient wahr. In dieser Art der Beziehung steckt viel von der Problematik des Patienten, aber auch des behandelnden Arztes, die sich in **„Stolpersteinen der Beziehung"** zeigen können (◘ Tab. 2).

Die Gruppe spiegelt ihre Eindrücke wider, dadurch kann der darstellende Arzt sich aus den verschiedenen Blickwinkeln ein neues Bild machen. Dies ermöglicht unter vorsichtiger Leitung, Ermutigung und Aufdeckung des Gruppenleiters ein Kennenlernen, Entdecken und Verstehen der Nöte der Patientin. Kritik und Ablehnung, die der Arzt von der Patientin vielleicht erfahren hat, müssen nun nicht mehr kränkend erlebt werden, sondern können als Bestandteil der Erkrankung der Patientin wahrgenommen werden. Der Arzt wird dadurch wieder in seiner therapeutischen Rolle gestärkt, die Arzt-Patienten-Beziehung wird neu strukturiert. Nicht nur dem Patienten wird dabei geholfen, auch der Arzt wird in die Lage versetzt, sich und seine Arbeit kritisch zu würdigen, seine Leistung zu erkennen, Anerkennung anzunehmen, sich Freude und Dankbarkeit zu erlauben und nicht nur Mängel im Vergleich zum oft unerreichbar hohen eigenen Anspruch (z. B. immer helfen zu können) wahrzunehmen. Die Wirkung der Arzt-Patienten-Beziehung hat Balint [9] in seinem Begriff der **„Droge Arzt"** impliziert.

In der Balint-Arbeit kann man dies gut an der zunehmenden Freude der Kollegen an der Mitarbeit und dem Mut erkennen, schwierige, gelegentlich eigene Schwächen aufdeckende Arzt-Patienten-Beziehungen vorzustellen. Dabei analysiert der Arzt die Übertragungsgefühle der Patientin auf ihn und seine eigenen Gegenübertragungsgefühle auf sie und überwindet damit seinen Widerstand vor seinen eigenen Gefühlen, die unangenehm und schmerzhaft sein können, z. B. bei problematischen Themen wie intrauteriner Fruchttod (IUFT), Abruptio oder metastasierende Karzinome. Der Arzt wird entlastet, weil ihn die Gruppe verstehen und stützen kann. Zum besseren Verständnis werden in ◘ Tab. 3 die Begriffe Übertragung, Gegenübertragung, Widerstand und Kollusion in Erinnerung gerufen. Die Kollusion ist im Alltag besonders zu beachten, da sie kaum auffällt, z. B. Vermeidung der Visite in einem Zimmer, wo man Schwierigkeiten vermutet, oder Nichtansprechen von Auffälligkeiten, weil man sich inkompetent fühlt.

Erstaunlich viele Menschen, so auch Ärzte, haben Angst vor ihrer eigenen Emotionalität, dabei bräuchte man sich gar nicht zu fürchten. Allerdings wäre es anzustreben, dass man sich ein wenig in seinem eigenen „seelischen Haus" auskennt. Die Selbsterfahrung wird in der psychosomatischen Ausbildung in der Balint-Gruppe gewonnen, die Balint-Arbeit wird deswegen auch **patientenorien-**

Die Begriffe Übertragung, Gegenübertragung, Widerstand und Kollusion werden angesprochen

Tab. 4 Weiterbildungsinhalte der Gruppenarbeit in verbaler Interventionstechnik im Curriculum der Deutsche Gesellschaft für Psychosomatische Geburtshilfe und Gynäkologie [8]

Herstellung einer tragfähigen Arzt-Patienten-Beziehung/Herstellung einer „gemeinsamen Wirklichkeit" zwischen Arzt und Patientin
Verbesserung der Anamneseerhebung hinsichtlich differenzialdiagnostisch und behandlungsrelevanter somatischer und psychosozialer Faktoren
Entwicklung von Kriterien, ob überhaupt eine Behandlungsnotwendigkeit besteht
Exploration von Krankheits- und Behandlungsmodellen der Patientin („subjektive Krankheitstheorie")
Vermittlung eines kognitiv verständlichen und emotional akzeptablen Bildes von der Störung (z. B. Umgang mit rein somatischem Krankheitsverständnis bei Patientinnen mit chronifizierten psychosomatischen Störungen)
Förderung der Aufnahmebereitschaft der Patientin für somatische und psychosoziale Behandlungsmaßnahmen
Compliance-Sicherung für den weiteren Behandlungsverlauf
Entwicklung von Kriterien, unter welchen Voraussetzungen eine Überweisung zum Facharzt/Psychotherapeuten notwendig ist und ggf. Aufbau einer entsprechenden Motivation bei der Patientin

Tab. 5 Therapeutische Haltungen als notwendige Bedingungen für Gespräche mit Patienten. (Nach [10, 20])

Positive Wertschätzung und emotionale Wärme des Arztes für die Patientin (Achten – Wärme – Sorgen)
Einfühlendes Verständnis des Arztes (einfühlendes, nicht wertendes Verstehen)
Echtheit des Arztes gegenüber der Patientin (Echtheit – keine Fassadenhaftigkeit – inneres Übereinstimmen)

tierte Selbsterfahrung genannt. Der Arzt lernt im Lauf der Zeit, die nötige Distanz aufrechtzuerhalten, kongruent mit der Patientin zu sein, ohne eins mit ihr zu sein. Je sicherer er diese Unterscheidung treffen kann, desto mehr kann er sich auf die Gefühle der Patientin einlassen, seine eigenen bei sich zulassen, um sie in den Dienst der Patientin im Sinne der Introspektion, der Eigenwahrnehmung und der Eigenentwicklung zu stellen.

Verbale Interventionstechnik

Die dritte Säule der psychosomatischen Weiterbildung ist neben Theorie und Balint-Gruppenarbeit das Erlernen der verbalen Interventionstechnik. Die dabei erlernten Fertigkeiten sollen den Arzt in die Lage versetzen, der Patientin eine Art Basistherapie anzubieten. Die Patientin soll zur Introspektion angeregt werden, Einsichten in die psychosomatischen Zusammenhänge des Krankheitsgeschehens erlangen können und die Bedeutung krankmachender Konflikte erkennen (◘ **Tab. 4**).

Der Begriff der verbalen Interventionstechnik ist relativ jung. Er ist erst im Rahmen der psychosomatischen Grundversorgung allgemein bekannt geworden. Zusammenfassend könnte man sagen, es handelt sich dabei um ein freundschaftliches Ringen um eine erweiterte Wirklichkeit auf dem Boden einer tragfähigen Arzt-Patienten-Beziehung, ein Wahrnehmen der anderen wichtigen Aspekte um das dargebotene Symptom herum, das gemeinsame Prüfen der Wirkung dieser Aspekte auf das Krankheitsgeschehen, das Erstellen eines Arbeitsbündnisses auf dem Hintergrund dieser neuen Erkenntnisse und die liebevolle Begleitung der Patientin auf dem Weg zu einer besseren, symptom- und krankheitsfreieren Realität. Die verbale Interventionstechnik ist eng verbunden mit der klientenzentrierten **Gesprächspsychotherapie nach Rogers** [10], Psychotherapeut aus Illinois, der 3 Haltungen des Therapeuten als notwendige Bedingungen für konstruktive Gespräche mit Patienten gefordert hat, die in ◘ **Tab. 5** zusammengefasst sind. Verbale Interventionstechnik soll ein Mittel sein, dem Patienten eine gewisse Introspektion zu erlauben und so eigene Lösungsansätze zu entwickeln. Eigene Widerstandskräfte aufbauen, auch **Resilienz** („resilience") genannt, Mut fassen und Hoffnung wecken wären einige dieser Ziele. Aber auch die Möglichkeit, den Patienten einen Weg zu psychologischer Beratung oder psychotherapeutischer Intervention zu ermöglichen, ist ein wesentlich Ziel, das ohne den „Bahnungseffekt" des behandelnden Arztes durch die genannten Grundhaltungen nicht möglich erscheint. Diese Grundhaltungen des Arztes sind allerdings nur bei entsprechender Übung wirksam und hilfreich, denn so einfach ist die **psychosomatische Umschaltung** nicht. Die (meist unbewussten) Gründe, warum die Patientin die psychischen Hintergründe hinter körperlichen Symptomen versteckt, führen dazu, dass die Patientin einen Widerstand gegen die Aufklärung ihrer Probleme aufbaut. Das führt zu der Frage der Umsetzung psychosomatischen Arbeitens in der Praxis.

> Verbale Interventionstechnik soll ein Mittel sein, dem Patienten eine gewisse Introspektion zu erlauben und so eigene Lösungsansätze zu entwickeln

Psychosomatik in der Praxis

Gleich, ob in Klinik oder Praxis, ist es wichtig, an 2 Punkte zu erinnern: Der eine ist die „ psychosomatische Sorgfaltspflicht" [11], was nichts anderes bedeutet, als dass das Unterlassen der Berücksichtigung psychosozialer Aspekte einem Kunstfehler gleichkommt, so als würde man beim Unterbauchschmerz differenzialdiagnostische Überlegungen (z. B. Porphyrie, Divertikel, Wehen bei verleugneter Schwangerschaft usw.) unterlassen und gleich eine Laparotomie durchführen. Der zweite betrifft unsere Lernfähigkeit: Wie ein kleines Kind leichter 2 Sprachen gleichzeitig erlernt als später die zweite mühsam dazu, so ist das integrierte psychosomatische Vorgehen am Anfang der Weiterbildung leichter zu internalisieren als sekundär in sein diagnostisches und therapeutisches Repertoire einzubauen. Zumal gilt dies für die Sprache der Sexualität, die zu sprechen sich Ärzte und Patientinnen gleichermaßen schwer tun [2].

Die primäre **Achtsamkeit** muss über das angebotene Symptom hinaus auf den ganzen kranken Menschen, seine Lebensgeschichte, seinen sozialen Hintergrund und den Zusammenhang zwischen Symptom und der jetzigen Lebenssituation erweitert werden.

Im ersten Augenblick erscheint es als ein völlig praxisfremdes Anliegen, da man kaum Zeit hat, ausführlich die Patientin zu explorieren, wie dies in der Psychotherapie möglich ist. Wir müssen uns auf das Wesentliche beschränken. Aber was ist das Wesentliche? Es ist das, was uns an der Patientin auffällt, dazu gehört nicht nur das mitgebrachte Symptom, die Schmerzen, der Unterbauch, die Blutung usw., sondern das „alles Andere" des Menschen, die Haltung, die Mimik, die Sprache, das Aussehen, Kleidung, Frisur, Sauberkeit, Intelligenz, Emotionalität, Beziehungsfähigkeit, eben alles. Und es sind unsere Sinnesorgane, die diesen Menschen wahrnehmen, v. a. unser Gehör und unsere Augen, aber auch Geruch und Tastsinn spielen eine Rolle. Wir sprechen nach Balint [9] vom „Hören mit dem 3. Ohr", und meinen damit, erfahren zu wollen, was uns die Patientin noch sagen möchte, nonverbal, ohne es auszusprechen bzw. aussprechen zu können. Dies verlangt aber von uns, nachzufragen, uns weiter zu hangeln an dem, was uns die Patientin anbietet, ohne sie abzuschrecken. Dies geschieht in der **psychosomatischen Anamnese**, von der Springer-Kremser [12] sagt, dass diese sehr wohl dem Frauenarzt oder Allgemeinmediziner zumutbar sei. Förderlich ist dabei aufmerksames Zuhören, Nachfragen, Zusammenfassung, Verbalisieren der Gefühle, Akzeptanz und Blickkontakt.

Neben der Anamnesesituation und den damit verbundenen differenzialdiagnostischen Aufgaben gilt es die Patientin zu schützen, weiter zu behandeln und zu begleiten. Das präoperative Gespräch wird meist unterschätzt und auf die Aufklärung beschränkt. Die Überprüfung einer ausreichenden Antizipation des bevorstehenden Eingriffs, d. h. eines inneren Einverstandenseins mit dem drohenden Verlust eines weiblichen Organs, also von einem Stück Integrität und weiblichen Selbstverständnisses, ist eine bedeutende Aufgabe des Arztes. Damit werden die Komplikationsrate, postoperative Verstimmungen und Enttäuschungen vermindert. Die postoperative Begleitung spielt eine besondere Rolle bei Krebserkrankungen, deren Verarbeitung im Krankenhaus begonnen werden sollte. Bewältigungsstrategien anzusprechen, Ängste (körperliche, soziale, sexuelle, psychische) im Gespräch zuzulassen und sie in einen Verarbeitungsprozess zu integrieren, also psychoonkologische Copingstrategien zu besprechen, sollte im ersten Schritt nicht Spezialisten überlassen werden, sondern ist Bestandteil ärztlicher Kliniktätigkeit (s. auch [13]). Genauso bedeutsam ist die Begleitung während der Geburt und im Wochenbett. Der einfühlsame Beistand, das Akzeptieren des ärgerlich getönten oder ängstlich bangen Zustands der Patientin, Besprechen und Trösten der Unsicherheiten im Umgang mit dem Kind und der Melancholie im Wochenbett, Hilfe und Unterstützung beim Abschiednehmen von der alten, ungebundenen Welt und bei der Vorbereitung auf das neue Zuhause sind auch Aufgaben des Geburtshelfers. Daher ist auch die **postpartale Visite** durch den Geburtshelfer selbst eine wichtige Möglichkeit, Kränkungen, Verletzungen und Empörung zuzulassen und abzufedern, was durchaus eine schützende Funktion bezüglich der postpartalen Verstimmung darstellt. Dies gilt erst recht, wenn es sich um eine Geburt mit unglücklichem Ausgang handelt [11].

Psychosomatisches Denken ist den niedergelassenen Frauenärzten oft vertrauter, da die Bedeutung des psychosozialen Umfelds und psychosomatischer Zusammenhänge ähnlich wie beim Allgemeinmediziner evidenter und transparenter ist. Aber die Frauenärzte haben erkannt, dass sie mit der in psychosozialen Fragen mangelhaften Ausbildung den Patientinnen nicht gerecht werden konnten, so kam es zur Einführung der „psychosomatischen Grundversorgung" in die kassenärztliche Tätigkeit und zur Eingliederung der Psychosomatik in die Weiterbildungsordnung.

Psychosomatische Sorgfaltspflicht bedeutet, dass das Unterlassen der Berücksichtigung psychosozialer Aspekte einem Kunstfehler gleichkommt

„Hören mit dem 3. Ohr" heißt, erfahren zu wollen, was die Patientin noch sagen möchte, ohne es auszusprechen

Psychoonkologische Copingstrategien zu besprechen, ist Bestandteil ärztlicher Kliniktätigkeit

Wegen der in psychosozialen Fragen mangelhaften ärztlichen Ausbildung kam es zur Einführung der „psychosomatischen Grundversorgung"

Tab. 6	Strukturierung der Sprechstunde
Freiräume für längere Gespräche schaffen, z. B. vor und nach der üblichen Bestellpraxis	
Auffordern und Ermutigen zur Problemdarstellung	
Annahme, Bestätigung und ruhige Aufmerksamkeit	
Statt das Problem anzureißen, besser kurzfristig zu längerem Gespräch wiedereinbestellen, Zeit vorgeben und Wunsch nach neuem Termin bestätigen lassen	
Bei neuem Termin am Anfang die Zeit erneut vorgeben (z. B. 15 min)	
Zeit mit Hinweis auf Vorgabe strikt einhalten	
Bei Bedarf neue Termine geben	
Bei Bedarf delegieren	

Der Frauenarzt merkt nach seiner Niederlassung bald, dass manche Patienten immer wieder kommen, ihn an Grenzen gelangen lassen, ihn verunsichern, kränken, hilflos machen. Es kommt zur **zweiten Wahrheit**, dass die Erstdiagnose nicht ausreicht. Die Fähigkeit, eine erweiterte Diagnose zu stellen, die Neugier, mehr über die Patientin erfahren zu wollen, der Wunsch, ihr zu helfen, einen anderen Zugang zur Bewältigung ihrer Beschwerden zu erlernen, hat der Bedeutung der Psychosomatik in der Frauenheilkunde diesen Auftrieb gegeben. Das primäre Vorgehen in der Praxis ist dabei nicht anders als in der Klinik: Das Erste ist, dass wir neugierig auf die Patientin sein sollten: Wer kommt denn da? Wie kommt sie, was beklagt sie, warum gerade jetzt, was möchte sie noch, welche Vorstellungen hat sie? Wie reagiere ich, was muss ich noch wissen, welche Schlüsse ziehe ich, was kann ich ihr anbieten? Was kann sie annehmen und wie einigen wir uns? Vermuten wir wichtige psychosoziale Komponenten, gehen wir schichtweise von außen an das Problem heran, passen die Geschwindigkeit an die Möglichkeiten der Patientin an, beobachten die eigenen Affekte, überprüfen die realen Möglichkeiten und versuchen ein Arbeitsbündnis mit der Patientin zu schließen. Dabei gilt immer noch der Satz von Molinski [14]: Ziel der Therapie darf nicht sein, was dem Arzt objektiv richtig erscheint, sondern was der betreffenden Patientin möglich ist.

Dazu wird man sich ein wenig mehr Zeit nehmen müssen. Somit entsteht eine vertrauensvolle Atmosphäre, auf die man später bauen kann und die dann viel Zeit erspart. Trotzdem ist die Angst vor Zeitverlust groß, gleich ob vom Klinikarzt oder vom Niedergelassenen. Eine Hilfe mögen da Regeln zur **Strukturierung der Gespräche** darstellen (◘ Tab. 6).

Diesem Vorgehen stehen einige Widerstände des Arztes gegenüber. Oft werden von Kollegen Bedenken geäußert, dass man mit Fragen nach emotionalen Befindlichkeiten nur etwas aufreißen würde. Man muss sich aber im Klaren darüber sein, dass man mit Fragen keine Angst erzeugen kann, man kann nur bereits bestehende Ängste nach außen bringen und der Bearbeitung zuführen. Zum anderen befürchtet mancher Arzt, dass wenn emotional etwas aufbricht, ihn der erzeugte Strom mitreißt und damit kompetenzmäßig und stimmungsmäßig in Schwierigkeiten bringt. Genau deswegen ist der psychosomatische Grundkurs so wichtig, dort werden die „Tools" erlernt, offen *und* gewappnet zu sein.

Es liegt auf der Hand, dass die Maßnahmen, die wir in der Praxis und in der Klinik bezüglich psychosozialer Implikationen der Krankheit treffen können, begrenzt sinAber eine wichtige Aufgabe besteht eben auch in der Verdeutlichung der Notwendigkeit psychotherapeutischer Behandlung. Für diese Arbeit müssen wir die psychosomatische Weiterbildung weiter verbessern und verfeinern, um den psychosomatischen Anforderungen unseres Faches gewappnet zu sein und im Bedarfsfall zu helfen, der Patientin den Schritt zur psychotherapeutischen Fachkompetenz zu ermöglichen.

Bedarf an einem psychosomatischen Grundkurs

Gelegentlich werden Fragen nach der Notwendigkeit eines psychosomatischen Pflichtkurses gestellt. Besonders in der Klinik gäbe es doch meist genügend tüchtige Psychologen oder Sozialpädagogen. Warum sollten Frauenärzte (abgesehen von den Allgemeinmedizinern) das einzige Fach vertreten, das einen Nachweis eines Grundkurses in der Weiterbildungsordnung fordert [15]? Abgesehen von den vielen Gründen, die wir schon genannt haben, erscheint es seltsam, dass Ärzte überhaupt auf die Idee kommen, auf psychosomatische Kompetenz verzichten zu können. Hierzu muss man sich vergegenwärtigen, dass Medizin ohne Kommunikation und ohne Bindung nicht möglich ist. Die Vorstellung, dass die Handlung, das Handwerk, die operativen und geburtshilflichen Maßnahmen die

Der Arzt passt die Geschwindigkeit an die Möglichkeiten der Patientin an

Man kann mit Fragen keine Angst erzeugen, man kann nur bereits bestehende Ängste nach außen bringen

Medizin ist ohne Kommunikation und ohne Bindung nicht möglich

Fähigkeiten eines Frauenarztes ausreichend beschreiben würden, ist völlig abwegig, da die Person, an der diese Fähigkeiten vollbracht werden sollen, ein Wesen mit Gefühlen und Erfahrungen ist, mit individuellen Vorstellungen und Antworten. Wenn eine Patientin im Schock eingeliefert wird und eine Notoperation die Blutung einer geplatzten Ovarialzyste zum Stillstand bringen kann, ist dies die eine Seite, und der Arzt kann stolz auf sich und seine Arbeit sein. Aber es gibt ein Vorher und Nachher, und es wäre gut, wenn der Arzt dann auch zu Verfügung stehen könnte, denn ohne Kommunikation gibt es keine Medizin mit Arzt-Patienten-Kontakt, denn man kann nicht nicht kommunizieren [16]. Nicht zu vergessen, dass psychosomatisches Arbeiten einen guten Schutz vor eigenem Burn-out bietet [17], abgesehen von dem unumstrittenen **prophylaktischen Aspekt** und den neuroimmunologischen Erkenntnissen der letzten Jahre (z. B. [18]).

Und wir sollten nicht den Fehler machen, die Psychosomatik als etwas Eigenes anzusehen, dass dann erst in Betrachtung gezogen wird, wenn der somatische Versuch, die Patientin von ihrer Krankheit zu heilen, versagt. Vielmehr gilt es, gleichzeitig somatische, soziale und seelische Aspekte bei der Patientin wahrzunehmen und zu versuchen, die Bedeutung der Erkenntnisse für die Krankheit, deren Diagnose, Verlauf und Therapie richtig einzuordnen.

> Man kann nicht *nicht* kommunizieren
>
> Psychosomatisches Arbeiten bietet einen guten Schutz vor eigenem Burn-out

Fazit für die Praxis

- Ärztliche Tätigkeit hat nur dann einen Sinn, wenn der Arzt in der Lage ist, biologische, psychische und soziale Signale der Patientin gleichermaßen zu empfangen, sie individuell zu werten, daraus eine Diagnose zu stellen und die entsprechenden therapeutischen Maßnahmen einzuleiten, nachdem er mit der Patientin ein entsprechendes Arbeitsbündnis aufgebaut hat.
- Um zu erkennen, welche Maßnahmen wichtig sind und welche der Patient annehmen kann, lernt der Arzt im Rahmen der psychosomatischen Ausbildung, schichtweise von außen an das Problem der Patientin im Inneren heranzugehen, seine eigenen Gefühle wahrzunehmen, schrittweise die Diagnose zu sichern und die therapeutische Realität mit der Patientin abzustecken.
- Je frühzeitiger dies in der Arzt-Patienten-Begegnung geschieht, umso eher werden unnötige diagnostische und therapeutische Maßnahmen vermieden, und so begründet sich der hohe prophylaktische Stellenwert der psychosomatischen Arbeit des behandelnden Frauenarztes.
- Die Beziehung zum Patienten ist der wichtigste Aspekt in der Medizin überhaupt. Keine Anamnese, keine Untersuchung, keine Diagnosevermittlung und keine therapeutische Maßnahme, ja nicht einmal die Heilung sind davon unbeeinflusst.
- Wissen und Fähigkeiten des Arztes können sich entfalten, wenn er sich auf eine liebevolle, ehrliche, verständnisvolle und wertschätzende Beziehung zum Patienten einlässt und sich als Mensch und Droge (Balint) zur Verfügung stellt.

Korrespondenzadresse

G. Haselbacher
Frauenärztliche Gemeinschaftspraxis München-Pasing
Bäckerstr. 3, 81241 München
praxis@drhaselbacher.de

Interessenkonflikt. Der korrespondierende Autor gibt an, dass kein Interessenkonflikt besteht.

Literatur

1. Weidner K et al (Hrsg) (2012) Leitfaden Psychosomatische Frauenheilkunde. Deutscher Ärzte-Verlag, Köln
2. Haselbacher G (2008) Sexualmedizin. In: Janni W et al (Hrsg) Facharzt Gynäkologie. Urban & Fischer/Elsevier, München, S 625 ff
3. Siedentopf F et al (2009) Chronischer Unterbauchschmerz der Frau. Leitlinie AWMF 016/001 S2K. http://www.dggg.de/fileadmin/public_docs/Leitlinien/g_01_05_01_chronischer_unterbauchschmerz_praxisleitlinie.pdf. Zugegriffen: 01. Okt. 2012
4. Jansen PL (Hrsg) (2006) Leitfaden psychosomatische Medizin und Psychotherapie. Deutscher Ärzte-Verlag, Köln
5. Uexküll T von (1994) Integrierte psychosomatische Medizin in Praxis und Klinik. Schattauer, Stuttgart

6. Egger JW (2005) Das biopsychosoziale Krankheitsmodell – Grundzüge eines wissenschaftlich begründeten ganzheitlichen Verständnisses von Krankheit. Psychol Med 16(2):3–12

7. Bundesärztekammer (2001) Curriculum Psychosomatische Grundversorgung, 2. Aufl. http://www.bundesaerztekammer.de/downloads/Currpsych.pdf. Zugegriffen: 01. Okt. 2012

8. Rauchfuß M et al (1997) Curriculum zur Vermittlung der Psychosomatischen Frauenheilkunde im Rahmen der Weiterbildung zum Facharzt für Gynäkologie und Geburtshilfe. Mitteilungen der DGGG. Frauenarzt 38:381–386

9. Balint E, Norell JS (1977) Fünf Minuten pro Patient. Suhrkamp, Frankfurt am Main

10. Rogers R (1983) Therapeut und Klient. Fischer, Frankfurt

11. Stauber M (1998) Psychosomatische Probleme in der Schwangerschaft und im Wochenbett. Gynäkologe 31:103–118--

12. Springer-Kremser M, Leithner-Dziubas K (2009) Psychosomatik in Gynäkologie und Geburtshilfe. Frauenheilkd Up2date 4/2009:305–319--

13. Neises M, Ditz S (2000) Psychosomatische Grundversorgung in der Frauenheilkunde. Thieme, Stuttgart --

14. Molinski H (1978) Das psychosomatisch orientierte Sprechstundengespräch in der Gynäkologie und Geburtshilfe. Therapiewoche 28:9486

15. Siedentopf F et al (2011) Ist eine Weiterbildung „Psychosomatische Grundversorgung in der Frauenheilkunde" zwingend notwendig? Geburtsh Frauenheilkd 71:312–313--

16. Watzlawick P et al (1969) Menschliche Kommunikation. Huber, Bern Stuttgart Wien

17. Geisler L (2003) Das ärztliche Gespräch - eine vernachlässigte Aufgabe. Vortrag am 16.06.2003 in der Rheinischen Friedrich-Wilhelms-Universität, Bonn. Vortragsreihe „Ärztliche Ethik" im Sommersemester 2003 im Rahmen des Studium Universale. http://www.linus-geisler.de/vortraege/0306kommunikation.html. Zugegriffen: 27. Sept. 2012

18. Grawe K (2004) Neuropsychotherapie. Hogrefe, Göttingen

19. Ermann M (1997) Psychotherapeutische und psychosomatische Medizin. Kohlhammer, Stuttgart

20. Tausch R, Tausch AM (1979) Gesprächspsychotherapie. Verlag für Psychologie Dr. C.J. Hogrefe, Göttingen

Gynäkologe 2013 · 46:117–128
DOI 10.1007/s00129-012-3059-9
Online publiziert: 7. Februar 2013
© Springer-Verlag Berlin Heidelberg 2013

W. Mendling
Deutsches Zentrum für Infektionen in Gynäkologie und Geburtshilfe, Wuppertal

Gynäkologische Infektionen

Teil 2: Zervizitis, Salpingitis und Herpes genitalis

Zusammenfassung

Gonorrhö (GO) und die genitale Infektion durch Chlamydia trachomatis D–K (CT) sind sexuell übertragbare Erkrankungen (STD). Die GO wird bei Risikogruppen wieder häufiger beobachtet und muss resistenzgerecht behandelt werden. CT ist bei jungen Frauen häufig. Wegen der Risiken für Frühgeburt, Salpingitis, Tubargravidität und Infertilität wurde in Deutschland ein (umstrittenes) Screening eingeführt. Die Salpingitis sollte laparoskopisch gesichert werden. Chlamydien und Gonokokken sind häufig nur in den Tuben, nicht aber mehr in der Zervix nachweisbar und erfordern eine Partnertherapie. Der Herpes genitalis verursacht beim Primärinfekt besonders durch Herpes-simplex-Virus (HSV) Typ 2 drei Wochen dauernde heftige Beschwerden. Wenn Schwangere ohne HSV-Antikörper durch eine HSV-positive Kontaktperson präpartal erstmals infiziert werden, kann das Neugeborene durch intra-/perinatale Infektion an einem Herpes neonatorum erkranken. Deshalb sollen Schwangere ohne Herpesanamnese bei Symptomen des Partners Orogenitalkontakte meiden und Kondome benutzen lassen. Schwangere mit Herpesanamnese sollten vier Wochen vor dem Geburtstermin zur Rezidivprophylaxe und zur Vermeidung einer Sectio täglich 4×200 mg p.o. Aciclovir (nach Empfehlungen der Centers for Disease Control and Prevention, CDC, 3×400 mg) einnehmen.

Schlüsselwörter

Zervizitis · Gonokokken · Chlamydien · Salpingitis · Herpes genitalis

Nach Lektüre dieses Beitrags

— ist Ihnen bekannt, dass Zervizitis und Salpingitis durch Aszension aus der gestörten Vaginalflora entstehen.
— ist Ihnen geläufig, dass etwa jede zehnte Chlamydienzervizitis aszendiert zur Salpingitis, die möglichst laparoskopisch gesichert werden soll, auch weil Chlamydien in etwa 25% Verursacher der Salpingitis sind, aber in fast der Hälfte der Fälle nur in der Tube und nicht mehr in der Zervix nachweisbar sind.
— wissen Sie, dass Gonokokken zwar selten geworden sind, aber zunehmend Resistenzen entwickeln, z. B. gegen Ciprofloxacin, und dass sie deshalb kulturell diagnostiziert werden müssen.
— ist Ihnen bewusst, dass der Herpes genitalis beim Primärinfekt besonders durch Herpessimplex-Virus (HSV) Typ 2 drei Wochen dauernde heftige Beschwerden hervorruft.
— wissen Sie um die Gefahr einer Infektion des Neugeborenen bei Primärinfekt einer Schwangeren ohne HSV-Antikörper.
— beherrschen Sie die antivirale Therapie bei Primärinfektion, episodischen und chronischen Rezidiven.

Zervizitis und Salpingitis

Zervizitis

Die Zervizitis ist eine Entzündung der intrazervikalen Drüsen und deren Ektopie. Sie kann durch Neisseria gonorrhoeae (NG), Chlamydia trachomatis (CT) sowie polymikrobiell aerob-anaerob verursacht sein.

Sie kann durch Neisseria gonorrhoeae, Chlamydia trachomatis und polymikrobiell verursacht sein

Gonorrhö

Die Gonorrhö ist eine nicht (mehr) meldepflichtige sexuell übertragbare Erkrankung („sexually transmitted disease", STD). Die Häufigkeit der Gonorrhö in Deutschland ist seit Abschaffung der Meldepflicht im neuen Infektionsschutzgesetz vom Juli 2000 unbekannt und liegt vermutlich unter 1% bzw. bei 10 bis 20 Fällen/100.000 Einwohner. Zusammen mit der Syphilis ist die Inzidenz der Gonorrhö aber in besonderen Risikogruppen, z. B. bei homosexuellen Männern, angestiegen.

Die Inzidenz ist in besonderen Risikogruppen, z. B. bei homosexuellen Männern, angestiegen

Typisch ist rahmig-eitriger zervikaler Fluor mit ödematöser, geröteter Ektopie. Allerdings sind die meisten Frauen nach wenigen Tagen symptomlos. Beim Mann wird der **„Bonjour-Tropfen"** aus der Urethra schon eher bemerkt. Im Fall einer akuten gonorrhoischen Salpingitis sind die klinischen Be-

Bei einer akuten gonorrhoischen Salpingitis entstehen heftige abdominelle Beschwerden

Gynecological infections · Part 2: Cervicitis, salpingitis and herpes genitalis

Abstract

Gonorrhea (GO) and genital Chlamydia trachomatis D – K infections (CT) are sexually transmitted and GO has been found more frequently in recent years in risk behavior groups. Infections with CT are frequent in young women, which has led to a (controversially discussed) German screening program. Salpingitis should be diagnosed by laparoscopy because CT and GO are often found only in the fallopian tubes and not in the cervix, which also necessitates a partner treatment.

Herpes genitalis causes severe complaints in the first 3 weeks during the primary infection period, especially by herpes simplex virus (HSV) 2. Pregnant women without HSV antibodies and an HSV positive contact person are at risk of acquiring a prepartal infection with the risk of herpes neonatorum. Such women should therefore avoid orogenital contact or sex without condoms and women infected with herpes themselves should receive oral prophylactic treatment with aciclovir 4×200 mg or 3×300 mg during the last 4 weeks of pregnancy to avoid a cesarean section.

Keywords

Cervicitis · Gonorrhea · Chlamydia trachomatis · Salpingitis · Herpes genitalis

schwerden im Bauch heftig. Laparoskopisch sieht man meist beiderseits eine Pyosalpinx. Bei Frauen soll NG immer nur kulturell aus Urethra, Zervix und ggf. Anus und von den Tonsillen diagnostiziert werden, um Verwechslungen mit anderen **gramnegativen Diplokokken** zu vermeiden und um resistente Gonokokken und deren Empfindlichkeit gegen Antibiotika testen zu können.

Therapie der Wahl sind zur Zeit Cefriaxon 500 mg i.m. oder Cefixim 400 mg p.o., einmalig simultan für jeden Partner. In Europa sind 27% gegen Azithromycin resistent, über 50% gegen Ciprofloxacin [1].

Ophthalmia neonatorum

Die **Credé-Gonoblennorrhö-Prophylaxe** mit je einem Tropfen 1% Silbernitratlösung in jedes Auge des Neugeborenen sofort nach der Geburt wird heute besser Prophylaxe der Ophthalmia neonatorum genannt, da ohne ihre Anwendung etwa 4-mal mehr neonatale Augeninfektionen durch andere Bakterien, z. B. Staphylococcus aureus, beobachtet wurden. Deshalb wird sie heute weiterhin empfohlen, obwohl Pädiater sie wegen der Seltenheit der Gonorrhö und Eltern sie wegen der in 10% der Fälle möglichen (unbedeutenden) Reizkonjunktivitis ablehnen. Gegen das von den Centers for Disease Control and Prevention (CDC) empfohlene Erythromycin oder Tetracyclin als Alternative sprechen Allergisierung, deren begrenztes Keimspektrum, resistente Keime u. a.

Genitale Chlamydia-trachomatis-Infektion

Die genitale Chlamydieninfektion ist eine nicht meldepflichtige STD von großer medizinischer, sozialer und sozioökonomischer Bedeutung. Sie ist in Deutschland die häufigste STD. Die Infektion der Schwangeren erhöht signifikant das Risiko für eine Frühgeburt. Unter dem Begriff **nicht gonorrhoische Urethritis** (NGU) wird auch die Chlamydieninfektion subsummiert.

Erreger. Eine neue Taxonomie unterteilt das Genus Chlamydiaceae in Chlamydia (C.) trachomatis, C. muridarum, C. suis sowie Chlamydophila (Cp.) psittaci, Cp. abortus, Cp. pneumoniae und weitere.

CT verursacht mit den **Serotypen** A, B und C (A_1–A_3) das Trachom und mit L_1–L_3 das Lymphogranuloma venereum. Die CT-Serotypen D-K verursachen die (okulo-)genitale Infektion (Chlamydiose). Im Jahr 2006 ist in Schweden eine genetische Variante von CT D-K beschrieben worden, die der PCR(Polymerasekettenreaktion)-Diagnostik zunächst entgangen war und geringere Symptome von Urethritis und Salpingitis als der Wildtyp verursachte [2]. Mittlerweile sind die PCR-Tests angepasst, sodass dieser Typ als CT identifiziert wird. In Deutschland soll die Variante bisher keine Rolle spielen.

CT tritt in zwei Formen auf: Die eigentlich infektiöse Variante ist das Elementarkörperchen, eine etwa 0,2 μm kleine kokkoide Zelle, die sich von der Wirtszelle phagozytieren lässt, sich dort umwandelt und dann als Initialkörperchen zu teilen beginnt. Diese Phagosomenvakuole füllt sich mit **Initialkörperchen** und ist jetzt ein Einschlusskörperchen, von denen sich einige zu Elementarkörperchen zurückbilden. Zwei bis drei Tage nach der Infektion geht die Wirtszelle zugrunde und gibt diese zur erneuten Infektion anderer Zellen frei [3].

Häufigkeit. Für Deutschland liegen keine sicheren Zahlen über die Häufigkeit von genitalen CT-Infektionen vor. Im Jahr 2004 hatten sich 521 Schulmädchen in Berlin freiwillig mit PCR auf CT testen und befragen lassen. Abhängig von der Zahl der Sexualpartner bzw. ihrem Alter waren 15-Jährige in 3,6% und 17-Jährige in 10% positiv; wenn sie bisher einen Partner hatten, in 3%, nach zehn Partnern in 19% der Fälle [4]. Frauen im Alter von etwa 30 bis 45 Jahren sind Mitteilungen großer deutscher Labors zufolge absteigend mit dem Alter in etwa 5–1% positiv. Die Prävalenz scheint in Europa in den vergangenen 10 Jahren angestiegen zu sein. Über die Infektion bei Männern sind keine genauen Zahlen bekannt.

CT-Zervizitis und -Urethritis. Prädisponierend für eine aszendierende Genitalinfektion allgemein sind ein Alter unter 25 Jahren, Nulligravidität, eigene oder des Partners Promiskuität, Menstruation sowie iatrogene Faktoren, wie Verletzung der Zervixbarriere durch IUD("intrauterine device")-Einlage oder Kürettage etc. Ovulationshemmer reduzieren das Risiko für eine aszendierende Infektion um etwa 50%. Die klinischen Folgen einer CT-Infektion sind vielfältig, aber oft klinisch inapparent (🔲 **Tab. 1**). Von den infizierten Berliner Schülerinnen hatten die meisten keine Beschwerden! Typisch für Zervizitis sind mukopurulenter Ausfluss, eine gerötete, ödematöse Ektopie, ggf. mit Kontaktblutungen, aber auch gar keine Symptome. Es ist unklar, in wieviel Prozent der Fälle einer Zervixinfektion eine Salpingitis entsteht, vermutlich in 10%.

Im Fall der Urethritis kommen Dysurie, Harndrang und sogar, wie bei der Gonorrhö, **Abszedierung der Paraurethraldrüsen** vor. Die in Deutschland unter der Bezeichnung "Schwimmbadkon-

---

Bei Frauen sollen NG nur kulturell diagnostiziert werden

Gegen Erythromycin/Tetracyclin als Alternative sprechen Allergisierung, begrenztes Spektrum, resistente Keime u. a.

Die Infektion der Schwangeren erhöht das Frühgeburtrisiko signifikant

Die eigentlich infektiöse Variante ist das Elementarkörperchen

Die Prävalenz scheint in Europa in den vergangenen 10 Jahren angestiegen zu sein

Ovulationshemmer reduzieren das Risiko für aszendierende Infektionen

Tab. 1 Klinische Folgen der Infektion mit Chlamydia trachomatis D-K. (Aus [5])

Betroffene	Erkrankungen	Aszension	Folgen
Frau	Konjunktivitis (Para-)Urethritis, Bartholinitis, Zervizitis		
		Endometritis, Salpingitis, Tuboovarialabszess, Perihepatitis (Fitz-Hugh-Curtis-Syndrom)	Infertilität, Extrauteringravidität, chronisch rezidivierende Unterbauchschmerzen
Mann	Konjunktivitis, Urethritis, Proktitis	Reiter-Syndrom (Urethritis, Konjunktivitis, Arthritis)	
Neugeborenes	Ophthalmia neonatorum, Pneumonie		

Die CT-Infektion führt in der Schwangerschaft zu erhöhter perinataler Morbidität und Mortalität

junktivitis" bekannte Erkrankung ist durch infektiöse Körperzellen und Bakterien im Wasser übertragen und häufig von CT verursacht. Die CT-Infektion führt in der Schwangerschaft zu gehäuftem Auftreten von vorzeitigem Blasensprung, Chorioamnionitis, Frühgeburt und erhöhter perinataler Morbidität und Mortalität. Nach Wochenbett oder Fehlgeburt führt die CT-Infektion nach vier bis sechs Wochen in 30–60% der Fälle zu einer oft unbemerkten Endometritis, die in bis zu zwei Drittel der Fälle für die **tubare Sterilität** und in einem Drittel für Extrauteringraviditäten verantwortlich ist.

Bei der vaginalen Geburt wird das Neugeborene in zwei Drittel der Fälle infiziert und bekommt dann in einem Drittel bis zur Hälfte der Fälle eine Einschlusskörperchenkonjunktivitis (Ophthalmia neonatorum) mit späterer Narbenbildung ab der ersten Lebenswoche oder etwas später eine atypische Pneumonie. Es wurden beim Neugeborenen auch von CT verursachte Otitis media und Nasopharynxinfektionen beschrieben. Auch im Hinblick auf CT soll die Ophthalmieprophylaxe beibehalten werden, sie gilt auch heute noch als „standard of care" [6].

Auch im Hinblick auf CT soll die Ophthalmieprophylaxe beibehalten werden

Salpingitis und Folgeerkrankungen

Außer hämatogen bei Tuberkulose und deszendierend, z. B. bei Appendizitis, entsteht eine Salpingitis immer durch **bakterielle Aszension** über Vagina, Zervix und Endometrium. In eigenen Untersuchungen konnten bis zu elf aerobe und anaerobe Bakterien gleichzeitig in der Tube laparoskopisch gesichert und kultiviert werden. Eine Zervizitis oder Salpingitis durch Hefepilze ist nicht bekannt. Im Fall einer akuten Salpingitis kann die Aszension durch Gewebeproben vom Endometrium bestätigt werden, da auch eine Endometritis vorliegt. Diese macht sich durch dumpfe Schmerzen im Uterusbereich/Unterbauch und oft durch Zwischenblutungen bemerkbar.

Im Fall einer akuten Salpingitis kann die Aszension durch Gewebeproben vom Endometrium bestätigt werden

Die Salpingitis wird etwas ungenauer auch Adnexitis oder „**pelvic inflammatory disease**" (PID) genannt, weil im kleinen Becken meist eine Pelveoperitonitis besteht. Nach einer englischen Studie [7] ist bei 1–2% aller jungen Frauen mit einer chlamydienbedingten Salpingitis zu rechnen. Es wird geschätzt, dass etwa 10% der zervikalen CT-Infektion zur Salpingitis aszendieren.

Die Frauen sind meist junge Nullipara. Im ersten Stadium der Erkrankung, die laparoskopisch von weniger Erfahrenen übersehen werden kann, ist die Tube durch ein beginnendes Ödem blass und kann etwas starr sein. Danach rötet sie sich hyperämisch, es tritt seröses Reizsekret und dann schnell Eiter aus. Die durch CT verursachte PID ist eher eine still schwelende Erkrankung, während die durch NG verursachte heftig abläuft. Durch Verschluss der Fimbrienenden kommt es zur Pyosalpinx und wenn das entzündete Fimbrienende am rupturierten Follikel liegt, auch zum oft nur einseitigen **Tubovarialabszess** (TOA), dessen Ruptur wegen der Gefahr einer allgemeinen Peritonitis lebensgefährlich werden kann. Der TOA tritt im Mittel bei 10 bis 20 Jahre älteren Frauen als die akute Salpingitis auf. Der peritoneale Fluss führt bei persistierender Salpingitis zur **Perihepatitis**, dem Syndrom nach Fitz-Hugh und Curtis, die dieses vor etwa 80 bis 90 Jahren auf eine Gonorrhö zurückführten. Heute wird das Bild auf eine CT-PID zurückgeführt und laparoskopisch im akuten Fall als Fibrinauflagerungen auf der Leber und im Zustand danach als Adhäsionsstränge zwischen Leber und Zwerchfell in etwa 5% der Fälle beobachtet [5].

Die durch CT verursachte PID ist eher eine still schwelende Erkrankung, die durch NG verursachte ist eine heftige

Hoyme [9] hat als einziger deutscher Gynäkologe die Ergebnisse laparoskopischer Diagnostik von 17 Jahren bei Verdacht auf Salpingitis durch CT, NG und andere Bakterien in Zervix, Urethra und Tube publiziert: Der Nachweis von CT gelang bei negativem Zervix- oder Urethraabstrich in 45%

Tab. 2 Nachweis von Chlamydia trachomatis (CT) und Neisseria gonorrhoeae (NG) bei 363 Frauen mit laparoskopisch gesicherter Salpingitis/PID in Erfurt. (Nach [9])

363=100%	CT		NG	
	n	%	n	%
Nur positiv in der Zervix	55	15,2	5	1,4
Nur positiv in den Tuben	47	12,9	1	0,3
Positiv in Zervix, Urethra und/oder Tube	103	28,4	6	1,6

von 363 Frauen mit Salpingitis nur aus der Tube. Von diesen 363 Frauen hatten 103 (28,4%) eine von Chlamydien- und 6 (1,6%) eine von Gonokken verursachte Salpingitis (**Tab. 2**). Nach einer einmaligen PID kommt es in etwa 20% der Fälle zur Infertilität, in weiteren 10% zur Tubargravidität und nochmals in etwa 18% zu chronisch rezidivierenden Unterbauchbeschwerden mit entsprechenden sozialen und ökonomischen Folgen.

Diagnostik

Bakteriologische Diagnostik

Immer werden für den CT-Nachweis infizierte Zellen des betreffenden Organs benötigt. Deshalb soll tief und fest intrazervikal oder intraurethral oder vom Fimbrienende abgestrichen werden. Als gleichwertig gilt eine PCR von Vulva und Introitus, für das die Patientin sogar selbst Material entnehmen könnte. Für die PCR kann auch Morgenurin benutzt werden, der solche Zellen enthält. Er kann aber in bis zu 20% der Fälle Hemmstoffe enthalten. Immer muss der Gynäkologe durch Kontakt zu seinem Laborarzt wissen, welche Testmethode mit den individuell unterschiedlichen Abstrichsets benötigt wird. Der Verfasser hat mehrfach beobachtet, dass laparoskopisch ein Abstrich mit dem Tupfer aus Eiter im Douglas-Raum entnommen worden ist und dieser in Transportagar gesteckt wurde, um Chlamydien zu suchen (es sollen immer Zellabstriche vom erkrankten Organ entnommen werden, und Chlamydien wachsen nicht auf Agarnährböden zur bakteriologischen Diagnostik).

Die klassische Kultur war nie in der Praxis üblich. Der Enzymimmunoassay (EIA; Sensitivität 40–100%, Spezifität 100%) und der Immunfluoreszenztest (IFT; Sensitivität 50–90%, Spezifität >95%) sind weit verbreitet, auch die **DNS-Hybridisierung** (Sensitivität 60–93%, Spezifität 83–99%). Verlässlicher, aber teurer ist die heute empfohlene Polymerasekettenreaktion (PCR) mit fast 100% Verlässlichkeit.

Es muss immer bedacht werden, dass je nach Kulturtechnik und Abstrichort neben CT auch Bakterien nachgewiesen werden können, die zur transienten oder kommensalen **Normalflora** der Scheide und Zervix gehören, z. B. E. coli oder Enterococcus faecalis. Diese gehören aber nicht in die Tube. Jeder Befund erfordert also eine sachkundige Interpretation. Nicht vergessen werden sollten Untersuchungen auf andere STD, insbesondere Gonorrhö (Kultur), Trichomoniasis (Nativpräparat), ggf. auch Syphilis (TPHA-, FTA-ABS-Test usw.) und HIV.

Serologische Diagnostik

Immunkompetente Menschen bilden nach Kontakt mit CT Antikörper. Immunglobulin (Ig) A kann zwei Jahre nach Infektionsbeginn nachweisbar bleiben, IgG lebenslang. Deshalb sind Antikörperbestimmungen für die Diagnostik einer CT-Infektion nicht geeignet und sagen nur aus, dass dieser Mensch irgendwann infiziert worden ist, aber längst geheilt sein kann.

Diagnostik der Salpingitis

Jacobsen und Weström haben bereits 1969 in einer klassischen, bis heute gültigen Arbeit gezeigt, dass bei Verdacht auf Salpingitis die klinischen Symptome selbst mit typischen Laborbefunden unzuverlässig sind und die Diagnose bei der Laparoskopie nur in etwa zwei Drittel der Fälle bestätigt wird. Diese Relationen wurden mehrfach in jüngster Zeit bestätigt, obwohl moderne Ultraschallgeräte Verbesserungen in der Diagnostik zu versprechen scheinen. Ein Hilfsmittel zur Einschätzung der diagnostischen Sicherheit ist der **Score nach Weström** (**Tab. 3**).

Das Nativpräparat aus Zervikovaginalsekret (hier besonders Zervixsekret!) gibt zusätzlich entscheidende Hilfe: Nach internationaler Übereinkunft ist der Nachweis von 25 Leukozyten/Gesichtsfeld mit der üblichen 400-fachen Vergrößerung typisch für eine Zervizitis. Diese ist Voraussetzung

Tab. 3	Klinische Diagnose einer Salpingitis in Korrelation zur laparoskopischen Bestätigung: Score nach Weström. (Weström u. Mardh 1990; aus [5])	
Parameter		**Salpingitis bestätigt (%)**
Unterleibschmerzen, druckempfindliche Adnexe/Portioschiebeschmerz Kolpitis/ Zervizitis (klinisch)		61
Die genannten Symptome und		
BSG >15 mm/h	Nur ein Symptom zusätzlich	78
Fieber >38 C rektal	Zwei Symptome zusätzlich	90
Adnexverdickung	Alle drei Symptome zusätzlich	96

Eibach/Köln hat um 1990 in einer Studie nachgewiesen, dass das Nativpräparat als zusätzlicher Parameter bei Nachweis von >25 Leukozyten/Gesichtsfeld (400-fach) die Aussagekraft signifikant auf über 90% erhöht, sowie in der Rubrik „alle drei Symptome zusätzlich".

Die Laparoskopie ist im Zweifelsfall die entscheidende Maßnahme

für die akute Salpingitis. Die Laparoskopie ist gerade bei der jungen Patientin im Zweifelsfall die entscheidende Maßnahme: Nur sie bestätigt die PID bzw. schließt sie aus, nur sie erlaubt den Nachweis des die PID verursachenden Erregers, nur damit wird bei negativem Zervixabstrich ggf. CT (oder selten GO) in der Tube nachgewiesen, was dann eine Partnertherapie zur Folge hätte. Nur laparoskopisch könnte eine Pyosalpinx eröffnet und gespült werden. Ein zur intraperitonealen Abstrichentnahme geeignetes Instrument ist z. B der EndoSwab® (Merete Medical, Berlin).

Therapie

CT-Zervizitis

Die Therapie erfolgt mit Doxycyclin 2×100 mg/Tag für mindestens sieben Tage an alle Sexualpartner, alternativ 1 g Azithromycin als einmalige Gabe oder 1×400 mg bzw. 2×200 mg Ofloxacin für mindestens sieben Tage.

Sicherheitshalber sollte die Therapie erst ab der 14. Schwangerschaftswoche begonnen werden

Schwangere und ihr Partner erhalten 1 g Azithromycin oral als Einmaldosis. Alternativ kann Erythromycinsuccinat oral 4×800 mg/Tag oder die Erythromycinbase 4×500 mg/Tag für sieben Tage gegeben werden. Sicherheitshalber sollte die Therapie erst ab der 14. Schwangerschaftswoche begonnen werden, obwohl keine Daten über fetale Schäden vorliegen.

CT-Salpingitis/PID

Die PID wird – mit oder ohne operative Maßnahmen – mit einer **Antibiotikakombination** behandelt, die neben Chlamydien die aerob-anaerobe bakterielle Mischflora berücksichtigt. Deshalb gibt es mehrere Therapieschemata, deren Anwendung auch vom Preis und der Verfügbarkeit der Antibiotika vor Ort abhängig ist. Auf jeden Fall dauert die Therapie je nach Befund und Besserung mindestens 14 Tage. Es wird zwischen einer milden, ambulant behandelbaren und einer schweren, auf jeden Fall stationär zu behandelnden PID unterschieden (CDC, Arbeitsgemeinschaft für Infektionen und Infektionsimmunologie in der Gynäkologie und Geburtshilfe/Geburtshilfe AGII).

Die Therapiedauer beträgt auf jeden Fall mindestens 14 Tage

Salpingitis, ambulant: Ceftriaxon 250 mg i.m. einmal + Doxycyclin 2×100 mg oral für 14 Tage (eventuell + Metronidazol 2×500 mg oral für 14 Tage) oder Amoxicillin/Clavulansäure 2–3×875 mg/125 mg + Doxycyclin 2×100 mg p.o. für 14 Tage oder Ofloxacin 2×400 mg + Metronidazol 2×500 mg p.o. für 14 Tage.

Salpingitis, stationär: Beginn immer intravenös, frühestens 24 h nach klinischer Besserung kann auf orale Therapie umgestellt werden, die mindestens 14 Tage dauert. Clindamycin 3×900 mg i.v. + Gentamycin initial 2 mg, dann 1,5 mg/kg KG für mindestens 14 Tage oder Cefoxitin 4×2 g i.v. + Doxycyclin 2×100 mg p.o. Der TOA bedarf eines besonderen, auch operativen Managements durch Erfahrene.

Der TOA bedarf eines auch operativen Managements durch Erfahrene

Therapiekontrolle bei CT-Infektion

Drei Wochen nach Therapieende muss ein geeigneter Test auf CT durchgeführt werden. Nochmals wird an die simultane Partnertherapie erinnert.

Chlamydien-Screening

In den **Mutterschaftsrichtlinien** ist vom Gemeinsamen Bundesausschuss der Ärzte und Krankenkassen (G-BA) seit dem 01.05.1995 wegen der erhöhten Frühgeburtlichkeit und der Komorbiditäten angeordnet, bei Beginn der Schwangerschaft einen Test auf eine CT-Infektion durchzuführen und im Mutterpass zu dokumentieren. Nach Änderung in 2007 soll durch PCR aus gepooltem Urin getestet werden. Mittlerweile liegt das Durchschnittalter einer Erstgebärenden in Deutschland bei 30 Jahren, sodass statistisch nur noch in höchstens der Hälfte der Fälle als bei 18-Jährigen mit einem positiven Befund zu rechnen ist.

Seit dem 01.01.2009 soll deshalb zusätzlich einmal im Jahr bei gesunden, beschwerdefreien Frauen bis zum vollendeten 25. Lebensjahr nach den **Richtlinien zur Empfängnisregelung** und zum Schwangerschaftsabbruch ein **Chlamydiensuchtest** aus dem Urin mit PCR durchgeführt werden. Aus Kostengründen wird der Urin von fünf Frauen gepoolt. Wenn der Test positiv ist, muss die entsprechende Frau durch Nachuntersuchung identifiziert werden. Man erhofft sich dadurch neben epidemiologischen Daten eine Reduzierung der Gefahr von CT-bedingten Komplikationen wie PID, Infertilität usw. Neben Protesten von Frauenärzten wegen schlechter bzw. fehlender Honorierung von Leistungen sind erhebliche Bedenken gegen dieses Screening geäußert worden [8]. Im Urin von Frauen sind in 10–20% der Fälle Hemmstoffe, die den Test falsch-negativ ausfallen lassen. Außerdem soll es möglichst **zellreicher Morgenurin** sein, der im Praxisalltag fast nie abgegeben wird. Weiterhin ist erwiesen, dass der CT-Nachweis am äußeren Genitale nicht mit dem im inneren Genitale kongruent ist. Ist die PCR zu sensitiv, sodass auch klinisch nicht relevante Befunde nachgewiesen werden? Der (negative) Befund heute kann morgen, gerade bei so jungen Frauen, anders sein. Männer werden außerdem nicht untersucht.

In einem einjährigen randomisierten Screening von 2529 im Mittel 21 Jahre alten Frauen in England war die Quote von aszendierenen CT-Infektionen 1,3% in der Screening- und 1,9% in der Kontrollgruppe (nicht signifikant), und 79% aller PID-Fälle traten bei zuvor negativ getesteten Frauen auf [7]. Zu gleichen Befunden kamen auch andere Autoren. Hinsichtlich des Präventionsgedankens versagt also dieses Screening. Der Vorteil, der allerdings teuer vom Steuerzahler bezahlt werden muss, ist die neue Publicity für diesen bedeutsamen Krankheitserreger und das Gewinnen epidemiologischer Daten. Notwendig ist jedenfalls der gezielte, indizierte Test

- in jeder Schwangerschaft und
- bei allen Risikosituationen, nämlich
  - drei bis sechs Monate nach der Kohabitarche,
  - nach Partnerwechsel(n),
  - bei Zeichen von Zervizitis/Urethritis (dazu zählt auch der Nachweis von >25 Leukozyten/Gesichtsfeld bei 400-facher Vergrößerung im Nativpräparat),
  - bei Nachweis anderer STD bei der Patientin und bei ihrem Partner sowie
- nach Leitlinie vor der assistierten Reproduktion.

Literatur bei [8].

Herpes genitalis

Der Herpes genitalis ist eine sexuell übertragbare, nicht meldepflichtige Erkrankung.

Erreger

Zu den Herpesviren zählen u. a.
- das Varizella-zoster-Virus,
- das Zytomegalievirus,
- das Ebstein-Barr-Virus und
- die Herpes-simplex-Viren Typ 1 und 2 (HSV 1, 2).

HSV 1 ist primär der Erreger des Herpes labialis, auch von Gingivostomatitis, Keratokonjunktivitis, Ösophagusulzerationen und selten einer Enzephalitis. HSV 2 ist primär Erreger des Herpes genitalis und fast ausschließlich des **Herpes neonatorum**. HSV 1 und 2 sind sexuell übertragbar. Während

> Hinsichtlich der Relevanz des Chlamydien-Screenings bestehen vielerlei Bedenken
>
> Hemmstoffe im Urin können zu falsch-negativen Befunden führen

> Hinsichtlich des Präventionsgedankens versagt das Screening

Das Virus persistiert lebenslang in einem regionalen Ganglion und wird bei Stress reaktiviert

vor Jahrzehnten bei Herpes genitalis das Verhältnis von HSV 2 und 1 etwa 90: 10 betrug und bei Herpes labialis umgekehrt, tritt HSV 1 bei Herpes genitalis neuerdings besonders bei sehr jungen Frauen in bis zu 80% der Fälle auf. Das Virus tritt bei Infektion in eine Zelle ein, vermehrt sich, führt zu klinischen Symptomen und wird nach Abheilung über axonalen Transport in ein regionales Ganglion (bei Herpes genitalis in das **Lumbosakralganglion**) gebracht, wo es lebenslang verbleibt und bei endogenem oder exogenem Stress reaktiviert wird. Die klinische Symptomatik und die Rezidivgefahr sind bei HSV 2 deutlich größer.

Häufigkeit

Für HSV 1 wird in Deutschland eine Durchseuchung von 50–80% angenommen. Die Infektion erfolgt meist schon im Kindesalter. In Deutschland werden bei etwa 15–25% der Bevölkerung HSV 2–Antikörper festgestellt. Bei Schwangeren wird eine Prävalenz um 8% angenommen. Bei einer von 100.000 Geburten wird mit einer **intrauterinen Transmission** gerechnet, die mit Abort, Totgeburt und Fehlbildungen ausgehen kann. Für die perinatale Infektionsrate von Neugeborenen werden aufgrund amerikanischer und englischer Berechnungen ein Fall auf 1400 bis 30.000 Lebendgeburten angenommen. HIV-Infizierte sind für eine HSV-Infektion empfänglicher und umgekehrt.

Symptome

HSV 1

Nach einer Inkubationszeit von etwa einer Woche kommt es zu schmerzhaften Bläschen und Ulzerationen

Nach einer Inkubationszeit von etwa einer Woche kommt es zu schmerzhaften Bläschen und Ulzerationen, primär in der Mundschleimhaut oder den Lippen. Im Fall des Herpes genitalis sind die Symptome etwas geringer als bei HSV 2. Nur etwa 1% der Menschen mit HSV-1-Infektion soll aber diese typischen Symptome aufweisen.

HSV 2

Die Primärinfektion verursacht heftige Symptome. Nach einer Inkubationszeit von einigen Tagen bis zu drei Wochen kommt es zu **Prodromi** wie Jucken, Schwellungsgefühl und ggf. Neuralgie an einer oder beiden Seiten der Vulva (beim Mann am Penis etc.), es folgen Schmerzen, Fluor, dann Bläschen, die ulzerieren. Schmerzbedingt können die Frauen kaum sitzen oder sich untersuchen lassen. Die Patientinnen klagen in den ersten Tagen über geschwollene Leistenlymphknoten, grippeähnliche Abgeschlagenheit, Gliederschmerzen, Temperaturerhöhung, sogar Meningismus. Die Beschwerden klingen in der dritten Woche ab. Die Bläschen können auch auf der Portio, in/an der Harnröhre oder perianal auftreten. Solange Bläschen/Ulzera bestehen, besteht hohe Infektiosität. Die Rezidive verlaufen schwächer und dauern etwa sieben bis zehn Tage. Wichtig ist, dass viele asymptomatisch Infizierte intermittierend Virusausscheider, also infektiös, sind, besonders bei HSV 2.

In den ersten Tagen nach Infektion können grippeähnliche Symptome, Gliederschmerzen, Temperaturerhöhung, sogar Meningismus, bestehen

Asymptomatisch Infizierte sind intermittierend Virusausscheider, also infektiös

Herpes neonatorum

Fast immer ist HSV 2 der Verursacher. Die Infektion des Kindes erfolgt meist über den **Geburtskanal**. Oft bestehen aber zu dem Zeitpunkt keine typischen Symptome. Bei einer Primärinfektion in den letzten vier Wochen vor der Geburt liegt das neonatale Infektionsrisiko um 40–50% mit einer Mortalität um 40% und der Gefahr schwerer Hirnschäden durch Enzephalitis. Bei einer Infektion im erstem Trimenon oder bei rezidivierendem Herpes genitalis der Mutter liegt die neonatale Infektionsgefahr nur noch um 1%, weil die Virusmenge geringer ist und die Mutter plazentagängige IgG-Antikörper hat. Diese bieten dem Neonaten zwar Schutz vor einer Virämie, nicht aber vor einer neuronalen Ausbreitung des Virus und somit vor einer Enzephalitis. Beim Herpes neonatorum kommt es in 45% der Fälle zu Hauteffloreszenzen, in 30% zu ZNS-Infektionen und in 25% zur septischen Multiorganbeteiligung.

Beim Herpes neonatorum kann es zu Hauteffloreszenzen, ZNS-Infektionen und zur septischen Multiorganbeteiligung kommen

Diagnostik

Der zytologische Nachweis multinukleärer Riesenzellen ist unzuverlässig

Bei typischer Symptomatik der Erstinfektion sind Anamnese und Klinik eindeutig. Eine Labordiagnostik ist dann entbehrlich. Im Zweifel wird ein Abstrich zum Nachweis von HSV 1 oder 2 durch PCR mit einem vom Labor zu liefernden speziellen Set entnommen. Dazu soll aus dem **Bläschengrund** abgestrichen werden, was weh tut! Der zytologische Nachweis von multinukleären Riesenzellen (Tzanck-Test) ist unzuverlässig. Man kann den Virusnachweis auch ohne typische Ulzera von z. B. dem Introitus versuchen. Die Bestimmung von HSV-1- oder -2-Antikörpern im Serum ist zur primären Diagnostik ungeeignet, kann aber gerade bei Schwangeren Hinweise zum Infektionsrisiko geben. Bei Immunsuppression (HIV!) muss an das zusätzliche Auftreten anderer ulzeröser Erkrankungen, z. B. Syphilis, gedacht werden.

Therapie

Die Therapie von Herpesinfektionen geschieht mit **Aciclovir oral** (nur bei schweren Infektionen i. v.) und verwandten Substanzen. Es ist ein Antimetabolit und hemmt nur bei von Herpesviren infizierten Zellen deren Stoffwechsel. Eine Langzeittherapie über mindestens sechs Jahre gilt als unbedenklich. Der Patient sollte aber keine Niereninsuffizienz haben. Obwohl es in der Schwangerschaft nicht zugelassen ist, kann es nach Aufklärung darüber in jedem Trimenon gegeben werden. Da oft gleichzeitig eine Vulvovaginalkandidose vorliegt, sollte diese mit Fluconazol 150–200 mg p.o. behandelt werden (Lokaltherapie ist zu schmerzhaft).

Therapie der Primärinfektion

Aciclovir 5×200 mg/Tag p.o. für fünf Tage oder 3×400 mg/Tag p.o. für zehn Tage Zusätzlich können nichtsteroidale Antiphlogistika oder Analgetika gegeben werden. Die Therapie muss in den ersten Tagen der Symptomatik beginnen, um noch eine Wirkung zu zeigen. Sie schwächt die Symptome ab und verkürzt sie um wenige Tage.

Episodische Therapie von Rezidiven

Diese erfolgt z. B. mit Aciclovir 3×400 mg/Tag p.o. für fünf Tage oder 2×800 mg/Tag p.o. für zwei Tage.

Suppressive Dauertherapie von chronischen Rezidiven

Aciclovir 2×200–400 mg/Tag p.o. oder Famciclovir 2×250 mg/Tag p.o. oder Valaciclovir 1 g/Tag p.o. Eine Dauertherapie mit Aciclovir über mindestens sechs Jahre oder mit Fam-/Valaciclovir über mindestens ein Jahr ist unbedenklich. Die Suppressionstherapie reduziert das Rezidivrisiko um 70–80%.

Prophylaxe des Herpes neonatorum bei Schwangeren

Wenn Schwangere keine HSV-Antikörper aufweisen, aber mit einem Partner zusammen sind, der an primärem oder rezidivierendem Herpes labialis oder genitalis leidet, besteht die Gefahr einer Primärinfektion mit besonderen Risiken im letzten Trimenon. Gleiches gilt, wenn an Herpes leidendes medizinisches Personal eine Frau peripartal oder das Neu-/Frühgeborene betreut. Deshalb kann es wichtig sein, im Einzelfall den Antikörperstatus der Schwangeren zu kennen. Auf jeden Fall soll bei Beginn der Schwangerschaft eine entsprechende Anamnese erhoben und die Schwangere über Gefahren aufgeklärt werden. Sie muss wissen, dass **orogenitale Kontakte** bei Herpessymptomen ihres Partners besonders im dritten Trimenon gänzlich und genitale Kontakte ohne Kondom zu unterlassen sind.

Man gibt Aciclovir 2×400 mg/Tag p.o. bzw. 3×200 mg/Tag p.o. ab vier Wochen vor dem errechneten Geburtstermin zur Vermeidung eines Rezidivs peripartal. Wenn vor/bei der Geburt keine Prodromi oder Läsionen bestehen, ist eine Sectio caesarea nicht nötig.

Wenn bei Herpes genitalis unter der Geburt mehr als 4–6 h ein Blasensprung besteht, ist eine Sectio ohne Benefit für das Kind (Literatur bei [10, 11]).

Fazit für die Praxis

- Zwar sind Gonokokken insgesamt nicht häufig, doch sie haben zunehmend Resistenzen entwickelt, die eine kulturelle Diagnostik erfordern.
- Bei Frauen sollten NG immer nur kulturell aus Urethra, Zervix und ggf. Anus und von den Tonsillen diagnostiziert werden, um ein Antibiogramm erstellen zu können und auch, um Verwechslungen mit anderen gramnegativen Diplokokken zu vermeiden.
- Die Credè-Prophylaxe der Ophthalmia neonatorum wird nach wie vor empfohlen, auch im Hinblick auf CT-Infektionen.

Bei Immunsuppression ist an das zusätzliche Auftreten anderer ulzeröser Erkrankungen zu denken

In der Schwangerschaft kann es nach Aufklärung über die fehlende Zulassung in jedem Trimenon gegeben werden

Zusätzlich können nichtsteroidale Antiphlogistika/Analgetika gegeben werden

Die Suppressionstherapie reduziert das Rezidivrisiko um 70–80%

Im Einzelfall kann die Kenntnis des Antikörperstatus der Schwangeren relevant sein

Wenn vor/bei der Geburt keine Prodromi oder Läsionen bestehen, ist eine Sectio nicht nötig

- Eine CT-Infektion der Schwangeren erhöht signifikant das Frühgeburtrisiko, ferner das Auftreten von vorzeitigem Blasensprung, Chorioamnionitis, Frühgeburt sowie die perinatale Morbidität und Mortalität.
- Ovulationshemmer reduzieren das Risiko für aszendierende Infektionen mit CT.
- Für den CT-Nachweis werden immer infizierte Zellen des betreffenden Organs benötigt, andere Proben ergeben falsch-negative Ergebnisse.
- Bei der CT-Diagnostik sind die jeweilige Testmethode und das geeignete Transport-/Kulturmedium zu berücksichtigen; die Methode mit der höchsten Verlässlichkeit ist die PCR.
- Antikörperbestimmungen sind für die Diagnostik einer CT-Infektion nicht geeignet, denn sie zeigen lediglich, dass ein Patient zu irgendeinem Zeitpunkt infiziert war.
- Gerade bei jungen Patientinnen ist im Zweifelsfall eine Laparoskopie entscheidend, nur sie bestätigt bzw. schließt eine PID aus und ermöglicht den Nachweis des verursachenden Erregers.
- Eine PID muss für mindestens 14 Tage antibiotisch behandelt werden, der TOA bedarf eines auch operativen Managements durch Erfahrene.
- Drei Wochen nach Therapieende ist ein geeigneter CT-Test durchzuführen.
- Bei Immunsuppression muss außer an Herpes-simplex-Virusinfektionen an das zusätzliche Auftreten anderer ulzeröser Erkrankungen, z. B. Syphilis, gedacht werden.
- Bestehen vor/bei der Geburt keine Prodromi oder Läsionen, ist eine Sectio caesarea nicht nötig.
- Wenn bei Herpes genitalis unter der Geburt mehr als 4–6 h ein Blasensprung besteht, ist eine Sectio ohne Benefit für das Kind.

Korrespondenzadresse

Prof. Dr. W. Mendling
Deutsches Zentrum für Infektionen in
Gynäkologie und Geburtshilfe
Vogelsangstr. 106, 42109 Wuppertal
w.mendling@t-online.de

Interessenkonflikt. Der korrespondierende Autor weist auf folgende Beziehung/en hin: Er erklärt, dass er Vortragshonorare, Beraterhonorare oder Reisekostenerstattungen von den Firmen Abbott Arzneimittel GmbH Hannover, Medical Tribune Verlagsgesellschaft mbH Wiesbaden, Das Fortbildungskolleg Gesellschaft für medizinische Fortbildung mbH München, Bayer Consumer Care AG Basel/Schweiz, Strathmann GmbH & Co KG Hamburg, Dr. August Wolff GmbH & Co. KG Arzneimittel Bielefeld, Johnson & Johnson GmbH Neuss, Polichem SA Lugano/Schweiz und Pevion Biotech Ittigen/Schweiz erhält.

Literatur

1. Nenoff P, Handrick W, Schulze M et al (2011) Update Gonorrhö. Resistenzen erschweren die Therapie. Gynakol Geburtsh 2:16–18
2. Bjartling C, Osser S, Johnsson A, Persson K (2009) Clinical manifestations and epidemiology of the new genetic variant of Chlamydia trachomatis. Sex Transm Dis 36:529–535
3. Hof H, Dörries R (1982) Medizinische Mikrobiologie. Thieme, Stuttgart New York
4. Gille G, Klapp C, Diedrich K et al (2005) Chlamydien – eine heimliche Epidemie unter Jugendlichen. Prävalenzbeobachtung bei jungen Mädchen in Berlin. Dtsch Arztebl 102:B1706–B1710
5. Mendling W (2006) Vaginose, Vaginitis, Zervizitis und Salpingitis. Springer, Berlin Heidelberg New York Tokio
6. Hoyme UB (2010) Chlamydia-trachomatis-Infektion in der Schwangerschaft. Empfehlungen der Deutschen Gesellschaft für Gynäkologie und Geburtshilfe. http://www.dggg.de/Leitlinien
7. Oakeshott P, Kerry S, Aghaizu A et al (2010) Randomised controlled trial of screening for Chlamydia trachomatis to prevent pelvic inflammatory disease: the POPI (prevention of pelvic infection) trial. BMJ 340:c1642.doi
8. Hoyme UB (2011) Chlamydia-trachomatis-Screening – Wunsch und Wirklichkeit. Frauenarzt 52:1092–1095
9. Hoyme UB, Kentner A, Mylonas I (2012) Laparoscopic diagnosis of chlamydial pelvic inflammatory disease and its impact on chlamydia screening programs. Eur Obstet Gynecol 7:9–13
10. Clinical Effectiveness Group (2007) National guideline for the management of genital herpes. Brit Ass Sex Health HIV. http://www.guideline.gov
11. Mylonas I (2011) Herpes genitalis in der Schwangerschaft. Gynakol 44:623–629

Gynäkologe 2013 · 46:183–192
DOI 10.1007/s00129-012-3064-z
Online publiziert: 10. März 2013
© Springer-Verlag Berlin Heidelberg 2013

Redaktion
T. Dimpfl, Kassel
W. Janni, Ulm
R. Kreienberg, Landshut
N. Maass, Aachen
O. Ortmann, Regensburg
T. Strowitzki, Heidelberg
K. Vetter, Berlin
R. Zimmermann, Zürich

J. Wisser
Klinik für Geburtshilfe, UniversitätsSpital, Zürich

Pränataldiagnostik

Zusammenfassung

Die vorgeburtliche Ultraschalldiagnostik hat die Schwangerenvorsorge im Verlauf des letzten fünf Jahrzehnte völlig verändert. Ohne Risiken für das Ungeborene können wir heute seine vorgeburtliche Entwicklung überwachen und Risikosituationen für Mutter und Kind sowie fetale Erkrankungszustände erkennen. Daher werden heute allen Schwangeren drei Ultraschallvorsorgeuntersuchungen im Rahmen der Mutterschaftsvorsorge angeboten. Nur eine systematische und strukturierte Untersuchung bietet im Verbund mit einer umfassenden Ausbildung Gewähr, die Möglichkeiten der Technologie für die Schwangere und ihr ungeborenes Kind optimal zu nutzen. Ein adäquat durchgeführtes Ultraschallscreening ermöglicht eine exakte Datierung der Schwangerschaft, erkennt Mehrlingsschwangerschaften eindeutig und erlaubt über die Chorionizitäts- und Amnionizitätsdiagnostik eine Risikoklassifizierung. Ferner kann eine Vielzahl fetaler Erkrankungen und Fehlbildungen sicher diagnostiziert bzw. ausgeschlossen werden. In einigen Fällen ist aufgrund der vorgeburtlichen Diagnose eine gezielte Behandlung möglich, andere Feten profitieren von einem optimierten perinatalen Management.

Schlüsselwörter

Ultraschall · Ersttrimester-Screening · Zweittrimester-Screening · Schwangerenvorsorge · Fetale Erkrankungen

Ultraschall ermöglicht Biometrie, Vitalitätsdiagnostik und die Beurteilung der Integrität der fetalen Organe

Inzwischen können mit mütterlichem Blut genetische Tests des Feten erfolgen

Pränatalmedizin ist eine noch sehr junge Disziplin der modernen Medizin. Die erste Darstellung des Ungeborenen mittels Ultraschalltechnologie durch **Ian Donald** im Jahre 1958 gilt als Geburtsstunde der Pränataldiagnostik [1]. Knapp zehn Jahre später war es möglich, aus Fruchtwasserzellen den Karyotyp des Feten zu bestimmen [2]. Die Entwicklung der Ultraschalltechnologie ermöglichte nicht nur Biometrie und Vitalitätsdiagnostik, sondern auch die Beurteilung der Integrität der fetalen Organe. Ferner kann die Funktion des kardiovaskulären Systems durch Anwendung der **Dopplertechnik** dargestellt werden [3, 4].

Die Einführung der ultraschallgesteuerten Punktion der Nabelschnur durch Daffos 1983 schuf die Voraussetzungen für **fetale Blutuntersuchungen** mit geringem Eingriffsrisiko und eröffnete gleichzeitig die Möglichkeit der Therapie durch intravaskuläre Applikation von Medikamenten und Blutprodukten [5]. Seit Ende des vergangenen Jahrhunderts ist die Magnetresonanztomographie des Ungeborenen verfügbar, die insbesondere zum fetalen Gehirn wichtige Informationen liefert [6]. Seit Kurzem sind Methoden verfügbar, die aus mütterlichem Blut genetische Untersuchungen des Feten ermöglichen. Für die Bestimmung der Blutgruppen des Rhesus-Systems ist die Methode bereits für die klinische Anwendung umgesetzt [7], während die Diagnostik der **Trisomie 21** aus mütterlichem Blut derzeit unmittelbar vor Einführung in die klinische Praxis steht [8].

Bezüglich der Methoden der pränatalen Diagnostik unterscheiden wir nichtinvasive Methoden, welche die körperliche Integrität des Ungeborenen nicht tangieren, und invasive Methoden, welche ein eingriffsbedingtes Risiko bergen. Kernpunkt der pränatalen Diagnostik sind die nichtinvasiven Methoden, insbesondere die Ultraschalluntersuchung, die in Deutschland seit 1980 Bestandteil der Mutterschaftsvorsorge ist (◘ **Tab. 1**).

Mutterschaftsrichtlinien

Die Mutterschaftsrichtlinien in ihrer aktuellen Fassung sehen drei **Screeninguntersuchungen** mittels B-Bild-Ultraschall vor. Sie sollen Risiken der Schwangerschaft für die Schwangere und das ungeborenen Kind möglichst frühzeitig erkennen, damit eine adäquate Behandlung eingeleitet werden kann [9].

Die erste Screeninguntersuchung ist von Beginn der 9. bis zum Ende der 12. Schwangerschaftswoche (SSW) durchzuführen und soll den intrauterinen Sitz der Schwangerschaft, die Vitalität und morphologische Integrität des Embryos sowie seine Größe, dokumentiert durch Scheitel-Steiß-Länge oder biparietalen Kopfdurchmesser, in Bildern festhalten. Ferner sollte eine Mehrlingsschwangerschaft entweder ausgeschlossen oder bei Nachweis einer solchen, die Chorionizität bestimmt werden.

Das zweite Ultraschallscreening ist zwischen Beginn der 19. bis zum Ende der 22. SSW durchzuführen. Sie dokumentiert die Vitalität des Feten und die Zahl der im Uterus nachweisbaren Feten und

Prenatal diagnostics

Abstract

Prenatal ultrasonographic diagnosis has completely changed the care of pregnant women over the last five decades. Nowadays, the prenatal development of the fetus can be monitored and risk situations for mother and child as well as fetal disease conditions can be recognized without any risk for the unborn child. Therefore, an ultrasonography screening examination is nowadays made available to all pregnant women within the framework of maternity care. Only a systematic and structured examination offers, in combination with a comprehensive education, a guarantee to optimally exploit the possibilities of the technology for pregnant women and the unborn child. A properly carried out ultrasonography examination allows an exact dating of pregnancy, clear recognition of multiple pregnancies and permits a risk classification via the diagnostics of chorionicity and amnionicity. Furthermore, many fetal diseases and malformations can be exactly diagnosed or excluded. In some cases a targeted treatment is possible based on the prenatal diagnostics and other fetuses profit from an optimized perinatal management.

Keywords

Ultrasound · First trimester screening · Second trimester screening · Antenatal care · Fetal diseases

Tab. 1 Methoden der pränatalen Diagnosik

Nichtinvasiv	Invasiv
Ultraschall	Amniozentese
Magnetresonanz-tomographie	Chorionzottenbiopsie
Genetische Untersuchungen an Mutterblut	Fetoskopie
	Nabelschnurpunktion

Tab. 2 Hinweiszeichen für das Vorliegen einer fetalen Entwicklungsstörung

– Auffällige Fruchtwassermenge

– Auffällige körperliche Entwicklung des Feten

– Abnormer Körperumriss

– Anomale fetale Organstrukturen

– Auffällige Herzfrequenz, auffälliger Rhythmus

– Abnorme Bewegungen

– Struktur- und Lokalisationsanomalien der Plazenta

ermittelt über die Messung des biparietalen Kopfdurchmessers, des frontookzipitalen Durchmessers, dem Abdomenquerdurchmesser und der Femur- oder Humeruslänge den somatischen Entwicklungszustand auf der Basis des Schwangerschaftsalters. Ferner werden die in ◘ **Tab. 2** zusammengefassten Hinweiszeichen für das Auftreten einer **fetalen Entwicklungsstörung** beachtet und bei auffälligen Befunden neben den biometrischen Maßen im Bild dokumentiert.

Das **dritte Ultraschallscreening** ist vom Beginn der 29. bis zum Ende der 32. SSW durchzuführen und ist im Leistungsumfang der zweiten Untersuchung vergleichbar. Ganz gezielt soll hier die **Plazentalokalisation** ermittelt werden und eine Placenta praevia ausgeschlossen werden.

Neben den oben erwähnten Screeninguntersuchungen können Ultraschalluntersuchungen bei einer der folgenden Indikationen durchgeführt werden:

- zur Sicherung des Schwangerschaftsalters bei unklarer Regelanamnese oder Diskrepanz zwischen anamnestischem Gestationsalter und klinischem Befund,
- zur Kontrolle des fetalen Wachstums bei klinischem Verdacht auf eine Entwicklungsstörung und bei Schwangeren mit Erkrankungen, die zu Entwicklungsstörungen prädisponieren,
- zur Überwachung einer Mehrlingsschwangerschaft,
- zur Kontrolle des Plazentasitzes bei Verdacht auf Placenta praevia,
- bei vaginaler Blutung,
- bei Verdacht auf intrauterinen Fruchttod und
- bei Verdacht auf Lageanomalie ab Beginn der 36. SSW.

Dopplersonographie

Die Dopplersonographie ermöglicht das Studium der **Hämodynamik** von Uterus, Plazenta und Fetus. Der Farbdopplermodus bringt den Verlauf der Gefäße zur Abbildung, im gepulsten Modus werden Blutströmungskurven in den jeweiligen Gefäßen generiert. Ist der Insonationswinkel bekannt und maximal 30°, so kann die Strömungsgeschwindigkeit gemessen werden. Nach den Mutterschaftsrichtlinien ist die Dopplersonographie bei den folgenden Indikationen in der zweiten Schwangerschaftshälfte zulässig [9]:

- Verdacht auf intrauterine Wachstumsretardierung,
- schwangerschaftsinduzierte Hypertonie/Präeklampsie/Eklampsie,
- Z. n. intrauteriner Wachstumsrestriktion/-retardierung (IUGR) oder intrauterinem Fruchttod (IUFT),
- Z. n. Präeklampsie/Eklampsie,
- Auffälligkeiten der fetalen Herzfrequenzregistrierung,
- begründeter Verdacht auf Fehlbildung/fetale Erkrankung,
- Mehrlingsschwangerschaften mit diskordantem Wachstum und
- Verdacht auf Herzfehler/Herzerkrankung.

Bei bekanntem Insonationswinkel bis maximal 30° lässt sich die Strömungsgeschwindigkeit messen

Umfang und Ablauf der Ultraschalluntersuchungen

Untersuchung zur Diagnostik der Schwangerschaft

Während die klinische Schwangerschaftsdiagnostik aus einer Reihe unsicherer Zeichen besteht, ist heute bereits in den zwei Wochen nach Ausbleiben der Periode die Ermittlung des intrauterinen Sitzes und der **Vitalität des Embryos** mittels transvaginaler Sonographie möglich. Ferner lässt sich durch die erste Biometrie des Embryos das Alter das Gestationsalter auf ±5 Tage festlegen. Die exakte Datierung der Schwangerschaft ist für die weitere Betreuung von zentraler Bedeutung, da die biochemischen Parameter zur Risikoeinschätzung für **Aneuploidien** und die Risikoeinschätzung bei drohender Frühgeburtlichkeit sowie bei Übertragung von der Zuverlässigkeit der Terminfestlegung abhängig sind [10].

Ersttrimester-Untersuchung

Neben der Ultraschallscreeninguntersuchung wird heute häufig eine erweiterte Untersuchung durchgeführt, die sich insbesondere auf die **morphologische Entwicklung** des Embryos konzentriert und dabei körperliche Erkrankungen des Embryos ebenso erkennbar macht wie Risiken für Aneuploidien und **Entwicklungsstörungen**. Die Zielvorgaben der Screeninguntersuchung sind selbstverständlich eingeschlossen, und die Daten der Ultraschalluntersuchung zur Diagnostik der Schwangerschaft sollten für die Interpretation zwingend mitberücksichtigt werden [11].

Die Ultraschalluntersuchung erfolgt in der Regel als abdominale Untersuchung und wird nur bei ergänzungsbedürftigen Befunden durch die vaginale Ultraschalluntersuchung ergänzt. Zunächst wird sichergestellt, dass die Embryonalanlage in der Gebärmutter implantiert ist, d. h. die **Chorionhöhle** allseitig von Myometrium umschlossen ist. Bei der Inspektion des Uterus wird auch auf uterine Anomalien und Myome geachtet. Ferner werden Raumforderungen und Flüssigkeitsansammlungen im kleinen Becken, insbesondere an den Ovarien und retrouterin, dokumentiert und gegebenenfalls durch Verlaufsuntersuchungen klassifiziert. Bei der Beurteilung der intrauterinen Strukturen wird auf die Zahl der Chorionhöhlen und die Zahl der Embryonen geachtet, wodurch im Falle einer Mehrlingsschwangerschaft eine Risikoeinschätzung entsprechend der Chorionizität und Amnionizität erfolgen kann.

Die Biometrie der **Scheitel-Steiß-Länge** und des biparietalen Kopfdurchmessers ermöglichen eine Überprüfung des klinisch-anamnestischen Gestationsalters und, im Falle einer frühen Ultraschallbiometrie, die Einschätzung der normalen embryonalen Entwicklung. Die Vitalität des Embryos ist durch die embryonale Herzaktion und die embryonalen Bewegungen dokumentiert.

Die morphologische Untersuchung des Embryos umfasst die Einschätzung der Körperproportionen und die Dokumentation der **Dreigliedrigkeit der Gliedmaßen**. Ferner muss die Schädelkalotte intakt nachgewiesen werden, und intrakraniell muss das Gehirn mit den Hirnhemisphären und dem intrazerebralen Plexus chorioideus symmetrisch nachweisbar sein. Ab der 12+0 SSW kann die Bauchwand ohne physiologischen Nabelbruch dargestellt werden. Ferner sind intraabdominell die Harnblase, die drei Nabelschnurgefäße und die linksseitig gelegene Magenblase und beidseits paraaortal die Nieren nachweisbar. Meist ist bereits das Zwerchfell als Trennlinie zwischen Bauch- und Thoraxraum sichtbar [11]. Bei der Inspektion der Körperoberfläche können im medianen Sagittalschnitt der oberen Körperhälfte die Nackentransparenz (NT) gemessen, das Nasenbein (NB) und das Dopplerspektrum im Ductus venosus (DV) dargestellt werden. Die erhöhte Nackentransparenz, das Fehlen des Nasenbeins und der Rückwärtsfluss im Ductus venosus während der Vorhofkontraktion gelten als Risikoparameter für das Vorliegen einer Aneuploidie. Ergänzt man die sonographischen Befunde durch eine Bestimmung des freien β-HCG und des PAPP-A, so lassen sich nach einem Algorithmus der **Fetal Medicine Foundation** (FMF) London 93–96% der Feten mit Trisomie 21 bei einer Falsch-positiv-Rate von 2,5% erkennen. Demgegenüber liefert die Risikokalkulation aus Mutteralter, Biochemie und NT eine Detektionsrate von 85–95% bei 5% falsch-positiven Befunden.

Das mütterliche Alter allein hat bei 5% falsch-positiven Vorhersagen nur eine Erkennungsrate von 30% für eine **Trisomie 21** [12].

Eine derartige Ultraschalluntersuchung kann mit großer Sicherheit bereits im ersten Trimenon eine Akranie/Anenzephalie, eine Haftstielanomalie, einen Bauchwanddefekt (Omphalozele oder Gastroschisis) und eine Megavesica ausschließen [13]. Der Hydrozephalus ist definiert als angebore-

---

Die exakte Datierung der Schwangerschaft ist von zentraler Bedeutung, da die biochemischen Risikoparameter zeitabhängig sind

Sichergestellt wird, dass die Embryonalanlage intrauterin implantiert ist

Im Fall einer Mehrlingsschwangerschaft lässt sich das Risiko anhand von Chorionizität und Amnionizität abschätzen

Die Vitalität ist durch die embryonale Herzaktion und die embryonalen Bewegungen dokumentiert

Intraabdominell sind Harnblase, Nabelschnurgefäße, Magenblase und paraaortal die Nieren nachweisbar

Bei erhöhter Nackentransparenz und unauffälligem zytogenetischen Befund ist in der 20. SSW eine sorgfältige Detailsonographie durchzuführen

ne oder erworbene dauerhafte Aufweitung der Liquorräume des Gehirns und zeigt spezifische morphologische, im Ultraschall zu sehende Kriterien. Bei der Holoprosenzephalie liegt eine Verschmelzung der Ventrikel I bis III vor, dies führt zum Fehlen von intrazerebralen anatomischen Strukturen vor allem in der Mittellinie. Dies beinhaltet z. B. Fehlen des Riechhirns, in Form von Syndromen zusätzliche Mittellinienfehlbildungen am Körper wie Omphalozele.

Im Falle einer erhöhten Nackentransparenz ist bei unauffälligem zytogenetischem Befund eine sorgfältige Detailsonographie in der 20. SSW durchzuführen.

Zweittrimester-Ultraschalluntersuchung

Eine erweiterte Zweittrimester-Ultraschalluntersuchung umfasst neben dem Leistungsumfang der Screeninguntersuchung eine differenzierte morphologische Untersuchung des Feten. Dazu bedarf es einer systematischen Untersuchung des Feten wie sie erstmals von Staudach [14] vorgestellt hat. Diese umfasst die orientierende Untersuchung des Feten, eine Gesamtbeurteilung der Schwangerschaft, eine systematische **schnittanatomische Untersuchung** und die Dokumentation der Untersuchung. Dem Untersuchungsgang vorgeschaltet ist die Fixierung der Fragestellung zur Untersuchung [15]. Die eigentliche Ultraschalluntersuchung beginnt mit der Orientierung, wobei zunächst über eine Serie horizontaler Querschnitte durch den Uterus die Lage, die Poleinstellung und die Stellung geklärt werden. Dabei wird auch die Vitalität des Feten festgestellt durch Beobachtung der Herzaktion und der fetaler Bewegungen. Ferner ermöglicht die orientierende Untersuchung die Lokalisation der Plazenta und die Einschätzung der **Fruchtwassermenge**.

Anschließend erfolgt über eine Serie von Frontal- und Sagittalschnitten die Gesamtbetrachtung des Feten. Diese beginnt mit der Messung der Zervixlänge, wobei über die Darstellung des inneren Muttermundes die Lagebeziehung zur Plazenta beurteilt wird. Sagittalschnitte von ventral zeigen das Gesichtsprofil und die Integrität der vorderen Bauch- und Thoraxwand, während die von dorsal geführten Sagittalschnitte den Hals und die Wirbelsäule zur Abbildung bringen. Dabei ist kranial auf die Integrität des Hirnstamms und kaudal auf das Verjüngen des Rückenmarks zur Cauda equina hin zu achten. Auf diese Weise sind Auffälligkeiten des **Körperumrissbildes** zu erkennen, und es gelingt eine subjektive Einschätzung der Körperproportionen. Ferner lassen sich im Rahmen der Gesamtbetrachtung des Feten die Fruchtwassermenge, deren größtes Depot gemessen werden sollte, und die Plazenta auf Strukturunregelmäßigkeiten hin beurteilen. Anschließend erfolgt die schnittanatomische Untersuchung in Horizontalschnitten, welche vom Kopf bis zum fetalen Becken geführt werden und eine Biometrie des Feten in Referenzebenen sowie durch systematische Untersuchung eine detaillierte fetale Organdiagnostik ermöglichen. Die erste Horizontalschnittebene überprüft die Integrität der Schädelkalotte und die Symmetrie des Großhirns. Durch Bewegung des Schallkopfes nach kaudal ist das **Planum frontooccipitale** abzubilden. Es ist definiert durch das Cavum septi pelluci-di, die symmetrischen Thalami und die symmetrischen Hinterhörner der Hirnseitenventrikel. Die Biometrie des biparietalen Kopfdurchmessers und des frontookzipitalen Durchmessers erfolgt durch Setzen der Messpunkte an der fetalen Körperoberfläche. In dieser Ebene kann die Symmetrie und die Struktur des Tel- und Diencephalons beurteilt werden. Erweiterungen der Hirnseitenventrikel im anterioren wie im posterioren Anteil sind ebenso wie Strukturauffälligkeiten des Plexus chorioideus sichtbar. Das Ausmaß der Faltung des Großhirns im Bereich der Insula ist ein subjektiver Parameter zur Überprüfung des Schwangerschaftsalters bzw. einer altersgerechten Entwicklung des fetalen Gehirns. Wird der Schallkopf nach dorsal gekippt, so kommt in der hinteren Schädelgrube das Kleinhirn mit den Hemisphären und dem Vermis zur Abbildung. Das Maß der Kleinhirnhemisphärenweite in Millimetern entspricht bis etwa zur 24. SSW dem postmenstruellen Alter der Schwangerschaft. Die Cisterna magna sollte in der 20. SSW eine Weite von 3–5 mm aufweisen [4]. Den Abschluss der Beurteilung des fetalen Schädels bildet ein Frontalschnitt auf das fetale Gesicht, wobei die Integrität der Lippen und der Nase beurteilt werden.

Kippt man aus diesem Frontalschnitt zurück in den Horizontalschnitt, finden sich am lateralen Thorax die Humeri. Diese werden dargestellt, ebenso wie die Knochen des Unterarms und der Hand, wobei nicht immer alle Finger sichtbar gemacht werden können.

Führt man den Horizontalschnitt weiter nach kaudal, so ist im linken Hemithorax das Herz umgeben von homogenem Lungengewebe nachweisbar. Von der Herzspitze aus wird der Schallkopf nach kranial gekippt, so wird zunächst der **Vierkammerblick** eingestellt. In diesem sind neben den beiden Herzventrikeln, die AV-Klappen, das Foramen ovale, der linksatriale Einflusstrakt und dahin-

Zunächst werden über eine Serie horizontaler transuteriner Querschnitte Poleinstellung und Stellung geklärt

Kranial ist auf die Integrität des Hirnstamms, kaudal auf das Verjüngen des Rückenmarks zur Cauda equina hin zu achten

Die schnittanatomische Untersuchung in Horizontalschnitten ermöglicht die Biometrie des Feten und eine detaillierte fetale Organdiagnostik

Das Ausmaß der Großhirnfaltung im Bereich der Insula ist ein subjektiver Parameter für eine altersgerechte Gehirnentwicklung

Den Abschluss der Beurteilung des fetalen Schädels bildet ein Frontalschnitt auf das fetale Gesicht, beurteilt werden Integrität von Lippen und Nase

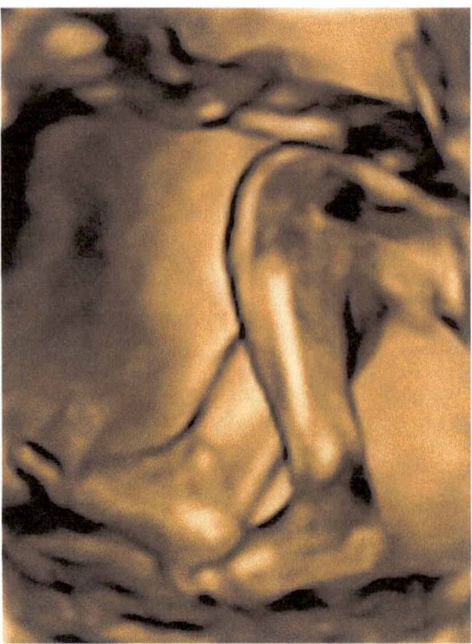

Abb. 1 ▲ Fetale Beine mit normaler Fußstellung in der 18. SSW

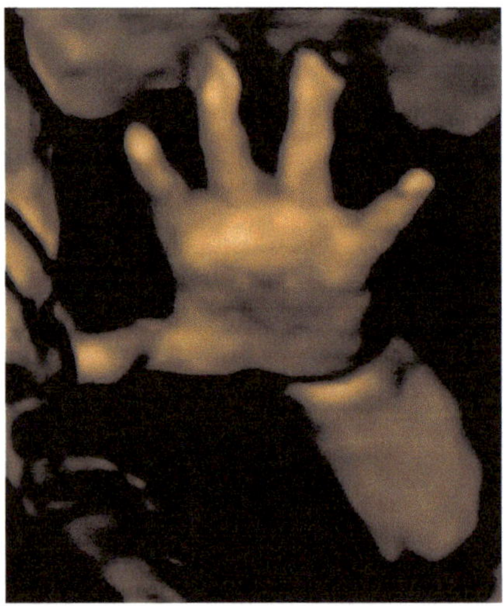

Abb. 2 ▲ Hand mit fünf Fingern in der 23. SSW

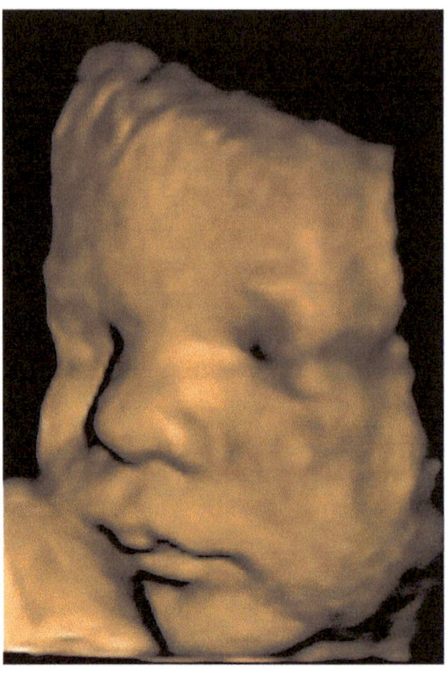

Abb. 3 ▲ Gesicht in der 30. SSW

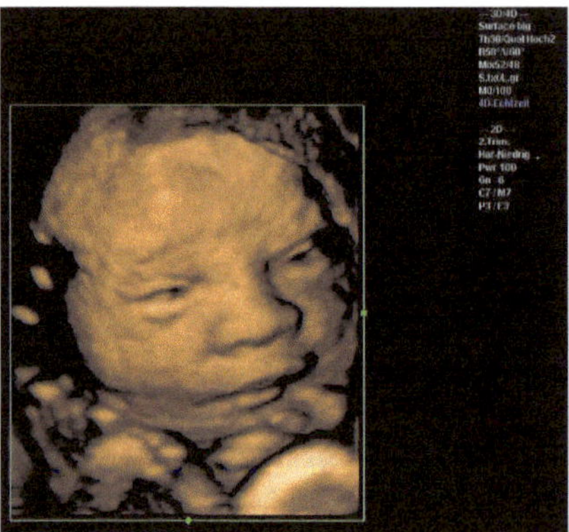

Abb. 4 ◄ Gesicht eines Feten mit offenen Augen in der 32. SSW

ter links paravertebral die Aorta descendens zu beurteilen. Durch weiteres Kippen nach kranial gelangen zunächst der linksventrikuläre Ausflusstrakt, dann der rechtsventrikuläre Ausflusstrakt und danach der **Dreigefäßblick** zur Darstellung [16]. Eine Drehung des Schallkopfes um knapp 90° in einen parasagittalen Schnitt wird der Aortenbogen mit den Halsgefäßen und der Aorta descendens sichtbar, welche links vor der Wirbelsäule verläuft. Funktionsuntersuchungen des fetalen Herzens erfolgen durch gepulsten Doppler, Farbdoppler und zur Analyse des Herzrhythmus durch **M-mode-Darstellung** [16].

Die Größe der Nieren kann im Frontalschnitt mit der zentral gelegenen Aorta gemessen werden

Zurück zum **Horizontalschnitt** und eine „Etage" tiefer finden sich im linken Oberbauch die Magenblase, zentral die intrahepatisch verlaufende Nabelvene und rechts die Leber. In dieser Ebene erfolgt die Biometrie des fetalen Abdomens. Kaudal davon etwa in Höhe des Nabels sind dorsal beidseits paravertebral die fetalen Nieren sichtbar. Ihre Größe kann im Frontalschnitt mit der zentral gelegenen Aorta gemessen werden. Durch Einschalten des Farbdopplers lassen sich die Nierenarterien und die intrarenalen Gefäße darstellen. Aus diesem Frontalschnitt heraus ist farbdopplersonographisch die Aortenbifurkation sichtbar. Aus den internen Iliakalgefäßen entspringen die beiden Nabelarterien, die paravesikal an der Innenseite der Bauchwand zum Nabel ziehen. Der letzte Horizontalschnitt wird durch das fetale Becken mit dem Os sacrum dorsal, der Harnblase und der vorderen Bauchwand geführt. Von diesem Schnitt aus lässt sich dann der Femur abbilden und messen. Über den Rotationspunkt am fetalen Knie finden sich der Unterschenkel mit Tibia und Fibula sowie das Fußskelett.

Die Gliedmaßendarstellung ist heute mittels der 3-D-Technik in eindrucksvoller Weise möglich, sodass auch die Schwangere die normalen Proportionen von Armen und Beinen, Händen und Füßen einschätzen kann (◘ **Abb. 1, 2**).

Abschluss der Ultraschalluntersuchung bildet die **Dokumentation** der erhobenen Befunde in strukturierten Berichten und durch die Ablage von Bilddokumenten der untersuchten Organe.

Die beiden ersten Ultraschalluntersuchungen erlauben eine sichere Datierung der Schwangerschaft und eine sichere Diagnose und Klassifikation von Mehrlingsschwangerschaften [17]. Durch systematische Zweittrimesteruntersuchung kann eine Vielzahl fetaler Erkrankungen entdeckt werden, in Risikofamilien kann ein Ausschluss grobmorphologischer Auffälligkeiten erfolgen. So sind nahezu alle Fälle von Anenzephalie, Holoprosenzephalie, Gastroschisis und Omphalozele, 80% aller bilateralen Nierenagenesien, 66% aller Fälle mit Spina bifida, 50% aller Zwerchfellhernien und etwa 50% aller schweren Herzfehler (Hypoplasie des Ventrikels) zu erkennen [18]. Die sichere Diagnostik fetaler Erkrankungen ermöglicht eine Optimierung des **perinatologischen Vorgehens**. Dadurch wird beispielsweise bei einer Transposition der großen Gefäße eine signifikante Reduktion der neonatalen Mortalität und Morbidität erreicht [19].

Dritte Ultraschalluntersuchung

Das Vorgehen bei der dritten Ultraschalluntersuchung entspricht dem systematischen Vorgehen im zweiten Trimenon, doch die Zielvorgaben sind unterschiedlich. Während im zweiten Trimenon der Ausschluss von fetalen Erkrankungen im Vordergrund steht, sind es im dritten Trimenon die fetale Entwicklung und die **Zustandsdiagnostik**. Im Zentrum der schnittanatomischen Beurteilung steht die Biometrie, welche auf der Basis der Datierung im ersten Trimester eine Zuordnung der Körpermaße in Perzentilenkurven ermöglicht. Bei Körpermaßen unter der fünften Perzentile wird von einem **SGA(„small for gestational age")-Feten** gesprochen. Dieser ist auch wachstumsretardiert, wenn die vorausgehende Biometrie Körpermaße im Referenzbereich über der 10. Perzentile ausgewiesen hat. In diesen Fällen ist die dopplersonographische Beurteilung der fetalen Hämodynamik durch Analyse der Strömungskurven in Umbilikalarterien und A. cerebri media angezeigt. Die Messung der systolischen Maximalgeschwindigkeit in der A. cerebri media erlaubt Rückschlüsse auf den fetalen Hämatokrit, sodass eine **Anämiediagnostik** möglich ist und eine gezielte Behandlung durch intravaskuläre Transfusion erfolgen kann. Bei der Organdiagnostik sollte besonderes Augenmerk auf den Urogenitaltrakt, den Gastrointestinaltrakt und das Gehirn gelegt werden. Häufig finden sich nämlich Dilatationen des fetalen Nierenbeckens, des Darmes oder der Hirnseitenventrikel erst im dritten Trimenon.

Eine derartig strukturierte und detaillierte sonographische Untersuchung kann aber nicht nur Risiken der fetalen Entwicklung und fetale Erkrankungen erkennen, sondern kann auch die gravierende **maternale Risikosituation** der Placenta praevia erkennen, was Vorsorgemaßnahmen zur Verhinderung lebensbedrohlicher Komplikationen ermöglicht. Ferner können die Eltern schon sehr früh im Verlauf der Schwangerschaft sich ein Bild von ihrem ungeborenen Kind machen, was die Eltern-Kind-Beziehung deutlich stützt (◘ **Abb. 3, 4**; [20]).

Fazit für die Praxis

- Die pränatale Ultraschalldiagnostik ist ein zentraler Eckpfeiler der modernen Schwangerenvorsorge.
- Nach den Mutterschaftsrichtlinien werden drei Untersuchungen angeboten; sie ermöglichen eine exakte Lokalisationsdiagnostik und Datierung der Schwangerschaft, den Nachweis bzw. Ausschluss einer Mehrlingsschwangerschaft und ihre Klassifikation sowie die Beurteilung der somatischen und organischen Entwicklung. Diese Untersuchungen sind zwar sinnvoll, aber nicht vom Gesetzgeber zwingend vorgesehen.

Der letzte Horizontalschnitt wird durch das fetale Becken geführt

Durch systematische Zweittrimesteruntersuchung können viele fetale Erkrankungen entdeckt werden

Die systolische Maximalgeschwindigkeit in der A. cerebri media lässt auf den fetalen Hämatokrit schließen

Eltern können sich schon früh ein Bild von ihrem Kind machen, was sie Eltern-Kind-Beziehung deutlich stützt

- **Die Untersuchungen ermöglichen den sicheren Ausschluss oder die Diagnostik einer Vielzahl fetaler Erkrankungen und sind damit Grundlage für die Beratung der Eltern zum perinatologischen Vorgehen.**
- **Eine strukturierte und systematische Untersuchung hilft, die Ziele zu erreichen und damit die Technologie zum Wohle der Schwangeren und ihrem ungeborenen Kind einzusetzen.**

Korrespondenzadresse

Prof. Dr. J. Wisser
Klinik für Geburtshilfe, UniversitätsSpital
Frauenklinikstr. 10, 8091 Zürich
josef.wisser@usz.ch

Interessenkonflikt. Der korrespondierende Autor gibt an, dass kein Interessenkonflikt besteht.

Literatur

1. Donald I, Macvicar J, Brown TG (1985) Investigation of abdominal masses by pulsed ultrasound. Lancet 1(7032):1188–1195
2. Steele MW, Breg WR Jr (1966) Chromosome analysis of human amniotic-fluid cells. Lancet 1(7434):383–385
3. Hansmann M, Hackelöer BJ (1994) Ultraschalluntersuchungen in der Schwangerschaft. Stellungnahme der Deutschen Gesellschaft für Pränatal- und Geburtsmedizin sowie der Deutschen Gesellschaft für Ultraschall in der Medizin. Frauenarzt 35:505–506
4. Merz E (2002) Sonographische Diagnostik in Gynäkologie und Geburtshilfe, Bd 2. Thieme, Stuttgart
5. Daffos F, Capella-Pavlovsky M, Forestier F (1983) A new procedure for fetal blood sampling in utero: preliminary results of fifty-three cases. Am J Obstet Gynecol 146(8):985–987
6. Kubik-Huch RA et al (2000) Ultrafast MR imaging of the fetus. AJR Am J Roentgenol 174(6):1599–1606
7. Finning K, Martin P, Daniels G (2009) The use of maternal plasma for prenatal RhD blood group genotyping. Methods Mol Biol 496:143–157
8. Palomaki GE et al (2011) DNA sequencing of maternal plasma to detect Down syndrome: an international clinical validation study. Genet Med 13(11):913–920
9. G-BA (2011) Mutterschafts-Richtlinien. Bundesanzeiger 36:914
10. Wisser J (1995) Vaginalsonographie im ersten Schwangerschaftsdrittel. Springer, Berlin Heidelberg New York
11. Rempen A (2001) Standards zur Ultraschalluntersuchung in der Fruhschwangerschaft. Empfehlung der DEGUM-Stufe III der Deutschen Gesellschaft fur Ultraschall in der Medizin (Sektion Gynäkologie u. Geburtshilfe) und der ARGUS (Arbeitsgemeinschaft fur Ultraschalldiagnostik der DGGG). Fassung vom Dezember 2000. Z Geburtshilfe Neonatol 205(4):162–165
12. Nicolaides KH (2011) Screening for fetal aneuploidies at 11–13 weeks. Prenat Diagn 31(1):7–15
13. Syngelaki A et al (2011) Challenges in the diagnosis of fetal non-chromosomal abnormalities at 11–13 weeks. Prenat Diagn 31(1):90–102
14. Staudach A (1986) Fetale Anatomie im Ultraschall. Springer, Berlin Heidelberg New York
15. Eichhorn KH et al (2006) DEGUM grade I quality standards in obstetric ultrasound diagnosis during the 19th-22nd week of pregnancy. Ultraschall Med 27(2):185–187
16. Chaoui R et al (2008) Quality standards of the DEGUM for performance of fetal echocardiography. Ultraschall Med 29(2):197–200
17. Whitworth M et al (2010) Ultrasound for fetal assessment in early pregnancy. The Cochrane Library, issue 4. Oxford: Update Software
18. Collins SL, Impey L (2012) Prenatal diagnosis: types and techniques. Early Hum Dev 88(1):3–8
19. Bonnet D et al (1999) Detection of transposition of the great arteries in fetuses reduces neonatal morbidity and mortality. Circulation 99(7):916–918
20. Pretorius DH et al (2006) Preexamination and postexamination assessment of parental-fetal bonding in patients undergoing 3-/4-dimensional obstetric ultrasonography. J Ultrasound Med 25(11):1411–1421

Gynäkologe 2013 · 46:255–266
DOI 10.1007/s00129-012-3092-8
Online publiziert: 6. April 2013
© Springer-Verlag Berlin Heidelberg 2013

B. Schmalfeldt[1] · A. Burges[2]
[1] Frauenklinik der Technischen Universität München, Klinikum rechts der Isar, München
[2] Frauenklinik der Ludwig Maximilian Universität München, Klinikum Großhadern, München

Ovarialkarzinom

Diagnostik und Primärtherapie

Zusammenfassung

Das Ovarialkarzinom ist die sechsthäufigste Krebserkrankung der Frau. Derzeit gibt es keine bildgebende Diagnostik, welche die Tumorausbreitung und somit die Operabilität verlässlich einschätzen kann. Das Tumorstadium bei Erstdiagnose und die Therapiequalität sind die wichtigsten Prognosefaktoren. Beim frühen Ovarialkarzinom ist neben der Entfernung des Primärtumors und aller makroskopisch erkennbaren Tumormanifestationen ein sorgfältiges Staging der gesamten Abdominalhöhle erforderlich. Bei frühem Ovarialkarzinom Stadium FIGO I–IIA, außer Stadium FIGO IA, G1, ist eine platinhaltige Chemotherapie indiziert. Beim fortgeschrittenen Ovarialkarzinom ist der postoperative Tumorrest entscheidend für den weiteren Verlauf. Patientinnen mit kompletter Tumorresektion haben ein signifikant längeres Überleben als Patientinnen, bei denen ein Tumorrest am Ende der Operation verbleibt (Median fünf Jahre). Im Anschluss an die Operation ist die Kombinationstherapie aus Carboplatin und Paclitaxel Standard. Ab Stadium FIGO IIIB–IV kann zusätzlich Bevacizumab gegeben werden.

Schlüsselwörter

Staging · Operation · Systemtherapie · Neoplastische Metastase · Angiogeneseinhibitoren

Teile dieses Beitrags wurden bereits in dem Buchkapitel Schmalfeldt B (2013) Aktuelles zu Diagnostik und Primärtherapie des Ovarialkarzinoms, in: Gschwend JE, Nüssler V (Hrsg) Tumorzentrum München Jahrbuch 2013, Agileum, München, S 31–47, veröffentlicht.

Lernziele

Nach Absolvieren dieser Lerneinheit
- ist Ihnen klar, dass das Ovarialkarzinom die sechsthäufigste Krebserkrankung der Frau ist.
- ist Ihnen bewusst, dass aufgrund fehlender Frühsymptome bei Erstdiagnose meist schon ein fortgeschrittenes Stadium mit Tumorausbreitung jenseits des kleinen Beckens vorliegt.
- wissen Sie, dass in dieser Situation entscheidend für das Überleben der Patientin eine leitliniengerechte operative Therapie mit adäquatem Staging und dem Ziel der maximalen Tumorreduktion ist, die gefolgt wird von einer anschließenden Systemtherapie.
- kennen Sie die aktuellen Therapiestandards sowie die Empfehlungen zu Diagnostik und Therapie des epithelialen Ovarialkarzinoms der Kommission Ovar der Arbeitsgemeinschaft Gynäkologische Onkologie (AGO).

Epidemiologie

In Deutschland wurden im Jahr 2008 7790 Neuerkrankungen an einem malignen Tumor der Eierstöcke registriert, 5529 Frauen sind im Jahr 2008 an diesem Tumor verstorben. Damit war der Eierstockkrebs im Jahr 2008 die sechsthäufigste Krebserkrankung der Frau nach dem Mamma-, Darm-, Lungenkarzinom, dem Karzinom des Corpus uteri und dem malignen Melanom. Etwa 90% der malignen Ovarialtumoren sind epitheliale Ovarialkarzinome. Seit den 1990er-Jahren nehmen die Erkrankungsfälle in Deutschland ab, die Sterbefälle hingegen weniger deutlich. 59% der Fälle werden erst im fortgeschrittenen Stadium T3 diagnostiziert. Dementsprechend sind die Überlebensraten ungünstiger als beim Endometriumkarzinom. Das **relative Fünfjahresüberleben** liegt derzeit bei 40% [17].

Etwa 90% der malignen Ovarialtumoren sind epitheliale Ovarialkarzinome

Diagnostik

Früherkennung und Screening

Patientinnen mit Ovarialkarzinom weisen keine spezifische Symptomatik auf. Sie reicht von diffusen abdominalen Beschwerden, Völlegefühl, Meteorismus, Veränderungen der Stuhlgewohnheiten, unklarer Gewichtsabnahme bis zu massiver Bauchumfangszunahme aufgrund der Aszitesbildung. Oft wird von Symptomen bereits sechs Monate vor der Diagnosestellung berichtet. Derzeit existiert keine Methode, die eine Empfehlung für ein generelles Screening des Ovarialkarzinoms rechtfertigt. Durch die jährliche Bestimmung des **Tumormarkers CA-125** und die jährliche Vaginalsonographie

Beim Ovarialkarzinom gibt es keine spezifische Symptomatik

Derzeit existiert keine Methode für ein generelles Ovarialkarzinomscreening

Ovarian cancer · Diagnostics and primary therapy

Abstract
Ovarian cancer is the sixth most common form of cancer in women in Germany. The main prognostic factors are the stage of the disease at the time of diagnosis as well as the quality of therapy. In early ovarian cancer meticulous staging of the entire abdominal cavity in addition to resection of the primary tumor and all visible tumor manifestations are required. In patients with early ovarian cancer International Federation of Gynecology and Obstetrics (FIGO) stage I-IIA, with the exception of FIGO stage IA, platinum-based chemotherapy is indicated. In cases of advanced ovarian cancer the patient prognosis is essentially determined by the extent of tumor mass reduction at the time of primary surgery. Patients with complete tumor resection have a significantly longer survival time compared to patients with residual tumor mass at the end of surgical treatment (median 5 years). Following surgery a combination of carboplatin with paclitaxel is the standard chemotherapeutic regimen. In FIGO stage IIIB–IV addition of bevacizumab to standard chemotherapy is an option.

Keywords
Staging · Surgery · Systemic therapy · Neoplastic metastasis · Angiogenesis inhibitors

konnten bisher weder eine höhere Detektionsrate von Frühstadien noch eine Reduktion der Mortalität nachgewiesen werden. In die randomisierte prospektive **PLCO-Studie** (US NIH Prostate Lung Colorectal and Ovary Study) wurden 78.216 postmenopausale Frauen eingeschlossen und erhielten entweder eine jährliche CA-125-Bestimmung über sechs Jahre und eine jährliche Vaginalsonographie über vier Jahre oder die übliche Vorsorge. Nach 13 Jahren Nachbeobachtung war die Mortalität in der Interventionsgruppe nicht reduziert. Bei Patientinnen mit falsch-positivem Screeningergebnis und konsekutivem chirurgischen Eingriff (n=1080) wurden in 15% der Fälle ernste Komplikationen berichtet [2]. Die Mortalitätsdaten der zweiten großen randomisierten Screeningstudie, der UKCTOCS (United Kingdom Collaborative Trial of Ovarian Cancer Screening), mit 202.368 postmenopausalen Frauen werden für 2014 erwartet. In dieser Studie wurde im Interventionsarm ein multimodales Screening mit jährlicher CA-125-Bestimmung und Verwendung des Risk of ovarian cancer algorithm (ROMA) durchgeführt, der die indivduellen CA-125-Vorwerte berücksichtigt. Bei Auffälligkeiten erfolgte eine Vaginalsonographie. Mit dieser Methode waren nur 2,9 Operationen zur Detektion eines Ovarialkarzinoms notwendig. Die Spezifität des multimodalen Screenings war höher als die des alleinigen Ultraschallscreenings [11]. In sämtlichen Studien war die Rate an Intervallkarzinomen hoch. Auch die Bestimmung von Proteinmustern im Serum oder Genexpressionsprofilen kann zurzeit nicht zur Früherkennung genutzt werden.

> **Mortalitätsdaten der UKCTOCS-Studie werden für 2014 erwartet**

Risikofaktoren und Prävention

Etwa 10% der Ovarialkarzinome sind genetisch bedingt. Am häufigsten werden Keimbahnmutationen im **BRCA1- oder BRCA2-Gen** nachgewiesen. Das Risiko für eine Frau mit BRCA1-Mutation, an einem Ovarialkarzinom zu erkranken, liegt bei 36–46%, mit einer BRCA2-Mutation bei 10–27% [15].

Eine **prophylaktische beidseitige Salpingoovarektomie** (PBSO) nach abgeschlossener Familienplanung bei gesunden Mutationsträgerinnen führt zu einer Risikoreduktion um 80% an einem Ovarialkarzinom zu erkranken [9, 15]. Nach PBSO besteht jedoch weiterhin ein Risiko von etwa 4% für die Entwicklung eines primären Peritonealkarzinoms. Bei einer prophylaktischen PBSO ist die vollständige **histologische Aufarbeitung** zwingend angeraten, da bei bis zu 8% bereits frühe Tumorstadien diagnostiziert werden können.

> **Nach PBSO besteht ein Risiko von etwa 4% für ein primäres Peritonealkarzinom**

Risikofaktoren für die Entstehung eines sporadischen Ovarialkarzinoms sind Alter, Adipositas und das polyzystische Ovarsyndrom. Ovulationshemmer haben eine protektive Wirkung (Reduktion der Inzidenz von 1,2 auf 0,8/100 Anwenderinnen; [3]). Die postmenopausale Hormonersatztherapie, insbesondere mit Östrogenmonopräparaten, erhöht das Risiko eines Ovarialkarzinoms [12].

> **Die postmenopausale Hormonersatztherapie, insbesondere mit Östrogenmonopräparaten, erhöht das Ovarialkarzinomrisiko**

Diagnostik

Die **Transvaginalsonographie** hat unter den bildgebenden Verfahren in der Diagnostik des Ovarialkarzinoms zur Beurteilung der Dignität den höchsten Stellenwert. Als Kriterien für Malignitätsverdacht gelten

- papilläre oder solide Anteile in zystischen Raumforderungen,
- irreguläre und dicke Zystenwand oder Septen,
- multiple Septierungen,
- heterogene Binnenechos,
- Aszites und
- Peritonealkarzinose.

Durch Hinzunahme der Dopplersononographie kann die diagnostische Sicherheit erhöht werden. Dabei hat sich der Nachweis einer **zentralen Vaskularisation** in papillären oder soliden Arealen als der zuverlässigste Parameter zur Differenzierung zwischen benignen und malignen ovariellen Tumoren erwiesen ([16]; ◘ **Abb. 1**).

Die kontrastmittelgestützten Schnittbildverfahren Computertomographie (CT), Magnetresonanztomographie (MRT) und Positronenemmissionstomographie (PET) sind der Transvaginalsonographie im Hinblick auf Sensitivität und Spezifität für die Erkennung maligner Ovarialtumoren nicht überlegen. Bei unklarem Sonographiebefund kann das MRT die Spezifität der präoperativen Diagnostik erhöhen. Durch die Schnittbildtechnik von MRT und CT werden extrapelvine Manifestationen eines Ovarialkarzinoms >1 cm mit hoher Sensitivität erkannt, doch die beim fortgeschrittenen

> **Eine zusätzliche Dopplersononographie kann die diagnostische Sicherheit erhöhen**

> **Bei unklarem Sonographiebefund kann die MRT die Spezifität der präoperativen Diagnostik erhöhen**

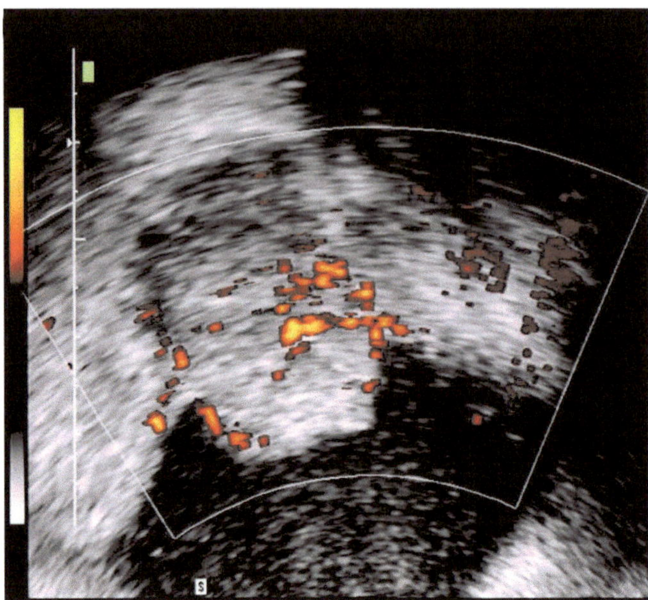

Abb. 1 ◄ Ultraschallbild eines Ovarialkarzinoms: zystisch solider Tumor mit zentraler Vaskularisation des soliden Anteils

Die PET/CT hat eine hohe Falsch-positiv-Rate und deshalb in der Primärdiagnostik keinen Stellenwert

CA 125 hat einen Stellenwert in der Verlaufskontrolle

Ovarialkarzinom häufig vorkommende Peritoneal- und Mesenterialkarzinose wird in beiden Verfahren meist unterschätzt. Die PET/CT kann maligne Befunde relativ gut detektieren, hat aber eine hohe Falsch-positiv-Rate und hat deshalb in der Primärdiagnostik keinen Stellenwert [7]. CT oder MRT können vor allem bei speziellen Fragestellungen, z. B. bei der differenzialdiagnostischen Abklärung eines gastrointestinalen Primärtumors, zum Einsatz kommen. Zurzeit gibt es keine apparative diagnostische Maßnahme, die ein **operatives Staging** beim Ovarialkarzinom ersetzen und die Operabilität verlässlich einschätzen kann.

Der Tumormarker CA 125, ein in erster Linie von serösen Ovarialkarzinomen gebildetes hochmolekulares Glykoprotein (200–300 kd), ist bei mehr als 80% der Patientinnen mit fortgeschrittenen Tumoren erhöht. Die Spezifität des Markers ist gering, da CA 125 häufig bei benignen Adnextumoren, Endometriose, genitalen und peritonealen Infektionen, Uterus myomatosus, Schwangerschaft, Lebererkrankungen oder Autoimmunerkrankungen erhöht ist. CA 125 hat einen Stellenwert in der Verlaufskontrolle unter Therapie. Die frühe Normalisierung des Tumormarkers unter der Primärtherapie ist ebenso wie ein Nadir im unteren Normbereich (<10 U/ml) mit einem längeren Überleben assoziiert.

Zwar ist der Tumormarker **HE4 („human epididymis protein 4")** dem CA 125 nicht überlegen, doch kann mit der kombinierten Bestimmung von CA 125 und HE4 eine höhere Spezifität in der Unterscheidung von benignen und malignen Ovarialtumoren als bei der alleinigen Bestimmung von CA 125 erreicht werden, insbesondere in der **Diskriminierung früher Stadien** [8].

Prognosefaktoren

Tumorstadium, Alter, Allgemeinzustand, präoperative Aszitesmenge und postoperativer Tumorrest sind unabhängige, signifikante prognostische Parameter für das Überleben.

Muzinöse Tumoren haben eine signifikant ungünstigere Prognose als serös-papilläre und endometrioide

Das Grading hat bei den frühen Tumorstadien prognostische Bedeutung. Die fortgeschrittenen Karzinome sind meist **High-grade-Karzinome**, die durch ausgeprägte genetische Veränderungen, insbesondere den Funktionsverlust des **p53-Suppressorgens** charakterisiert sind. Muzinöse Tumoren haben eine signifikant ungünstigere Prognose als die serös-papillären sowie die endometrioiden und sprechen schlechter auf eine konventionelle platinhaltige Kombinationschemotherapie an. Sowohl das Rezidivrisiko als auch das Risiko, an der Erkrankung zu versterben, ist mehr als doppelt so hoch [5].

Mit einer leitliniengerechten Therapie leben nach vier Jahren noch über 60% der Patientinnen

Die Therapiequalität und die Einhaltung der Therapiestandards haben entscheidenden Einfluss auf den Verlauf der Erkrankung. Mit einer leitliniengerechten Therapie leben nach vier Jahren noch über 60% der Patientinnen, bei einer „suboptimalen" Therapie dagegen nur noch 25%. Dieser Unterschied ist signifikant [4].

Tab. 1 Obligate operative Maßnahmen beim frühen Ovarialkarzinom Stadium FIGO I–IIA zum Staging und zur Tumorresektion
Längsschnittlaparotomie
Peritonealzytologie (Aszites/Peritonealflüssigkeit) oder Spülung mit physiologischer Kochsalzlösung
Inspektion und Palpation der gesamten Abdominalhöhle: Zwerchfellkuppeln, Leberoberfläche, Ligamentum falciforme, Gallenblase, Milz, Magen, Pankreas, Nieren, Omentum maius und minus, Dünndarm vom Treitz-Band bis Ileozökalklappe einschließlich Mesenterialwurzel, parakolische Rinnen, Dickdarm vom Coecum bis zum Rectum, paraaortale Lymphknoten, pelvine Lymphknoten, Adnexe beidseits, Uterus, Beckenperitoneum
Biopsien aus allen auffälligen Stellen/Verwachsungen
Multiple Peritonealbiopsien aus unauffälligen Regionen (Harnblasen-, Douglas-Peritoneum, parakolische Rinnen, Zwerchfell)
Adnexexstirpation beidseits (hohes Absetzen der Gefäßbündel, Vermeidung Kapselruptur)
Hysterektomie, bei Adhäsionen des Tumors zum Peritoneum ggf. extraperitoneales Vorgehen
Omentektomie, mindestens infrakolisch
Appendektomie (bei muzinösem und intraoperativ unklarem Tumortyp)
Pelvine Lymphonodektomie beidseits entlang der Vasa iliaca communes, externa et interna sowie in der Obturatorgrube
Paraaortale Lymphonodektomie (beidseits der Aorta/V. cava bis Höhe Vv. renales)
Entsprechend den aktuellen Empfehlungen der Kommission Ovar der AGO (http://www.ago-online.org).

Tumorausbreitung

Das epitheliale Ovarialkarzinom ist gekennzeichnet durch die **intraperitoneale Tumorausbreitung** in gesamten Abdomen vom kleinen Becken bis zum Zwerchfell, die lymphogene Dissemination erfolgt entlang der ovariellen Gefäßbündel in die paraaortalen und über die Parametrien in die pelvinen Lymphknotenstationen. Bei 10% der Ovarialkarzinome findet sich eine erhebliche Peritonealkarzinose bei nur gering oder gar nicht betroffenen Ovarien. Klinisch und prognostisch entsprechen sie Ovarialkarzinomen im Stadium FIGO III. Für sie gelten die gleichen Therapiekriterien wie für das primär peritoneal metastasierte Ovarialkarzinom.

Bei 10% findet sich eine erhebliche Peritonealkarzinose bei nur gering oder gar nicht betroffenen Ovarien

Therapie

Frühes Ovarialkarzinom (FIGO I–IIA)

Bei etwa 30% der Patientinnen mit einem Ovarialkarzinom ist die Erkrankung zum Zeitpunkt der Diagnosestellung begrenzt auf die Ovarien, ggf. mit Tumorzellnachweis in Aszites oder **Spülzytologie** (Stadium FIGO I) und den Uterus und/oder die Tuben (Stadium FIGO IIA). In diesen Frühstadien bestehen gute Aussichten auf eine dauerhafte Heilung.

In Frühstadien bestehen Aussichten auf dauerhafte Heilung

Operation

Entscheidend für das Überleben sind die systematische Exploration des gesamten Abdomens mit Entnahme **multipler Peritonealbiopsien** und die vollständige Entfernung aller makroskopisch erkennbaren Tumormanifestationen. Die Längslaparatomie ist der Standard zur Exploration der Bauchhöhle, da bisher in keiner Studie mit ausreichenden Fallzahlen gezeigt wurde, dass mit der Laparoskopie ein gleichwertiges Staging und eine vergleichbare onkologische Sicherheit erreicht werden. Als wesentlichen Bestandteil beinhaltet das operative Staging die systematische pelvine und paraaortale Lymphonodektomie (LNE), da im vermeintlichen Stadium T1 in 14% ein Befall der retroperitonealen Lymphknoten vorliegt [10]. Die Appendektomie ist beim muzinösen histologischem Subtyp zum Ausschluss eines primären Karzinoms in der Appendix erforderlich. Die obligaten Maßnahmen des operativen Staging beim frühen Ovarialkarzinom sind in ◘ **Tab. 2** dargestellt. Ein fertilitätserhaltendes Vorgehen, das heißt Erhalt des Uterus und des unauffälligen kontralateralen Ovars, ist im Stadium FIGO I nach adäquatem chirurgischem Staging (◘ **Tab. 1**) und nach ausführlicher Aufklärung über Risikofaktoren (höheres FIGO-Substadium und Grading) möglich.

Die Längslaparatomie ist der Standard zur Exploration der Bauchhöhle

Ein fertilitätserhaltendes Vorgehen ist im Stadium FIGO I nach adäquatem chirurgischem Staging und Risikoaufklärung möglich

Tab. 2 Systemtherapie beim frühen Ovarialkarzinom FIGO I–IIA

Patientinnen mit Ovarialkarzinom im Stadium IA Grad 1 benötigen keine adjuvante Chemotherapie. Voraussetzung ist ein adäquates chirurgisches Staging
Patientinnen mit Stadium I–IIA außer IA G1 brauchen eine platinhaltige adjuvante Chemotherapie
Die Chemotherapie sollte mindestens drei Zyklen beinhalten
Entsprechend den aktuellen Empfehlungen der Kommission Ovar der AGO (http://www.ago-online.org).

Tab. 3 Operative Maßnahmen beim fortgeschrittenen Ovarialkarzinom FIGO IIB–IV

Längslaparotomie
Netzresektion infragastrisch unter Mitnahme der milznahen Anteile und Exploration der Bursa omentalis
Adnektomie bds. nach weiträumiger Eröffnung des Retroperitoneums, Hysterektomie, hohes Absetzen der Ovarialgefäßbündel – bei Peritonealbefall im Becken am ehesten als En-bloc-Resektion und mittels retroperitonaler Technik
Resektion des befallenen (parietalen) Peritoneums einschließlich des Zwerchfellperitoneums (Deperitonealisieren)
Resektion infiltrierter Dünn- und Dickdarmanteile, wenn dadurch Tumorfreiheit erreichbar ist
Oberbaucheingriffe, wie z. B. Splenektomie, Leber(-kapsel)-Resektionen, wenn hierdurch Tumorfreiheit erreicht wird
Appendektomie bei makroskopischem Befall (regelmäßig bei muzinöser oder intraoperativ unklarer Histologie)
Systematische pelvine und paraaortale LNE bis zur Vena renalis bei intraabdominal kompletter Tumorresektion oder bei Tumorrest bis 1 cm (hier wurde „nur" ein Einfluss auf das progressionsfreie Überleben beobachtet)
Bei größerem extranodulärenTumorrest scheint die LNE nicht sinnvoll
LNE Lymphonodektomie; Entsprechend den aktuellen Empfehlungen der Kommission Ovar der AGO (http://www.ago-online.org).

Systemtherapie

Im Anschluss an die Operation profitieren Patientinnen mit frühem Ovarialkarzinom Stadium FIGO I-IIA außer Stadium IA, Grad 1 von einer **platinhaltigen Chemotherapie** über drei bis sechs Zyklen sowohl hinsichtlich des Gesamtüberlebens (Verbesserung der Fünfjahresüberlebensrate von 74 auf 82%; p<0,008) als auch des krankheitsfreien Überlebens (Verbesserung von 65 auf 76%; p<0,001; [20]). Anhand der derzeit vorliegenden Daten ist die optimale Anzahl von Zyklen noch nicht geklärt. In den meisten der vorliegenden Studien waren im Protokoll sechs Zyklen einer platinhaltigen Chemotherapie vorgesehen. Weiterhin wurde bisher nicht untersucht, ob in den frühen Stadien die Kombinationschemotherapie mit Carboplatin/Paclitaxel einer Monotherapie mit Carboplatin AUC 5 überlegen ist (◘ **Tab. 2**)

> **Noch ist die optimale Anzahl von Zyklen ungeklärt**

Fortgeschrittenes Ovarialkarzinom (FIGO IIB–IV)

Operation

Der postoperative Tumorrest ist nach dem Stadium stärkster, unabhängiger Prognoseparameter und ist derzeit der einzige Faktor, der sich effektiv beeinflussen lässt. Ein sogenannter **optimaler Tumorrest** von kleiner 1 cm kann bei 50–85% der von gynäkoonkologischen Experten operierten Patientinnen mit fortgeschrittenem Ovarialkarzinom erreicht werden. Aktuelle Daten aus der Analyse von drei großen AGO-Therapiestudien [5] mit mehr als 3000 Patientinnen zeigten, dass die komplette Tumorreduktion den stärksten Prognosefaktor darstellt. Patientinnen mit Komplettresektion des Tumors lebten im Median fünf Jahre länger als Patientinnen mit postoperativem Tumorrest. Ein Tumorrest <1 cm war in der Analyse zwar prognostisch günstiger als ein Tumorrest >1 cm. Der Überlebensvorteil war mit elf Monaten aber bei weitem nicht so groß gegenüber dem bei kompletter Tumorresektion. Ziel jeder Operation muss daher die komplette Tumorresektion sein [5].

> **Die komplette Tumorresektion stellt den stärksten Prognosefaktor dar**

Die erforderlichen operativen Maßnahmen beim fortgeschrittenen Ovarialkarzinom sind in ◘ **Tab. 3** dargestellt (◘ **Abb. 2**). Darmeingriffe sind in etwa 30–50% der Fälle beim fortgeschrittenen Ovarialkarzinom erforderlich. Eine signifikante Verbesserung des Überlebens konnte in Studien durch chirurgische Eingriffe im Oberbauch wie Leber- oder Pankreasteilresektion, Splenektomie, Cholezystektomie, Resektion des Zwerchfellperitoneums oder Tumorresektion im Bereich der Leberpforte erreicht werden, wenn hierdurch die gesamte **Tumorlast** auf unter 1 cm verringert werden konnte. Dies gilt auch für Patientinnen im Stadium IV. Sie profitieren von einer kompletten Tu-

> **Darmeingriffe sind in 30–50% beim fortgeschrittenen Ovarialkarzinom erforderlich**

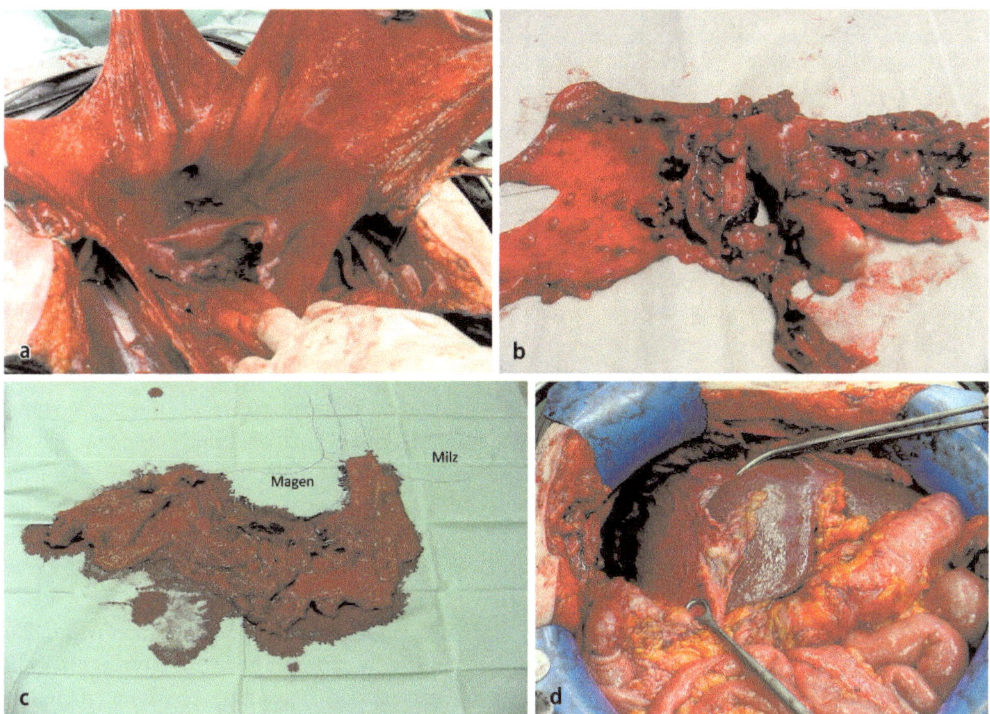

Abb. 2 ▲ Fortgeschrittenes Ovarialkarzinom. **a** Extraovarielles Karzinom, Operationssitus bei Deperitonisierung, **b** Operationspräparat nach En-bloc-Resektion von Uterus, Ovarien und Beckenperitoneum, **c** Operationspräparat nach infragastrischer Omentektomie, **d** Situs bei Deperitonisierung des rechten Zwerchfells

morreduktion sowie von einer Tumorreduktion auf Reste <1 cm gegenüber Patientinnen mit größerem Resttumordurchmesser.

Ein therapeutischer Nutzen der systematischen pelvinen und paraaortalen LNE beim fortgeschrittenen Ovarialkarzinom kann bisher nur aus einer prospektiven Studie abgeleitet werden. In dieser profitierten Patientinnen mit Tumorrest <1 cm und systematischer LNE hinsichtlich eines signifikant verlängerten progressionsfreien Überlebens von sieben Monaten (median 22,4 vs. 29,4 Monate), nicht aber hinsichtlich des Gesamtüberlebens gegenüber Patientinnen, bei denen nur vergrößerte Lymphknoten entfernt wurden [13]. Retrospektive Untersuchungen sprechen für einen therapeutischen Nutzen der Lymphonodektomie, insbesondere bei Patientinnen mit kompletter Tumorresektion. Die Entfernung von **„bulky nodes"** ist sinnvoll, wenn dadurch die gesamte Tumorlast reduziert wird [6]. Die Frage, ob die Lymphonodektomie beim fortgeschrittenen Ovarialkarzinom mit kompletter Tumorresektion und klinisch unauffälligen Lymphknoten einen therapeutischen Effekt hat, wird derzeit in der LION-Studie, einer prospektiven Studie der AGO-Studiengruppe für Genitaltumoren untersucht. Die Rekrutierungsphase mit 650 Patientinnen ist abgeschlossen, Ergebnisse werden für 2015 erwartet.

Systemtherapie

Im Anschluss an die Operation ist die platin- und taxanhaltige Chemotherapie über sechs Zyklen Standard beim fortgeschrittenen Ovarialkarzinom. Die Kombination beider Substanzen ist nach dem Ergebnis einer Metaanalyse der hierzu vorhandenen Studien der Platin-Monotherapie überlegen. Die beste Datenlage im Hinblick auf Wirkung, Nebenwirkung und Applikationsform existiert für den Einsatz von Paclitaxel (175 mg/m^2 über 3 h i.v.) und Carboplatin (AUC 5; ◻ **Tab. 4**).

Bisher konnte weder durch die Addition weiterer Zytostatika als Triplet- oder als Sequenz- bzw. Erhaltungstherapie noch durch Verlängerung der Therapie oder Dosiseskalation ein Vorteil gegenüber der konventionellen Kombinationstherapie aus Platin und Taxan über sechs Zyklen nachgewiesen werden. Mit dem **Angiogenesehemmstoff** Bevacizumab, einem Anti-VEGF(„vascular epithelial growth factor")-Antikörper, konnte erstmalig eine Verlängerung des progressionsfreien Überleben in zwei großen randomisierten Phase-III-Studien gezeigt werden. Die amerikanische GOG-218-Studie war dreiarmig und verglich den Standard Carboplatin/Paclitaxel mit zwei experimentellen Armen.

Tab. 4 Systemtherapie beim fortgeschrittenen Ovarialkarzinom FIGO IIB–IV

Die Chemotherapie bei FIGO IIB–IV soll aus Carboplatin AUC 5 und Paclitaxel 175 mg/m² über 3 h i.v. für insgesamt 6 Zyklen alle 3 Wochen bestehen
Bei FIGO IIIB–IV kann eine zusätzliche Behandlung mit Bevacizumab erwogen werden
Entsprechend den aktuellen Empfehlungen der Kommission Ovar der AGO (http://www.ago-online.org).

In einem Arm wurde Bevacizumab ausschließlich zur Chemotherapie dazu gegeben und im anderen Arm Bevacizumab zusätzlich als Erhaltungstherapie über 15 Monate in einer Dosierung von 15 mg/kg KG bei Patientinnen mit postoperativen Tumorrest hatten. Der Unterschied im progressionsfreien Überleben zwischen dem Arm mit Erhaltungstherapie und dem Standardarm war mit 3,7 Monaten signifikant (14,1 vs. 10,3 Monate; [1]).

In der europäischen **ICON7-Studie** wurde unverblindet die Erhaltungstherapie mit Bevacizumab über 12 Monate in einer niedrigeren Dosierung von 7,5 mg/kg KG eingesetzt und gegen Standardard ohne Bevacizumabgabe verglichen. Eingeschlossen waren Patientinnen aller FIGO-Stadien – frühe Stadien mit hohem Risiko (FIGO Stadium I bzw. IIA klarzellige oder Grade-3-Tumoren) oder fortgeschrittene Stadien (FIGO IIIB–IV, alle Grade und histologischen Subtypen); 74% hatten einen Tumorrest <1 cm. Insgesamt hatte das Kollektiv in dieser Studie also eine günstigere Prognose. in dieser Studie wurde ebenfalls ein signifikanter Vorteil im progressionsfreien Überleben von 2,4 Monaten berichtet (19,8 vs 17,4 Monate) berichtet. Der Effekt war kleiner als in der amerikanischen Studie. Eine Subgruppenanalyse ergab, dass der Effekt bei Patienten mit großem Tumorrest am größten war. Bei ihnen bestand sogar ein Unterschied im Gesamtüberleben von fast 8 Monaten (36,6 vs. 28,8 Monate; [14]). Seit 12/2011 ist Bevacizumab zur Primärtherapie des Ovarialkarzinoms ab Stadium FIGO IIIB–IV in der Dosierung 15 mg/kg über 15 Monate zugelassen (◘ **Tab. 4**). Weitere zielgerichtete Ansätze in der Primärtherapie des Ovarialkarzinoms, wie orale Angiogenesehemmstoffe, Antikörper gegen den Folatrezeptor, Inhibitoren der Signaltransduktion sowie immunologische und gentherapeutische Konzepte, werden derzeit in klinischen Prüfungen untersucht. In Deutschland bieten die AGO-Studiengruppe und die NOGGO hierzu mehrere Studien an, die unter http://www.ago-ovar.de und http://www.noggo.de eingesehen werden können.

Die überwiegend **intraperitoneale Ausbreitungsform** des Ovarialkarzinoms lässt eine intraperitoneale (i.p.) Applikation der Chemotherapie als Alternative zur intravenösen Systemtherapie sinnvoll erscheinen. Zur i.p. Platingabe liegen sieben randomisierte Phase-III-Studien vor; in drei davon konnte ein Überlebensvorteil für die i.p. Gabe im Vergleich zur intravenösen Applikation nachgewiesen werden. Das Hauptproblem der i.p. Therapie liegt in der ausgeprägten Toxizität sowie in katheterassoziierten Komplikationen. Sämtliche i.p. Therapieschemata wurden bisher nicht mit dem Standard, der i.v. Kombinationschemotherapie mit Carboplatin und Paclitaxel verglichen.

Zur intraperitonealen hyperthermen Chemotherapie (**HIPEC**) liegen derzeit nur wenige Daten vor, die die Durchführbarkeit der Methode und eine erhöhte Toxizität beschreiben. Studien mit einem Vergleich zum Standardvorgehen – radikale Operation mit nachfolgender intravenöser Chemotherapie – gibt es bisher nicht. Außerhalb von klinischen Studien kann die HIPEC daher nicht empfohlen werden. Ein Flussdiagramm zur Primärtherapie des frühen und fortgeschrittenen Ovarialkarzinoms ist in ◘ **Abb. 3** dargestellt.

Zeitpunkt der Operation

Die vollständige Entfernung aller makroskopisch sichtbaren und palpablen Tumorherde ist die Voraussetzung für eine optimale Wirkung der Chemotherapie. Standard ist deshalb die primäre Operation mit dem Ziel der maximalen Tumorreduktion gefolgt von der Chemotherapie.

Die Daten einer prospektiv randomisierten Studie zum Vergleich von neoadjuvanter Chemotherapie gefolgt von der Operation vs. primäre Operation gefolgt von der Chemotherapie zeigen ein vergleichbares Überleben in beiden Therapiearmen. In die Studie wurden Patientinnen mit weit fortgeschrittenen Tumoren eingebracht mit einer ungünstigen **Tumorresektionsrate** entsprechend einem Anteil an Tumorrest <1 cm von nur 46% im Kontrollarm und einem niedrigen progressionsfreien Überleben von nur zwölf Monaten [19]. Damit sind die Ergebnisse dieser Studie nicht auf alle Patientinnen mit fortgeschrittenem Ovarialkarzinom übertragbar. Die Selektion geeigneter Patientin-

---

Seit 12/2011 ist Bevacizumab zur Primärtherapie ab Stadium FIGO IIIB–IV in der Dosierung 15 mg/kg über 15 Monate zugelassen

Zielgerichtete Therapieansätze werden derzeit klinisch geprüft

Hauptprobleme der i.p. Therapie sind ausgeprägte Toxizität und katheterassoziierte Komplikationen

Standard ist die primäre Operation – Ziel: maximale Tumorreduktion – gefolgt von der Chemotherapie

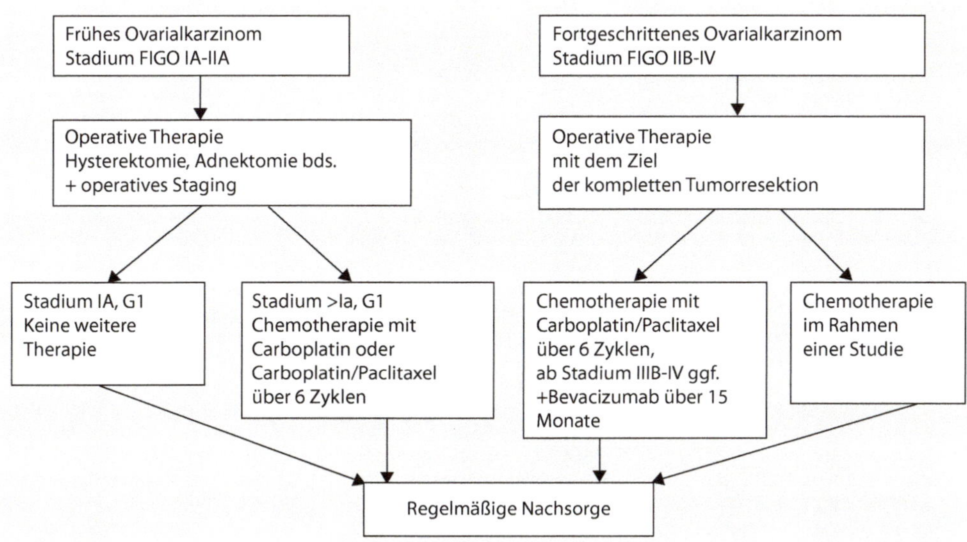

Abb. 3 ▲ Primärtherapie des Ovarialkarzinoms. (Adaptiert nach [21]; mit freundl. Genehmigung Agileum-Verlag)

Internetadressen

- http://www.ago-online.org
- http://www.ago-ovar.de
- http://www.nogggo.de

nen ist bisher nicht möglich. Deshalb sollte die neoadjuvante Chemotherapie ausschließlich im Rahmen klinischer Studien erfolgen.

Psychoonkologie, Nachsorge, Rehabilitation und palliative Therapie

Die psychoonkologische Versorgung von Patientinnen mit Ovarialkarzinom ist integraler Bestandteil der onkologischen Diagnostik, Therapie und Nachsorge. Ebenso ist die Lebensqualität der Patientin während der Therapie und Nachsorge regelmäßig zu beurteilen. Die Patientinnen sollten frühzeitig über die Möglichkeiten der und den gesetzlichen Anspruch auf **Rehabilitationsmaßnahmen** in onkologisch spezialisierten Kliniken oder Abteilungen aufgeklärt werden.

Die routinemäßige laborchemische und apparative Diagnostik soll bei symptomfreier Patientin nicht durchgeführt werden (Ausnahme Keimzell- und Keimstrangstromatumoren). Sie kann zu einer früheren Diagnose des Rezidivs führen. Der Anstieg des Tumormarkers geht dem Rezidivnachweis oft drei bis fünf Monate voraus. Bisher konnte aber nicht belegt werden, dass Patienten mit frühem Therapiebeginn bei Anstieg des Tumormarkers einen Überlebensvorteil gegenüber Patienten mit späterem Therapiebeginn bei klinischer Symptomatik und Tumornachweis hatten [18].

> Neoadjuvante Chemotherapie sollte nur im Rahmen klinischer Studien erfolgen

> Der Tumormarkeranstieg geht dem Rezidivnachweis oft drei bis fünf Monate voraus

Korrespondenzadresse

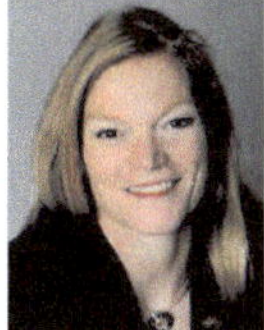

Prof. Dr. B. Schmalfeldt
Frauenklinik der Technischen Universität München,
Klinikum rechts der Isar
Ismaninger Str. 22, 81675 München
barbara.schmalfeldt@lrz.tum.de

Interessenkonflikt. Die korrespondierende Autorin weist für sich und ihren Koautor auf folgende Beziehung/en hin: Die Autorin ist als Referentin für die Firma Roche tätig.

Literatur

1. Burger RA, Brady M, Bookman M et al (2011) Incorporation of bevacizumab in the primary treatment of ovarian cancer. N Engl J Med 365:2473–2483
2. Buys SS, Partridge E, Black A et al (2011) Effect of screening on ovarian cancer mortality: the Prostate, Lung, Colorectal and Ovarian (PLCO) Cancer Screening Randomized Controlled Trial. JAMA 305(22):2295–2303
3. Collaborative Group on Epidemiological Studies of Ovarian Cancer, Beral V, Doll R et al (2008) Ovarian cancer and oral contraceptives: collaborative reanalysis of data from 45 epidemiological studies including 23,257 women with ovarian cancer and 87,303 controls. Lancet 371:303–314
4. Bois A du, Rochon J, Lamparter C, Pfisterer J für die AGO-Organkommission Ovar (2005) Ovarialkarzinom – Versorgungsstruktur und -qualität in Deutschland 2001–2004. Frauenarzt 46(7):560–567
5. Bois A du, Reuss A, Pujade-Lauraine E et al (2009) Role of surgical outcome as prognostic factor in advanced epithelial ovarian cancer: a combined exploratory analysis of 3 prospectively randomized phase 3 multicenter trials: by the Arbeitsgemeinschaft Gynaekologische Onkologie Studiengruppe Ovarialkarzinom (AGO-OVAR) and the Groupe d'Investigateurs Nationaux Pour les Etudes des Cancers de l'Ovaire (GINECO). Cancer 115(6):1234–1244
6. Bois A du, Reuss A, Harter P et al (2010) Potential role of lymphadenectomy in advanced ovarian cancer: a combined exploratory analysis of three prospectively randomized phase III multicenter trials. J Clin Oncol 28(10):1733–1739
7. Iyer VR, Lee SI (2010) MRI, CT, and PET/CT for ovarian cancer detection and adnexal lesion characterization. AJR Am J Roentgenol 194(2):311–321
8. Karlsen MA, Sandhu N, Høgdall C et al (2012) Evaluation of HE4, CA 125, risk of ovarian malignancy algorithm (ROMA) and risk of malignancy index (RMI) as diagnostic tools of epithelial ovarian cancer in patietns with a pelvic mass. Gynecol Oncol 127:379–383
9. Kauff ND, Domchek SM, Friebel TM et al (2008) Risk-reducing salpingo-oophorectomy for the prevention of BRCA1- and BRCA2-associated breast and gynecologic cancer: a multicenter, prospective study. J Clin Oncol 26(8):1331–1337
10. Kleppe M, Wang T, Van Gorp T et al (2011) Lymph node metastasis in stages I and II ovarian cancer: a review. Gynecol Oncol 123(3):610–614
11. Menon U, Gentry-Maharaj A, Hallett R et al (2009) Sensitivity and specificity of multimodal and ultrasound screening for ovarian cancer, and stage distribution of detected cancers: results of the prevalence screen of the UK Collaborative Trial of Ovarian Cancer Screening (UKCTOCS). Lancet Oncol 10(4):327–340
12. Mørch LS, Løkkegaard E, Andreasen AH et al (2009) Hormone therapy and ovarian cancer. JAMA 302(3):298–305
13. Panici PB, Maggioni A, Hacker N et al (2005) Systematic aortic and pelvic lymphadenectomy versus resection of bulky nodes only in optimally debulked advanced ovarian cancer: a randomized clinical trial. J Natl Cancer Inst 97(8):560–566
14. Perren TJ, Swart AM, Pfisterer J et al (2011) A phase 3 trial of Bevacizumab in ovarian cancer. N Engl J Med 365:2484–2496
15. Rebbeck TR, Kauff ND, Domchek SM (2009) Meta-analysis of risk reduction estimates associated with risk-reducing salpingo-oophorectomy in BRCA1 or BRCA2 mutation carriers. J Natl Cancer Inst 101(2):80–87
16. Schelling M, Braun M, Kuhn W et al (2000) Combined transvaginal B-mode and color Doppler sonography for differential diagnosis of ovarian tumors: results of a multivariate logistic regression analysis. Gynecol Oncol 77(1):78–86
17. Gemeinsame Veröffentlichung des Robert Koch-Instituts und der Gesellschaft der epidemiologischen Krebsregister in Deutschland e. V. (Hrsg) (2012) Krebs in Deutschland 2007/2008. Häufigkeiten und Trends, 8. Aufl.
18. Rustin GJS, Burg MEL van der, Griffin CL et al (2010) Early versus delayed treatment of relapsed ovarian cancer (MRC OV05/EORTC 55955): a randomised trial. Lancet 376:1155–1163
19. Vergote I, Tropé C, Amant F et al (2010) Neoadjuvant chemotherapy or primary surgery in stage IIIC or IV ovarian cancer. N Engl J Med 363:943–953
20. Winter-Roach BA, Kitchener HC, Dickinson HO (2009) Adjuvant (postsurgery) chemotherapy for early stage epithelial ovarian cancer. Cochrane Database Syst Rev (1):CD004706
21. Gschwend JE, Nüssler V (2013)(Hrsg) Tumorzentrum München Jahrbuch 2013. Agileum, München

Gynäkologe 2013 · 46:331–338
DOI 10.1007/s00129-013-3156-4
Online publiziert: 27. April 2013
© Springer-Verlag Berlin Heidelberg 2013

J. Serno · T. Papathemelis · N. Maass
Frauenklinik für Gynäkologie und Geburtsmedizin, Universitätsklinikum Aachen AÖR, Aachen

Entzündliche Erkrankungen der Adnexe

Zusammenfassung

Entzündliche Unterbaucherkrankungen können Uterus, Tuben, Ovarien und das benachbarte Peritoneum betreffen. Meist kommt es durch sexuelle Übertragung von Keimen zur Infektion. Davon zu abzugrenzen sind Infektionen, die nach medizinischen Eingriffen, in der Schwangerschaft oder sekundär bei anderen abdominellen Entzündungen das kleine Becken betreffen. Die häufigsten Erreger sind Neisseria gonorrhoeae und Chlamydia trachomatis. Sie gelten als eine der Hauptursachen von tubarer Sterilität, chronischen Unterbauchschmerzen und ektopen Schwangerschaften Bei der Adnexitis handelt sich meist um eine klinische Diagnose anhand der typischen Symptome: beidseitige Unterbauchschmerzen mit Portioschiebeschmerz und häufig Symptombeginn nach der Menstruation. Die antibiotische Therapie sollte möglichst früh, im Zweifelsfall auch probatorisch, begonnen werden und ein breites Keimspektrum abdecken.

Schlüsselwörter

Adnexitis · Unterbauchschmerzen · Portio · Chlamydien · Antibiotische Therapie

Lernziele

Nach Lektüre dieses Beitrags
- erkennen Sie die typischen Symptome einer Adnexitis.
- kennen Sie die wichtigen Risikofaktoren für die Entwicklung entzündlicher Erkrankungen der Adnexe.
- können Sie Differenzialdiagnosen der Adnexitis abgrenzen.
- sind Sie in der Lage, Therapieempfehlungen auszusprechen.
- sind Ihnen die Indikationen zur operativen Intervention geläufig.
- kennen Sie die typischen Komplikationen der Adnexitis.

Entzündliche Unterbaucherkrankungen können Uterus, Tuben, Ovarien und das benachbarte Peritoneum betreffen. Meist kommt es durch sexuelle Übertragung von Keimen zur Infektion. Die häufigsten Erreger sind Neisseria gonorrhoeae und Chlamydia trachomatis. Die Diagnose wird vor allem anhand der typischen klinischen Symptome gestellt. Eine antibiotische Behandlung sollte bei klinischem Verdacht früh begonnen werden.

Meist kommt es durch sexuelle Übertragung zur Infektion

Bei klinischem Verdacht sollte früh antibiotisch behandelt werden

Pathogenese und Risikofaktoren

Die physiologische Vaginalflora wird von **Lactobacillen** dominiert. Andere Bakterien wie Streptokokken oder Staphylokokken, sind in vergleichsweise niedriger Anzahl vorhanden, die Mengen schwanken unter hormonellen Einflüssen oder nach sexueller Aktivität und Verhütungsmethode. Der Zervikalkanal dient als Barriere zum Schutz vor aufsteigender Infektion des inneren Genitales. Kommt es zu einer Störung der **Barrierefunktion**, so können Bakterien aus der Scheide bis in kleine Becken gelangen. Adnexitiden entstehen in 75% der Fälle innerhalb von 7 Tagen nach der Periodenblutung [1]. In den meisten Fällen ist von einer gemischten Infektion auszugehen, das heißt es sind verschiedene Bakterien an der Infektion beteiligt. Häufig wird der Erreger auch nicht gefunden. Typische sexuell übertragbare Bakterien, die wahrscheinlich durch Störung der zervikalen Barriere zu Adnexitiden führen können sind Neisseria gonorrhoeae und Chlamydia trachomatis (D-K; [2]). Etwa 15% aller Frauen, bei denen sich Gonokokken oder Chlamydien in Zervikalabstrich finden, entwickeln eine Adnexitits, die übrigen sind asymptomatisch [3, 4]. Ein typischer Risikofaktor für die Entwicklung einer Adnexitis ist eine große Zahl von verschiedenen Sexualpartnern [5]. Die angewendete Verhütungsmethode scheint ebenfalls von Bedeutung zu sein: Barriereverhütungsmethoden können das Risiko für Adnexitiden reduzieren. Insbesondere in den ersten Wochen nach Einlage einer Spirale ist das Risiko für aufsteigende Genitalinfektionen erhöht [6].

Der Zervikalkanal dient zum Schutz vor aufsteigender Infektion des inneren Genitale

Barriereverhütungsmethoden können das Adnexitisrisiko reduzieren

Pelvic inflammatory disease

Abstract

Pelvic inflammatory disease (PID) and upper genital tract infection describe inflammatory changes in the uterus, tubes, ovaries and/or the peritoneum of the small pelvis. It is usually initiated by a sexually transmitted agent which distinguishes PID from pelvic infections caused by medical procedures, pregnancy and other primary abdominal processes. The most common initiating pathogens are Neisseria gonorrhoeae and Chlamydia trachomatis which account for many cases of tubal infertility, chronic pelvic pain and ectopic pregnancies. The clinical diagnosis is imprecise and includes symptoms, such as lower abdominal pain with cervical motion tenderness and the onset of pain during or shortly after menstruation. Clinicians should maintain a low threshold of suspicion for the diagnosis of PID and start antibiotic treatment early, preferably with a combination of broad spectrum antibiotics.

Keywords

Pelvic inflammatory disease · Lower abdominal pain · Vaginal portion of the cervix · Chlamydia trachomatis · Antibiotic therapy

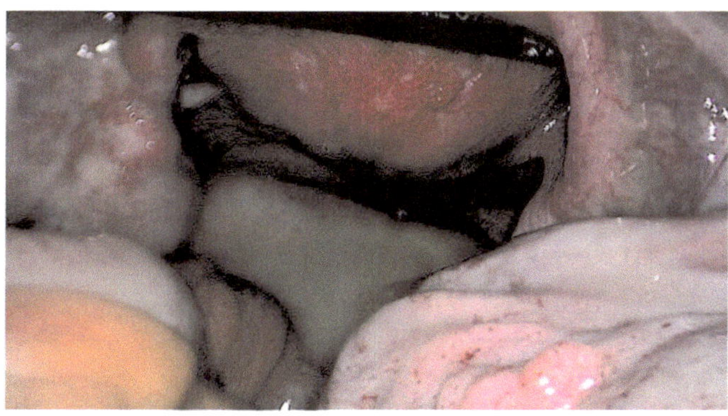

Abb. 1 ◄ Eiter im Douglas-Raum und deutlich gefäßinjizierter Uterus

Zu den Risikofaktoren zählen
- Alter unter 25 Jahren,
- junges Alter bei der Kohabitarche,
- Zervixektopie,
- viele verschiedene Sexualpartner und
- orale Kontrazeption.

Diagnostik

Die Diagnose wird vor allem durch die klinische Untersuchung gestellt. Ist die typische Klinik vorhanden, so sollte auch schon bei geringem Verdacht eine Therapie eingeleitet werden. Im Hinblick auf die o. g. Risikofaktoren sollte eine gezielte Anmneseerhebung inklusive der gynäkologisch-geburtshilflichen Vorgeschichte, der Kontrazeption und der Partnersituation erfolgen. Bei Verdacht auf Adnexitis sollte neben der Bestimmung der Vitalparameter immer zunächst ein Schwangerschaftstest erfolgen, um eine Eileiterschwangerschaft oder Komplikationen einer intrauterinen Schwangerschaft auszuschließen. Des Weiteren ist eine Urinuntersuchung und eine Blutabnahme mit Bestimmung der Entzündungswerte oder der Blutsenkungsgeschwindigkeit angebracht. Bei der klinischen Untersuchung sollten **Abstriche** entnommen werden und ein Nativpräparat angefertigt werden. Zum Ausschluss wichtiger Differenzialdiagnosen (s. unten) und eines Tubovarialabszesses sollte bei Patientinnen mit Unterbauchschmerzen in der Regel eine **vaginalsonographische Untersuchung** erfolgen. Die Laparoskopie ist der „Goldstandard" in der Adnexitisdiagnositik. Sie sollte durchgeführt werden bei schweren Verläufen, V. a. Tubovarialabszess, bei Therapieversagen nach 48–72 h oder bei unklaren Befunden zum Ausschluss einer Appendizitis. Zeichen einer Adnexitis sind Hyperämie und Ödem der Tubenwände (◘ **Abb. 1**).

Die ◘ **Abb. 1** zeigt den intraoperativen Situs einer 32-jährigen Patientin, die sich mit akuten Unterbauchschmerzen und Fieber bei einliegender Spriale vorgestellt hat. In der klinischen Untersuchung bestand deutlicher Portioscheibeschmerz und sonographisch hatte sich der V. a. auf einen Abszess ergeben, so dass die Indikation zur operativen Laparoskopie gestellt wurde. Es zeigte sich reichlich Eiter im Douglas-Raum, weiterhin ließ sich aus beiden Tuben Eiter exprimieren. Das gesamte Peritoneum stellte sich mit deutlichen Gefäßinjektionen entzündlich verändert dar. Es wurde eine Tubenspaltung und ausführliche Spülung durchgeführt und eine antibiotische Behandlung der Patientin eingeleitet. Sie konnte nach wenigen Tagen deutlich beschwerdegebessert nach Hause entlassen werden.

Klinik

Hauptsymptom einer Adnexitis ist das Auftreten von **Unterbauchschmerzen**. Die Ausprägung des Schmerzes ist sehr unterschiedlich und kann mitunter auch gering ausgeprägt sein. Der Schmerz ist häufig beidseitig im Unterbauch lokalisiert und wird durch Geschlechtsverkehr verstärkt. Typisch ist auch, dass der Schmerz innerhalb von einer Woche nach der letzten Periode auftritt. Einige Patientinnen berichten auch von Zwischen- oder Schmierblutungen oder neu aufgetretenem vaginalen Ausfluss. Zum Teil klagen die Patientinnen über Schüttelfrost. Viele der Symptome sind nicht spezifisch und können auch bei Erkrankungen des Darms oder des Urogenitalsystems auftreten. Wich-

Bei Verdacht auf Adnexitis sollte immer zunächst ein Schwangerschaftstest erfolgen

Die Laparoskopie ist der „Goldstandard" in der Adnexititsdiagnositik

Typisch sind Schmerzen innerhalb von einer Woche nach der letzten Periode

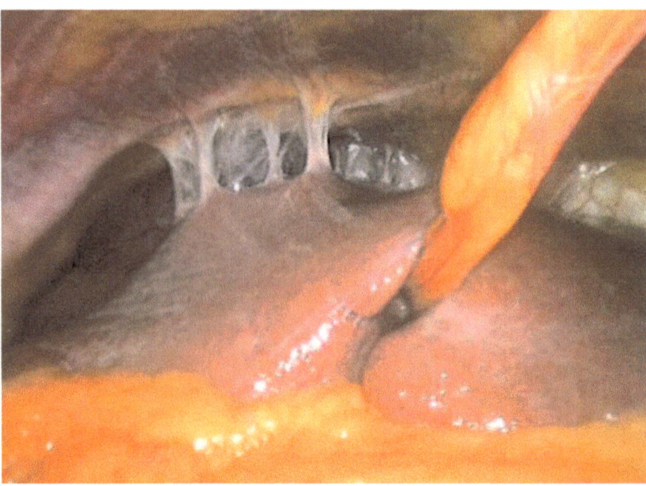

Abb. 2 ◀ Fitz-Hugh-Curtis-Syndrom

Bei der klinischen Untersuchung zeigt sich oft ein Druckschmerz in den unteren Abdominalquadranten

Bei der bimanuellen Tastuntersuchung ist ein Portioschiebeschmerz typisch, die Adnexlogen sind oft auch druckschmerzhaft

Auch nichtgynäkologische Erkrankungen kommen differenzialdiagnostisch in Betracht

tig ist, bei der klinischen Untersuchung auf das Vorliegen von o. g. Risikofaktoren zu achten, bei deren Vorliegen die Wahrscheinlichkeit auf eine Adnexitis steigt. Bei der klinischen Untersuchung zeigt sich häufig ein Druckschmerz in den beiden unteren Abdominalquadranten. Auch **Loslassschmerz** kann auftreten. Schmerzen im rechten oberen Quadranten sind möglich, da etwa 10% der Patientinnen auch an einer Perihepatitis (**Fitz-Hugh-Curtis-Syndrom**) leiden (◘ **Abb. 2**).

Zeigt sich in der Speculumeinstellung bereits Eiteraustritt aus der Zervix, ist dies ein starker Hinweis auf eine Infektion im oberen Genitaltrakt. Im Nativpräprat finden sich dann massenhaft Leukozyten. Bei der bimanuellen Tastuntersuchung ist das Vorliegen eines Portioschiebeschmerzes typisch und die Adnexlogen sind häufig ebenfalls druckschmerzhaft. Mögliche Symptome der Adnexitis aufgeteilt nach den unterschiedlichen Verlaufsformen sind in ◘ **Tab. 1**. aufgeführt.

Differenzialdiagnosen

Unterbauchschmerzen bei jungen Frauen können im Rahmen von anderen gynäkologischen Erkrankungen wie Eileiterschwangerschaft, Abortus imminens, Ovarialzyste oder Ovarialtorsion vorkommen. Die Durchführung eines Schwangerschaftstest und einer vaginalen Sonographie sollte daher bei allen Patientinnen erfolgen. Auch nichtgynäkologische Erkrankungen kommen in Betracht: Unter anderem sollte an Harnwegsinfektionen, Appendizitis, Gastroenteritis, Obstipation und chronisch entzündliche Darmerkrankungen gedacht werden.

Zu den Differenzialdiagnosen gehören

- Darm:
  - Appendizitis
  - Chronisch-entzündliche Darmerkrankungen
  - Divertikulitis
  - Reizdarmsyndrom
  - Obstipation
- Harntrakt:
  - Zystitis
  - Urolithiasis
- Genitaltrakt:
  - Adnextorsion
  - Nekrotisierendes Myom
  - Eileiterschwangerschaft
  - Ovulation
  - Ovarialzyste
  - Endometriose
  - Ovarialtumor
  - Postoperative Adhäsionen

Tab. 1	Verlaufsformen einer Adnexitis. (Mod. nach [9, 10])
Akute Adnexitis	Plötzliche, akut einsetzende, starke Unterbauchschmerzen
	Ein- oder beidseitige Unterbauchschmerzen
	Fieber oder subfebrile Temperaturen
	Übelkeit, Meteorismus, Brechreiz (Cave: Pelveoperitonitis)
	Wechsel von Obstipation und Diarrhö
	Übel riechender, gelblich-grünlicher Fluor vaginalis
	Postmenstruelle Schmierblutungen
	Schmerzen beim Geschlechtsverkehr
Subakute Adnexitis	Schmerzen im Unterbauch
	Subfebrile Temperaturen
	Druckempfindlichkeit im Unterbauch
	Relativ gut abgrenzbarer Tastbefund im Adnexbereich
Chronische Adnexitis	Häufig nur im Adnexbereich Druckempfindlichkeit
	Keine erhöhte Temperatur
	Unterbauchschmerzen
	Kreuzschmerzen (Adhäsionen)
	Retroflexio uteri fixata
	Dysmenorrhö
	Dyspareunie
	Rezidivierender Fluor vaginalis

- Seltene Differenzialdiagnosen:
  - Bleiintoxikation
  - Sichelzellkrise
  - Meckel-Divertikel
  - Lupus erythematodes

Tubovarialabszess

Der Tubovarialabszess ist eine typische Komplikation der Adnexitis und erfordert eine rasche Therapie. Auf dem Boden der Entzündung kommt es zu Ödemen der Tube und damit häufig zu einem Verschluss oder einer Ischämie, was die Entstehung eines Abszesses begünstigt. Eine **verzögerte Diagnosestellung** scheint nicht der einzige Grund für die Abszessentwicklung zu sein.

Das Keimspektrum entspricht dem der Adnexitis und auch die typischen klinischen Symptome sind ähnlich: Typischerweise treten Unterbauchschmerzen, Fieber und vaginaler Ausfluss auf. Diesbezüglich gibt es eine große Variabilität und sowohl akute wie auch subakute Verläufe. Goldstandard für die Diagnostik und Therapie ist die Laparoskopie; bei der laparoskopischen Sanierung wird der Abszess gespalten, gespült und drainiert. Liegt ein **Adhäsionssitus** vor, kann eine Laparotomie notwendig werden.

Fitz-Hugh-Curtis-Syndrom

Es handelt sich um eine **Perihepatitis**, die im Rahmen von Gonokokken- oder Chlamydieninfektionen auftreten kann. Sie betrifft die Leberkapsel und die peritonealen Oberflächen des rechten, oberen Abdomens. Das Leberparenchym ist dabei allenfalls wenig betroffen und die Leberwerte befinden sich meist im Normbereich. Typischerweise kommt es zu fibrinösen Adhäsionen zwischen Leberoberfläche und Bauchfell (◘ **Abb. 2**). Klinisch klagen die Patientinnen über plötzlich einsetzende rechtsseitige Oberbauchschmerzen, zum Teil mit Ausstrahlung in die rechte Schulter.

Die ◘ **Abb. 2** zeigt fibrinöse Verwachsungen zwischen Leberoberfläche und Bauchfell, typisch für ein Fitz-Hugh-Curtis-Syndrom. Im vorliegenden Fall war die Patientin beschwerdefrei, und es handelte sich um einen Zufallsbefund im Rahmen einer geplanten Hysterektomie aufgrund von Blutungsstörungen. Im kleinen Becken zeigten sich keine Zeichen einer akuten Entzündung, die Patientin gab aber, an in der Vergangenheit wiederholt „Eileiterentzündungen" gehabt zu haben.

Auf dem Boden der Entzündung kommt es zu Ödemen der Tube und damit oft zu einem Verschluss oder einer Ischämie

Goldstandard für die Diagnostik und Therapie ist die Laparoskopie

Typischerweise kommt es zu fibrinösen Adhäsionen zwischen Leberoberfläche und Bauchfell

Langfristige Komplikationen

Trotz rechtzeitiger Therapie und klinischer Besserung der Symptomatik kann es zu langfristigen Folgen nach Adnexitis kommen. Diese entstehen vor allem durch die narbige Abheilung der Entzündung und die Ausbildung peritonealer Adhäsionen.

Durch Fibrosierung oder Obstruktion der Tuben kann es zu **Infertilität** kommen. Risikofaktoren dafür sind:

- verzögertes Einsetzen einer Therapie nach Symptombeginn,
- mehr als eine Adnexitits in der Anamnese und
- Vorliegen einer schweren Entzündung [7].

Von allen Erregern bedingen Chlamydien das höchste Risiko für eine Infertilität nach Infektion. Durch Veränderungen der Tube steigt auch das Risiko für Eileiterschwangerschaften (Extrauteringravidität, EUG). Auch hier steigt das Risiko mit der Anzahl und der Schwere der Infektionen. Die Entstehung einer **Hydrosalpinx** ist nach Adnexitits möglich. Manchmal ist sie Grund für das Auftreten von Unterbauchschmerzen, sie kann aber auch komplett asymptomatisch sein.

Chronische Unterbauchschmerzen, am ehesten bedingt durch Verwachsungen und Narbenbildung, sind ebenfalls eine langfristige Komplikation nach Adexitiden, vor allem wenn sie rezidivierend auftreten.

Therapie

Bei Patientinnen mit charakteristischer Symptomkonstellation (s. oben) sollte zügig eine antibiotische Therapie begonnen werden, bei der die beiden typischen Erreger (Neisseria gonorrhoeae und Chlamydia trachomatis) im antibiotischen Wirkspektrum enthalten sind. Da es sich zudem häufig um Mischinfektionen mit verschiedenen Keimen der vaginalen Flora handelt, kommen in der Regel Antibiotikakombinationen zur Anwendung.

Die antimikrobielle Therapie der Wahl ist nicht festgelegt, da es kein einzelnes Pharmakon gegen das gesamte in Betracht kommende Erregerspektrum gibt.

Die Therapie sollte unter stationären Bedingungen stattfinden, vor allem bei

- Fieber,
- V. a Tubovarialabszess,
- Schwangerschaft,
- Therapieversagen innerhalb 48–72 h,
- unklarer Diagnose und
- fehlender Compliance hinsichtlich der oralen Medikation

Bei leichteren Verläufen oder bei fehlender Compliance kann die Patientin ambulant mit oralen Antibiotika behandelt werden. Das CDC (Centers for Disease Control and Prevention) empfiehlt folgende Regime für die parenterale Therapie [8]:

1. Cefoxitin 2 g i.v. alle 6 h + Doxycyclin 100 mg i.v./oral alle 12 h
2. Clindamycin 900 mg i.v. alle 8 h + Gentamycin initial 2 mg/kg Körpergewicht i.v. oder i.m., dann 1,5 mg/kg Körpergewicht alle 8 h
3. Ampicillin/Sulbactam 3 g i.v. alle 6 h + Doxycyclin 100 mg i.v./oral alle 12 h

In der Regel kann die parenterale Therapie innerhalb von 24–48 h nach klinischer Besserung der Beschwerdesymptomatik oralisiert werden.

Für die orale Therapie wird die Kombination aus einem Cephalosporin der 3. Generation + Doxycylin 100 mg oral alle 12 h mit oder ohne Metronidazol (2×500 mg) für insgesamt 14 Tage empfohlen. Die Notwendigkeit, anaerobe Bakterien im antibiotischen Spektrum mit abzudecken, ist noch nicht endgültig durch Studien geklärt und sollte daher im Zweifel erfolgen.

Fazit für die Praxis

- Ist die für eine Adnexitis typische Klinik vorhanden, sollte schon bei schwachem Verdacht eine Therapie eingeleitet werden.
- In der Regel kommen Antibiotikakombinationen zur Anwendung.
- Durch die narbige Abheilung der Entzündung und Ausbildung von peritonealen Adhäsionen kann es zu schwerwiegenden langfristigen Komplikationen kommen.
- Bei schweren Verläufen, V. a. Tubovarialabszess, bei Therapieversagen nach 48–72 h oder bei unklaren Befunden zum Ausschluss einer Appendizitis sollte eine diagnostische Laparoskopie durchgeführt werden.

Korrespondenzadresse

Dr. J. Serno
Frauenklinik für Gynäkologie und Geburtsmedizin,
Universitätsklinikum Aachen AÖR
Pauwelsstr. 30, 52074 Aachen
jserno@ukaachen.de

Interessenkonflikt. Der korrespondierende Autor gibt für sich und seine Koautoren an, dass kein Interessenkonflikt besteht.

Literatur

1. Eschenbach DA (1976) Acute pelvic inflammatory disease: etiology, risk factors and pathogenesis. Clin Obstet Gynecol 19(1):147–169
2. Bowie WR, Jones H (1981) Acute pelvic inflammatory disease in outpatients: association with Chlamydia trachomatis and Neisseria gonorrhoeae. Ann Intern Med 95(6):685–688
3. Arya OP, Mallinson H, Goddard AD (1981) Epidemiological and clinical correlates of chlamydial infection of the cervix. Br J Vener Dis 57(2):118–124
4. Forslin L, Falk V, Danielsson D (1978) Changes in the incidence of acute gonococcal and nongonococcal salpingitis. A five-year study from an urban area of central Sweden. Br J Vener Dis 54(4):247–250
5. Lee NC, Rubin GL, Grimes DA (1991) Measures of sexual behavior and the risk of pelvic inflammatory disease. Obstet Gynecol 77(3):425–430
6. Grimes DA (2000) Intrauterine device and upper-genital-tract infection. Lancet 356(9234):1013–1019
7. Cates W Jr, Joesoef MR, Goldman MB (1993) Atypical pelvic inflammatory disease: can we identify clinical predictors? Am J Obstet Gynecol 169(2 Pt 1):341–346
8. Centers for Disease Control (2010) Pelvic inflammatory disease – 2010 STD treatment guidelines. http://www.cdc.gov/std/treatment/2010/pid.htm
9. Mylonas I, Friese I (2008) Infektiologische Erkrankungen in der Gynäkologie. In: Janni W, Rack B, Friese K (Hrsg) Facharzt Gynäkologie. Elsevier, München
10. Mylonas I, Friese K (2009) Infektionen in der Gynäkologien und Geburtshilfe. Elsevier, München

Gynäkologe 2013 · 46:403–414
DOI 10.1007/s00129-013-3149-3
Online publiziert: 12. Juni 2013
© Springer-Verlag Berlin Heidelberg 2013

F. Zeppernick · T. Kupec · M. Zalewski · T. Papathemelis · N. Maass
Universitäts-Frauenklinik, RWTH Aachen

Vulvakarzinom

Zusammenfassung

Das Vulvakarzinom ist das vierthäufigste Genitalkarzinom der Frau mit ansteigender Inzidenz. Es werden zwei Entstehungsmechanismen des vulvären Plattenepithelkarzinoms unterschieden: eine HPV-abhängige Form, typischerweise bei jüngeren Frauen, und eine HPV-unabhängige Form, bei der sich häufig Mutationen im Tumorsuppressorgen p53 nachweisen lassen. Die primäre Therapie der Wahl besteht in der vollständigen lokalen Tumorentfernung und der Evaluation der Lymphknoten. Dabei zeigt sich ein Trend zu möglichst schonendem, gewebesparendem Vorgehen unter Einhaltung der onkologischen Sicherheit, sowie ggf. Anwendung einer Sentinellymphknotentechnik zur Verminderung der Komorbidität der inguinofemoralen Lymphonodektomie. Der Erfolg dieses Eingriffs entscheidet über die Prognose der Patientin. Bestrahlung und/oder Chemotherapie können weitere Elemente des Therapiekonzeptes darstellen. Eine sorgfältige regelmäßige klinische Untersuchung im Rahmen der Krebsvorsorge sowie präventive Impfstrategien für die Hochrisiko-HPV (humane Papillomaviren) können die Inzidenz senken und fortgeschrittene Tumoren – v. a. die prognostisch besonders relevante Metastasierung über die Leistenregion – verhindern.

Schlüsselwörter

Humane Papillomaviren · Impfprävention · Vulvektomie · Lymphonodektomie · Sentinellymphknoten

Lernziele

Nach Lektüre dieses Beitrags

— werden Sie zwei Subtypen des Vulvakarzinoms kennengelernt haben,
— sind Sie in der Lage, den Weg der Diagnostik nachzuvollziehen,
— haben Sie einen Überblick über die FIGO-Einteilung des Vulvakarzinoms,
— haben Sie gelernt, dass die Operation Therapie und Staging zugleich ist und eine gute operative Sanierung der wichtigste prognostische Faktor ist,
— erkennen Sie die Wichtigkeit der Impfpräventionsstrategie gegen Hochrisiko-HPV über das Zervixkarzinom hinaus.

Einleitung

Beim Vulvakarzinom handelt es sich um die vierthäufigste gynäkologische Tumorentität (nach dem Endometrium-, Ovar- und Zervixkarzinom) und damit insgesamt um eine seltene Tumorerkrankung. International zeigt sich allerdings ein Anstieg der Inzidenz. Die Zahlen des Institutes für Krebsepidemiologie an der Universität Lübeck für die Jahre 2011 und 2012 bestätigen diesen Trend. Die Inzidenz in Deutschland kann auf etwa 6/100.000 Frauen geschätzt werden, mit etwa 2500–4100 Neuerkrankungen pro Jahr [1].

Das Vulvakarzinom tritt typischerweise in der **Postmenopause** Postmenopause auf, das mittlere Erkrankungsalter beträgt 65–75 Jahre. Es gibt aber Hinweise, dass insbesondere der Anteil jüngerer Frauen wächst. Diese Zunahme zeigt sich besonders deutlich für die Vorstufen der **vulvären intraepithelialen Neoplasie** (VIN).

Beschriebene Risikofaktoren beinhalten Rauchen, Alkoholabusus, vulväre Dystrophie (insbesondere Lichen sclerosus), Immunsuppression, vorangegangene VIN bzw. zervikale intrapitheliale Neoplasie (CIN), Humane-Papillomavirus(HPV)-Infektion und ein vorangegangenes Zervixkarzinom [2].

Die Karzinogenese des Vulvakarzinoms ist noch nicht vollständig verstanden. Bei den **Plattenepithelkarzinomen** der Vulva, die bei weitem den Hauptanteil (etwa 90%) der verschiedenen Tumorarten ausmachen (s. unten), werden zwei Subtypen unterschieden, die auf unabhängigen Entstehungsmechanismen zu beruhen scheinen. Bei der HPV-abhängigen Form (Typ I) lassen sich Hochrisiko-HPV-Formen (v. a. HPV 16, seltener HPV 18 und HPV 33) nachweisen sowie eine Entstehung über die Präkanzerose der klassischen VIN vermuten (◘ Tab. 1).

Der Typ II des Plattenepithelkarzinoms der Vulva zeigt eine HPV-unabhängige Entstehung durch chronische Entzündungsreaktionen und/oder autoimmune Prozesse. Dabei zeigt sich eine differen-

Vulvar cancer

Abstract

Vulvar cancer is the fourth most common form of genital cancer in women and the incidence is increasing. Two forms of vulvar squamous cell carcinoma can be distinguished: a form dependent on the human papillomavirus (HPV) which is typical for younger women and an HPV-independent form in which mutations in the tumor suppressor gene p53 can often be detected. The primary therapy of choice is complete local removal of the tumor and an evaluation of the lymph nodes. There is a trend towards the least invasive and most tissue-sparing approach possible while maintaining oncological safety. This includes the use of sentinel lymph node techniques if appropriate for avoidance of comorbidity. The success of an intervention is decisive for the prognosis of patients. Radiation and/or chemotherapy can be further elements of the therapy concept. A thorough and regular clinical follow-up investigation within the framework of cancer screening as well as preventive vaccination strategies for high-risk HPVs can reduce the incidence and prevent late stage disease.

Keywords

Human papillomavirus · Vaccination · Vulvectomy · Lymphadenectomy · Sentinel lymph nodes

International zeigt sich ein Anstieg der Inzidenz

Bei den Typ-I-Karzinomen lassen sich Hochrisiko-HPV-Formen nachweisen

Typ-II-Karzinome der Vulva entstehen HPV-unabhängig durch chronische Entzündungsreaktionen und/oder Autoimmunprozesse

Tab. 1 Charakteristika der Tumortypen des Vulvakarzinoms. (Adaptiert nach [4])

	Typ 1	Typ 2
Klinische Charakteristika		
Häufigkeit (%)	20–35 (zunehmend)	65–80
Alter (Jahre)	55 (35–65) → Tumor der jüngeren Frau	70 (55–85) → Tumor der älteren Frau
Prognose	Stadienabhängig	Stadienabhängig
Morphologische Charakteristika		
Präkanzerose	Klassische VIN	Differenzierte VIN
Karzinomtyp	Nichtverhornendes Plattenepithelkarzinom	Verhornendes Plattenepithelkarzinom
Molekularpathologische Charakteristika		
	– HPV-high-risk-Infektion – Keine p53-Mutation → „HPV-pathway"	– Keine Assoziation zur HPV-Infektion – p53-Mutation/epigenetische Inaktivierung → „p53-pathway"

zierte VIN, die deutlich seltener als die klassische VIN und nicht HPV-bedingt auftritt, aber häufig mit einem Lichen sclerosus vergesellschaftet ist.

Die Typ-I-Karzinome treten etwas früher auf (durchschnittlich 55. Lebensjahr), zeigen histologisch ein nichtverhornendes Plattenepithelkarzinom und keine p53-Mutation. Die Typ-II-Karzinome treten etwas später auf (durchschnittlich 70. Lebensjahr) und wachsen als verhornendes Plattenepithelkarzinom. Dabei finden sich Mutationen im **Tumorsuppressorgen p53** oder dessen epigenetische Inaktivierung (Überblick in [3]).

Neben den Plattenepithelkarzinomen lassen sich histologisch in absteigender Häufigkeit noch Melanome (etwa 5–10%), noch seltener Basalzellkarzinome (etwa 5%), Sarkome (etwa 1%), M. Paget der Vulva (<1%) und Adenokarzinome der Bartholini-Drüsen (<1%) unterscheiden.

Klinik und Diagnostik

Die klinischen Anzeichen und Symptome sind unspezifisch, unabhängig vom histologischen Subtyp und sehr variabel. Typischerweise zeigen sich knötchenartige oder plaqueförmige, teils ulzerierende **Hautveränderungen** an der Vulva, die auf konservative Therapiemaßnahmen nicht ansprechen. Häufigste Lokalisation sind die großen Schamlippen und insbesondere für die HPV-induzierten Tumoren die vordere Kommissur zwischen Klitoris und Urethra, seltener die kleinen Schamlippen, das Perineum oder der Mons pubis [5].

Ein Großteil der Vulvakarzinome bleibt lange asymptomatisch. Juckreiz ist das häufigste, wenn auch unspezifische Symptom. Seltener finden sich Ausfluss, Dysurie oder vergrößerte Leistenlymphknoten. Diese können Hinweis auf eine fortgeschrittene Erkrankung sein.

Die Diagnose eines Vulvakarzinoms erfolgt histologisch, typischerweise durch eine **Biopsie**. Um ein Vulvakarzinom oder seine Vorstufen möglichst frühzeitig zu erkennen, müssen im Rahmen der klinischen Untersuchung Vulva und Anogenitalbereich sorgfältig untersucht werden. Dabei können suspekte Areale unter Anwendung der Essigsäureprobe und unter zusätzlicher kolposkopischer Kontrolle genauer untersucht werden, um essigweiße Areale, ggf. mit anormalem Gefäßmuster, Mosaik oder Punktierung zu identifizieren (◨ Infobox 1). Dazu kann auch die Überweisung zu einer **Dysplasiesprechstunde**, wie sie in den meisten gynäkologischen Zentren und manchen Praxen angeboten wird, sinnvoll sein.

Die Probengewinnung sollte mittels Stanzbiopsie oder Exzision (insbesondere bei Verdacht auf ein Melanom) erfolgen. Die Biopsie muss tief genug sein, um subkutane Anteile mit zu erfassen, damit in der pathologischen Begutachtung die **Tiefe der Stromainvasion** eingeschätzt werden kann. Dabei ist es wichtig, alle suspekten Herde zu untersuchen, um eine mögliche Multifokalität nicht zu übersehen, die in über 5% der Fälle auftritt. Mehrere Biopsien an unterschiedlichen Stellen werden auch als **„vulväres Mapping"** bezeichnet.

Bei suspekten Veränderungen im äußeren Genitalbereich sollte immer auch eine Spekulumeinstellung mit sorgfältiger Inspektion der Vagina und Portio sowie eine zytologische Untersuchung erfolgen, um ein Zweitmalignom auszuschließen. Diese gibt es in über 10% der Fälle, vor allem bei den Typ-I-Karzinomen finden sich gehäuft Zervixkarzinome, deren Vorstufen oder andere HPV-abhängige Tumoren.

Infobox 1　Essigsäureprobe

- 3–5%ige Essigsäure
- Einwirkzeit mindestens 30–60 s
- Genauere Sicht unter dem Kolposkop → anomale Gefäßmuster, Mosaik, Punktierung
- Weißliche Verfärbung → V. a. Dysplasie
- Cave: falsch-positive Befunde bei Mykosen

Die klinischen Symptome sind unspezifisch und sehr variabel

Zum frühen Erkennen eines Vulvakarzinoms sind Vulva und Anogenitalbereich sorgfältig zu untersuchen

Alle suspekten Herde sind zu untersuchen, um eine mögliche Multifokalität (>5%) nicht zu übersehen

In über 10% der Fälle gibt es ein Zweitmalignom

Die Bestimmung von Tumormarkern bietet keine Hilfe im Rahmen der Diagnostik und Therapie und wird in den Leitlinien der AGO (Arbeitsgemeinschaft Gynäkologische Onkologie) nicht empfohlen [6].

Das Vulvakarzinom breitet sich durch kontinuierliches Wachstum aus. Das **Metastasierungsmuster** ist typischerweise zunächst lymphogen, später auch hämatogen.

Staging

Nach histologischer Sicherung eines Vulvakarzinoms erfolgen Therapie und Staging normalerweise gleichzeitig im Rahmen einer Operation. Das chirurgische Staging ist notwendig, da der **inguinofemorale Lymphknotenstatus** den wichtigsten Prognosevorhersagewert darstellt und eine klinische Evaluation alleine nicht ausreichend sicher ist. Eine präoperative Bildgebung (Computer-/Magnetresonanztomographie, CT/MRT, des Beckens, in seltenen Fällen Positronenemissionstomographie, PET) wird in den Leitlinien nicht verlangt, insbesondere bei Verdacht auf fortgeschrittene Erkrankungen aber häufig durchgeführt, um die Ausbreitung in die Nachbarorgane besser abschätzen zu können.

Besonders bei älteren Patientinnen sollte an die Durchführung einer Mammographie gedacht werden, falls diese länger nicht erfolgt ist. Für das Staging werden die wichtigsten prognoserelevanten Faktoren genutzt: Tumorgröße, Invasionstiefe, Lymphknotenbefall, Vorhandensein von Fernmetastasen.

Die Einteilung erfolgt gemäß den Kriterien der Fédération Internationale de Gynécologie et d'Obstétrique (FIGO; [7]) bzw. der 7. Auflage der TNM-Klassifikation (T: „tumor", N: „node", M: „metastasis"; [8]; ◘ **Tab. 2**). Bei der Lektüre älterer Publikationen ist es wichtig, auf die Änderungen der Stadien im Rahmen der letzten Aktualisierung vor 3 Jahren zu achten, wobei das FIGO-Stadium IA unverändert blieb, aber die ehemaligen Stadien I und II als Stadium I zusammengefasst wurden [9]. Ähnlich wurde die TNM-Klassifikation an der Prognose orientiert überarbeitet, dabei wurden die Gruppen T2 und T3 neu definiert und die N-Gruppen dezidierter aufgeschlüsselt [10].

Therapie

Insgesamt ist die lokale chirurgische Entfernung des Tumors sowie die chirurgische Evaluation der regionären Lymphknoten die Therapie der Wahl. Im Rahmen der Therapieplanung ist es wichtig, dass neben den onkologischen Gesichtspunkten, die im Folgenden ausführlicher dargestellt werden, die **psychosoziale Belastung** der Patientin von Anfang an mit bedacht wird. Eine Operation im Genitalbereich führt ähnlich wie eine Brustoperation zu einer massiven Veränderung des Körperbildes und der Sexualität. Das offene Ansprechen dieser Problemfelder und ggf. auch die Mitgabe von Informationsmaterial, bzw. Kontaktherstellung zu einer Selbsthilfegruppe eröffnet der Patientin Wege aus den gefühlten Tabuzonen bzw. verhindert deren Entwicklung. Weiterhin sollte frühzeitig über die Möglichkeit einer **psychoonkologischen Hilfestellung** informiert werden. Postoperativ bzw. nach Abschluss einer ggf. notwendigen Strahlentherapie kann eine **Anschlussheilbehandlung** durchgeführt werden.

Lokale Maßnahmen

Gemäß der Leitlinie der AGO ist das Ziel der operativen Therapie die Exzision im Gesunden (R0-Resektion) mit **1 cm tumorfreiem Randsaum**, wobei wahrscheinlich bereits 8 mm ausreichen [6]. Dabei werden Verfahren bevorzugt, die die Prognose sowie das psychosexuelle Wohlbefinden optimieren und die perioperative Morbidität minimieren. Das hat dazu geführt, dass die vor einiger Zeit noch regelmäßig durchgeführte radikale Vulvektomie mit En-bloc-Resektion der Lymphknoten nur noch in Einzelfällen angewandt wird und stattdessen möglichst gewebesparend operiert wird.

Eine systematische Übersichtsarbeit der Cochrane Collaboration bestätigt, dass bei Erkrankungen im Stadium I und II die **radikale lokale Exzision** (partielle Vulvektomie) eine genauso gute Prognose wie die radikale Vulvektomie und somit eine sichere Alternative bietet [11].

Bei fortgeschrittenen Tumoren, die Anus, distale Vagina oder Urethra einbeziehen oder auf Blase, Rektum oder Knochen übergreifen, muss das Therapiekonzept auf die individuelle Gesamtsituation und Komorbidität angepasst und ausführlich besprochen werden. Dazu gehört die Möglich-

Nach histologischer Sicherung erfolgen Therapie und Staging i.d.R. simultan im Rahmen einer Operation

Für das Staging relevant sind Tumorgröße, Invasionstiefe, Lymphknotenbefall, Fernmetastasen

Eine Operation im Genitalbereich führt zu massiven Veränderungen des Körperbildes und der Sexualität

Die radikale Vulvektomie mit En-bloc-Resektion der Lymphknoten wird nur noch selten angewandt, eher wird möglichst gewebesparend operiert

Tab. 2	Zusammenfassende Übersicht über die TNM-/FIGO-Einteilung des Vulvakarzinoms. (Nach [7, 8])	
TNM-Kategorien	**FIGO-Stadien**	**Definition**
TX		Primärtumor kann nicht beurteilt werden
T0		Kein Anhalt für Primärtumor
Tis		Carcinoma in situ (präinvasives Karzinom), VIN III
T1	I	Tumor begrenzt auf Vulva und Perineum
T1a	Ia	Tumor <2 cm und Stromainvasion <1 mm
T1b	Ib	Tumor >2 cm oder Stromainvasion >1 mm
T2	II	Tumor infiltriert eine der folgenden Strukturen: unteres Drittel der Urethra, unteres Drittel der Vagina, Anus
T3ᵃ	Iva	Tumor infiltriert eine der folgenden Strukturen: obere zwei Drittel der Urethra, obere zwei Drittel der Vagina, Blasen- oder Rektumschleimhaut oder ist an Beckenknochen fixiert
N – Regionäre Lymphknoten		
N0		Regionäre Lymphknoten nicht befallen
N1a	Mind. IIIᵃ	Zwei Lymphknotenmetastasen <5 mm
N1b		Eine Lymphknotenmetastase beliebiger Größe
N2a		Drei oder mehr Lymphknotenmetastasen <5 mm
N2b		Zwei Lymphknotenmetastasen, mindestens eine ≥5 mm
N2c		Extrakapsuläre Ausbreitung
N3	IVa	Fixiert/ulzeriert
M – Fernmetastasen		
M0		Keine Fernmetastasen
M1	IVb	Ferntastasen (einschließlich Beckenlymphknotenmetastasen)

ᵃDie T3-Kriterien werden in der FIGO-Klassifikation nicht benutzt, sie werden dort als T4 klassifiziert. FIGO III beschreibt alle Tumoren entsprechend FIGO I und II, aber *mit Lymphknotenbefall*

keit einer primären oder neoadjuvanten Radiochemotherapie (meist mit 5FU und Cisplatin), womit ggf. ein Kontinenzerhalt erreicht und das Ausmaß der Operation (im fortgeschrittenen Falle: Exenteration) verkleinert werden kann. Dazu gibt es bisher nur wenige Daten. Insgesamt ist neben den Vorstellungen der Patientin die zu erwartende Gesamttoxizität entscheidend. Die Gesamtprognose scheint laut einer aktuellen Cochrane-Analyse von 2011 bei insgesamt dünner Datenlage für beide Verfahren (primäre Operation, primäre oder neoadjuvante Radiochemotherapie) keinen Unterschied zu zeigen [12].

Ästhetisch rekonstruktive Maßnahmen

Das zunehmende Auftreten von Vulvakarzinomen bei jungen Frauen hat das Behandlungsspektrum hin zu plastisch/ästhetisch rekonstruktiven Maßnahmen unter Einhaltung der **onkologischen Sicherheit** weiter verbreitert. Dadurch werden insbesondere lokoregionäre Lappenplastiken zur Wiederherstellung von Funktion und Ästhetik zunehmend eingesetzt. Dabei werden Haut-Fett-Lappen aus der Region der gesunden Vulva bzw. der Glutealregion oder von den Oberschenkelinnenseiten entnommen und in den Resektionsbereich eingeschlagen oder verschoben.

Eine anschauliche Übersicht zu gängigen lokoregionären Lappenplastiken mit hilfreichen Beispielbildern wurde in dieser Zeitschrift vor wenigen Monaten von Frau Prof. Hampl vorgestellt [13]. Des Weiteren findet sich eine ausführliche Darstellung der verschiedenen möglichen Lappenplastiken in einer 2008 in Lancet Oncology veröffentlichten Arbeit aus Leipzig [14]. Insbesondere nach plastischen Rekonstruktionen muss auf eine engmaschige Wundkontrolle geachtet werden. Weiterhin kann ein vaginaler Platzhalter zur Verhinderung einer Stenose sinnvoll sein.

Lymphknoten

Zusätzlich zur lokalen Tumorresektion muss ab einer Invasionstiefe von über 1 mm (also ab dem Stadium IB) eine inguinofemorale Lymphonodektomie erfolgen, bei der sowohl die oberflächlichen (inguinalen) als auch tiefen (femoralen) Lymphknoten entfernt werden. Die Therapie der Leisten-

Insgesamt ist neben den Vorstellungen der Patientin die zu erwartende Gesamttoxizität entscheidend

Zunehmend werden v. a. lokoregionäre Lappenplastiken zur Rekonstruktion von Funktion und Ästhetik eingesetzt

Insbesondere nach plastischen Rekonstruktionen ist auf eine engmaschige Wundkontrolle zu achten

Die Therapie der Leistenlymphknoten ist besonders wichtig, da Rezidive dort eine besonders schlechte Prognose haben

---

Infobox 2   Kriterien für eine unilaterale Lymphonodektomie

- Anwendung nur bei FIGO-Stadium IB
- Unifokales Auftreten des Karzinoms
- Streng laterale Lokalisation (>1 cm Entfernung von der Mittellinie durch die Klitoris und die hintere Kommissur)
- Karzinom nicht im anterioren Anteil der Labia minora gelegen (dort auch kontralaterale Lymphversorgung möglich)
- In der klinischen Untersuchung unauffällige Lymphknoten beidseits
- In der histologischen Aufarbeitung unauffällige Lymphknoten.

Beim Nachweis von Lymphknotenmetastasen muss die kontralaterale Lymphonodektomie empfohlen werden

Pelvine Lymphknoten bedeuten M1/FIGO IVb

lymphknoten ist besonders wichtig, da Rezidive in den Leisten, anders als Lokalrezidive eine besonders schlechte Prognose haben [15]. Laut AGO-Empfehlungen sollte eine Entfernung von mindestens 6 Lymphknoten pro Seite angestrebt werden.

Im Falle streng lateral lokalisierter Tumoren (>1 cm von der Mittellinie entfernt, Mittellinie = Achse durch Klitoris und hintere Komissur) ist das Risiko für Lymphknotenmetastasen auf der Gegenseite kleiner als 1%, sodass eine ipsilaterale Lymphonodektomie ausreicht [6]. Dies gilt nur für unifokale Tumoren, bei denen die Leisten klinisch unauffällig sind. Werden Lymphknotenmetastasen nachgewiesen, muss die kontralaterale Lymphonodektomie empfohlen werden (◘ Infobox 2).

Bei 3 oder mehr befallenen Lymphknoten, Kapseldurchbruch oder Makrometastasen muss auch eine **pelvine Lymphonodektomie** erfolgen. Pelvine Lymphknoten bedeuten eine M1-Situation bzw. ein FIGO-IVb-Stadium. Bei Tumoren im Stadium IB, die im Bereich der Mittellinie lokalisiert oder multifokal sind sowie bei Tumoren ab dem Stadium II sollte immer die beidseitige inguinofemorale Lymphonodektomie erfolgen.

Derzeit laufen Studien zur Frage, ob ein operatives Verfahren mit Entfernung des **Sentinellymphknoten**, wie es in der Brustchirurgie gut etabliert ist, beim Vulvakarzinom angewandt werden kann. Daran ist die Hoffnung geknüpft, bei gleichbleibender Prognose die postoperative Morbidität deutlich zu verbessern, indem sich die Rate an Wundheilungsstörungen, rezidivierenden Lymphzysten und teils irreversiblen Beinödemen deutlich reduzieren ließe, wie 2008 in einer ersten prospektiven, multizentrischen Studie gezeigt werden konnte. Dabei zeigte sich mit 2,3% eine ähnlich niedrige Rezidivwahrscheinlichkeit nach Sentinellymphknotenentfernung bei unifokalen Tumoren kleiner 4 cm sowie eine deutliche Reduktion der Morbidität im Vergleich zur Durchführung einer inguinofemoralen Lymphonodektomie [16].

Einige Lymphknotenmetastasen werden erst im Rahmen der postoperativen Aufarbeitung entdeckt (Ultrastaging)

Lässt sich kein Sentinellymphknoten identifizieren (Detektionsrate 90–100%), muss in jedem Fall die vollständige Lymphonodektomie empfohlen werden. Einige Lymphknotenmetastasen werden erst im Rahmen der postoperativen Aufarbeitung entdeckt (Ultrastaging), was die Notwendigkeit einer Zweitoperation nach sich ziehen kann. Dies muss mit der Patientin im Rahmen der Operationsplanung ausführlich besprochen werden.

Die Ergebnisse einer weiteren Studie (prospektive, multizentrische Phase-III-Studie) wurden kürzlich veröffentlicht. Die Autoren schlussfolgern, dass in Fällen, bei denen der Tumor kleiner als 4 cm ist und klinisch kein Anhalt für Lymphknotenmetastasen besteht, das Sentinelverfahren eine adäquate Alternative bietet. Dabei zeigt sich ein Risiko für falsch-negative Befunde (unauffälliger Sentinelbefund bei in Wahrheit vorhandenen Lymphknotenmetastasen) von weniger als 3%. Die Autoren weisen dabei aber ausdrücklich darauf hin, dass dieses Verfahren mit einer Lernkurve verbunden ist und nur von erfahrenen Teams (Operateure, Pathologen) durchgeführt werden sollte [17]. Ähnlich wird dies auch in den Leitlinien der AGO gefordert [6]. Bis zu welcher Tumorgröße das Sentinelverfahren sicher angewendet werden kann, ist noch nicht endgültig entschieden.

Noch nicht sicher entschieden ist, bis zu welcher Tumorgröße das Sentinelverfahren sicher anwendbar ist

Auf die ausführliche Darstellung der Therapie der anderen deutlich selteneren histologischen Typen wird der Übersichtlichkeit halber an dieser Stelle verzichtet. Generell gilt wie für das Plattenepithelkarzinom die Tumorexzision als Methode der Wahl, wobei z. B. beim M. Paget und Angiomyxom, einer Sonderform des Sarkoms, ein größerer Sicherheitsabstand verlangt wird und beim lokal zwar aggressiv wachsenden, aber selten metastasierenden Basalzellkarzinom auf eine Lymphknotenexstirpation verzichtet werden kann.

Tab. 3 Prognose des Vulvakarzinoms. Fünfjahresgesamtüberleben in Abhängigkeit von der Anzahl befallener Lymphknoten (Patientinnen n=839). (Nach [22])

Lymphknoten	n	Durchschnittsalter	Fünfjahresgesamtüberleben (%)
0	302	65,2	80,7
1	66	66,6	62,9
2	43	70,4	30,4
3	24	71,7	19,2
4+	62	70,9	13,3
n.b.	342	69,3	50,7

n.b. Nicht bewertet.

Tab. 4 Prognose des Vulvakarzinoms. Fünfjahresgesamtüberleben in Abhängigkeit vom FIGO-Stadium. (Patientinnen n=839). (Nach [22])

Stadium[a]	n	Durchschnittsalter	Fünfjahresgesamtüberleben (%)
I	286	64,0	78,5
II	266	69,7	58,8
III	216	69,3	43,2
IV	71	71,8	13,0

[a]Zahlen von Behandlungszeitraum 1999–2001 – alte FIGO-Einteilung.

Strahlentherapie

Die lokale postoperative Strahlentherapie wird bei sehr knappen Resektionsrändern bzw. R1-Situationen empfohlen, bei denen keine Nachresektion möglich ist.

Sind 3 oder mehr Leistenlymphknoten befallen oder zeigen sich eine **Kapselüberschreitung** oder Makrometastasen (>1 cm), sollte die Bestrahlung der inguinalen und pelvinen Lymphabflusswege durchgeführt werden. Alternativ können die pelvine Lymphonodektomie und eine isolierte inguinale Bestrahlung erwogen werden. Wie erwähnt sollte bei fortgeschrittenen Fällen (Stadium III und IV) die primäre oder neoadjuvante Radiochemotherapie als Therapieoption in Erwägung gezogen und im Rahmen einer interdisziplinären Tumorkonferenz diskutiert werden. Dabei besteht Hoffnung, dass **intensitätsmodulierte Bestrahlungspläne** (IMRT) helfen, die Komorbidiät dieser Therapieform zu senken.

> Bei fortgeschrittenen Fällen (Stadium III und IV) sollte die primäre oder neoadjuvante Radiochemotherapie in Erwägung gezogen werden

Chemotherapie

Eine adjuvante Chemotherapie als Alternative zur Strahlentherapie wird allgemein nicht empfohlen, auch wenn in einer kleinen Studie [18] mit 14 Patientinnen mit befallenen Lymphknoten akzeptable Überlebensdaten durch eine alleinige adjuvante Chemotherapie mit Cisplatin gezeigt wurden.

Im Falle fortgeschrittener Erkrankung, bei denen operative Therapie und Bestrahlung keine Option darstellen, wurden verschiedene palliative Chemotherapiekonzepte versucht. Leider führt ein Großteil der Chemotherapeutika, die bei anderen Plattenepithelkarzinomen genutzt werden, zu einem nur sehr schlechten Tumoransprechen. Klare Empfehlungen bezüglich einer palliativen Chemotherapie beim Vulvakarzinom fehlen. Eine Monotherapie mit Paclitaxel [19], die Kombination von Cisplatin mit Vinorelbine [20] sowie eine Triple-Therapie mit Bleomycin, Methotrexat und Lomustin [21] wurden beschrieben.

> Klare Empfehlungen bezüglich einer palliativen Chemotherapie beim Vulvakarzinom fehlen

Prognose

Der inguinofemorale Lymphknotenstatus ist der wichtigste prognostische Faktor für das Gesamtüberleben beim Vulvakarzinom. So weisen Patientinnen ohne Lymphknotenmetastasen unabhängig vom Tumorstadium eine Fünfjahresgesamtüberlebensrate von über 80% auf, während diese bei befallenen Lymphknoten auf etwa 63% fällt [22]. Die Rate sinkt weiter mit zunehmender Anzahl betroffener Lymphknoten, 31% bei 2, unter 20% bei 3 und unter 15% bei 4 und mehr befallenen Lymphknoten (■ **Tab. 3, 4**).

> Der inguinofemorale Lymphknotenstatus ist der wichtigste Prognosefaktor

Infobox 3   Markierung der Sentinellymphknoten

Farbstoffe
- z. B. Isosulfanblau
- Applikation unmittelbar präoperativ
- Injektion peritumoral

Radioaktive Stoffe
- z. B. Technetium-99m
- Applikation am Tag vor der Operation möglich
- Injektion peritumoral
- Ablesung präoperativ mittels Szintigraphie
- Identifikation intraoperativ mittels Gammasonde

Neben dem Tumorstadium ist fortgeschrittenes Alter ein eigenständiger Risikofaktor für eine schlechtere Prognose [23].

Rezidiv

Tumorrezidive sind mit über 30% insgesamt häufig und können sowohl lokal, als auch im Bereich der Leisten oder als Fernmetastasen auftreten [24]. Die meisten Rezidive treten innerhalb der ersten 2 Jahre auf, vor allem bei Patientinnen mit befallenen inguinofemoralen Lymphknoten. Weniger als 10% der Rezidive werden nach über 5 Jahren diagnostiziert, was die Notwendigkeit einer langandauernden Nachsorge unterstreicht [25]. Hauptrisikofaktor für ein Lokalrezidiv ist neben befallenen Lymphknoten ein unzureichend großer Sicherheitsabstand im Rahmen der Primärtherapie. Das Risiko für Fernmetastasen steigt mit dem **initialen Tumorstadium**.

Generell können Lokalrezidive erfolgreich durch die **erneute Exzision** behandelt werden, womit eine Fünfjahresüberlebensrate von etwa 60% erreicht werden kann. Inguinale oder Fernmetastasen, die mit einer Fünfjahresüberlebensrate von 27 bzw. 15% eine deutlich schlechtere Prognose als Lokalrezidive haben, machen ein individuelles Therapiekonzept notwendig, das sich aus den Bausteinen einer Operation (bis hin zur Exenteration), Bestrahlung oder Chemotherapie zusammensetzt und an die klinische Gesamtsituation sowie die Vorbehandlung angepasst werden muss. Es fehlen Studien, die die unterschiedlichen Verfahren miteinander vergleichen. Wichtig ist zu beachten, dass (wie in der Primärsituation auch) **multifokale Tumoren** auftreten können.

Bei Fernmetastasierung kann eine Polychemotherapie erwogen werden (s. oben, Chemotherapie).

Nachsorge

Neben einer frühzeitigen Rezidiverkennung sind die Ziele der Nachsorge, therapiebedingte Nebenwirkungen und **psychosoziale Auswirkungen** der Erkrankung und der Therapie zu erkennen und zu behandeln. In den AGO-Leitlinien werden nach einer engmaschigen Überwachungsphase mit dreimonatlichen Kontrollen in den ersten 3 Jahren, danach halbjährliche (Jahre 4 bis 5) und im Anschluss jährliche Kontrollen empfohlen [6].

Neben der Anamnese sollte eine sorgfältige klinische Untersuchung mit Spekulumuntersuchung und regelmäßiger **Zervixzytologie** erfolgen. Dabei sollte die Indikation zur Entnahme von Biopsien im Falle unklarer Befunde großzügig gestellt werden. Der routinemäßige Einsatz von bildgebenden Verfahren oder die Bestimmung von Tumormarkern wird nicht empfohlen. Im Falle unklarer oder rezidivverdächtiger Situationen kann eine Bildgebung aber hilfreich sein.

Ausblick, Impfung

Dass die Prognose beim Vulvakarzinom so deutlich von der Tumorgröße, bzw. dem Tumorstadium abhängt, bietet ein weiteres Argument, auch ältere Frauen zur regelmäßigen gynäkologischen Krebsvorsorgeuntersuchung zu motivieren. Für die palliative Behandlung eines rezidivierenden Vulvakarzinoms mit Fernmetastasen fehlen derzeit suffiziente Therapieansätze. Der Einsatz von **Erlotinib**, einem Antikörper des EGF-Rezeptors, wie in Einzelfallbeschreibungen berichtet, könnte ein möglicher zukünftiger Therapieansatz sein [26].

Wie beschrieben wird für einen großen Anteil der Vulvakarzinome eine HPV-abhängige Karzinogenese vermutet, und es lässt sich ein Großteil der VIN auf eine Infektion durch **Hochrisiko-HPV** (16, 18 und 33) zurückführen. Die seit 2006 erhältlichen prophylaktischen Impfstoffe gegen HPV 16 und 18 (tetravalent auch 6 und 11) haben neben der Verhinderung des Zervixkarzinoms und seiner Vorstufen auch hinsichtlich der Vermeidung des Vulvakarzinoms und der VIN eine große Bedeutung.

Hauptrisikofaktoren für ein Lokalrezidiv sind befallene Lymphknoten und ein zu kleiner Sicherheitsabstand im Rahmen der Primärtherapie

Inguinale oder Fernmetastasen machen ein individuelles Therapiekonzept notwendig

Die Biopsieindikation sollte bei unklaren Befunden großzügig gestellt werden

Für die palliative Behandlung rezidivierender Vulvakarzinome mit Fernmetastasen fehlen suffiziente Ansätze

Links für Patientinnen, Ärzte und Angehörige

- http://www.frauenselbsthilfe.de – Bundesvorstand der Frauenselbsthilfe nach Krebs
- http://www.vulvakarzinom-shg.de – Selbsthilfegruppe mit vielen Informationen und geschütztem Forum
- http://www.rki.de – Internetseiten des Robert Koch-Instituts mit ausführlichen Informationen zu Erregern und Infektionskrankheiten sowie aktuellen Empfehlungen der Ständigen Impfkommission
- http://www.dggg.de/leitlinien

Man geht davon aus, dass neben der Verhinderung des Zervixkarzinoms und seiner Vorstufen mittelfristig etwa 80–90% der VIN und bis zu 40–60% der Vulvakarzinome bei einer flächendeckenden Impfung (Primärprävention) verhindert werden könnten. Am wirksamsten ist diese Impfung, wenn noch keine HPV-Infektion vorliegt, also am besten vor dem ersten sexuellen Kontakt. Zurzeit wird von der ständigen Impfkommission am Robert-Koch-Institut die Impfung aller Mädchen zwischen 12 und 17 Jahren empfohlen. Einige Krankenkassen bezahlen die Impfung bis zum 26. Lebensjahr, bei anderen empfiehlt sich die Klärung der Kostenübernahme vor der Impfung. Bisher wird die HPV-Impfung von Jungen und jungen Männern bei noch dünner Datenlage in Deutschland (anders als z. B. in den USA) nicht empfohlen. Für eine ausführliche Darstellung und weitere Informationen zur Impfempfehlung gegen HPV sei auf das epidemiologische Bulletin 32/2009 sowie die Internetseite des Robert-Koch-Institutes verwiesen [27].

Am wirksamsten ist die HPV-Impfung, wenn noch keine HPV-Infektion vorliegt

Bisher wird die HPV-Impfung von Jungen und jungen Männern nicht empfohlen

Fazit für die Praxis

- Unklare, therapieresistente Beschwerden der Vulva müssen sorgfältig auf das Vorliegen von Neoplasien oder deren Vorstufen untersucht werden.
- Dabei sollte insbesondere auch auf Multifokalität geachtet werden und die gesamte Anogenitalregion sorgfältig untersucht werden.
- Radikale Therapieformen werden zunehmend durch gewebeschonende Verfahren ersetzt und in ausgewählten Fällen kann die Anwendung einer Sentinellymphknotentechnik sinnvoll sein.
- Nach histologischer Sicherung sollte die Therapie interdisziplinär im Rahmen einer Tumorkonferenz diskutiert und die möglichen Optionen ausführlich mit der Patientin besprochen werden, um das individuell optimale Konzept zu ermitteln.
- Durch eine flächendeckende Impfung gegen die Hochrisikoformen HPV 16 und 18 könnten bis zu 60% der Vulvakarzinome verhindert werden.

Korrespondenzadresse

Dr. F. Zeppernick
Universitäts-Frauenklinik, RWTH Aachen
Pauwelsstr. 30, 52074 Aachen
fzeppernick@ukaachen.de

Interessenkonflikt. Der korrespondierende Autor gibt für sich und seine Koautoren an, dass kein Interessenkonflikt besteht.

Literatur

1. http://www.Krebsregister-sh.de
2. Madsen BS, Jensen HL, Brule AJ van den et al (2008) Risk factors for invasive squamous cell carcinoma of the vulva and vagina. Int J Cancer 122:2827–2834
3. Ueda Y, Enomoto T, Kimura T et al (2011) Two distinct pathways to development of squamous cell carcinoma of the vulva. J Skin Cancer 2011:951250
4. Horn LC, Klostermann K, Hautmann S et al (2011) HPV-assoziierte Veränderungen an Vulva und Vagina. Pathologe 32:467–475
5. Hampl M, Bauerschmitz G, Janni W (2011) Vulvakarzinom – bei weitem kein ungefährliches Alterskarzinom. Gynakologe 44:684–693
6. DGGG (2009) S2k-Leitlinie Diagnostik und Therapie des Vulvakarzinoms und seiner Vorstufen
7. Pecorelli S (2009) Revised FIGO staging for carcinoma of the vulva, cervix, and endometrium. Int J Gynaecol Obstet 105:103–104
8. Edge SB (2010) Vulva. In: Edge SB, Byrd DR, Compton CC et al (eds) AJCC cancer staging manual. 7. Aufl. Springer, Berlin Heidelberg New York Tokyo, pp 379–381
9. Hacker NF (2009) Revised FIGO staging for carcinoma of the vulva. Int J Gynaecol Obstet 105:105–106

10. Horn LC, Beckmann MW, Beller A et al (2010) Änderungen der TNM-Klassifikation gynäkologischer Tumoren. Pathologe 31(5):367–373

11. Ansink A, Velden J van der (2000) Surgical interventions for early squamous cell carcinoma of the vulva. Cochrane Database Syst Rev 2000:CD002036

12. Shylasree TS, Bryant A, Howells RE (2011) Chemoradiation for advanced primary vulval cancer. Cochrane Database Syst Rev 13:CD003752

13. Hampl M, Janni W (2012) Vulvakarzinom. Gynakologe 45:865–872

14. Hoeckel M, Dornhofer N (2008) Vulvovaginal reconstruction for neoplastic disease. Lancet Oncol 9:559–568

15. Cormio G, Loizzi V, Carriero C et al (2010) Groin recurrence in carcinoma of the vulva: management and outcome. Eur J Cancer Care 19:302–307

16. Van der Zee AG, Oonk MH, De Hullu JA et al (2008) Sentinel node dissection is safe in the treatment of early-stage vulvar cancer. J Clin Oncol 26:884–889

17. Levenback CF, Ali S, Coleman RL et al (2012) Lymphatic mapping and sentinel lymph node biopsy in women with squamous cell carcinoma of the vulva: a gynecologic oncology group study. J Clin Oncol 30:3786–3791

18. Bellati F, Angioli R, Manci N et al (2005) Single agent cisplatin chemotherapy in surgically resected vulvar cancer patients with multiple inguinal lymph node metastases. Gynecol Oncol 96:227–231

19. Witteveen PO, Velden J van der, Vergote I et al (2009) Phase II study on paclitaxel in patients with recurrent, metastatic or locally advanced vulvar cancer not amenable to surgery or radiotherapy: a study of the EORTC-GCG (European Organisation for Research and Treatment of Cancer Gynaecological Cancer Group) Ann Oncol 20:1511–1516

20. Cormio G, Loizzi V, Gissi F et al (2009) Cisplatin and vinorelbine chemotherapy in recurrent vulvar carcinoma. Oncology 77:281–284

21. Wagenaar HC, Colombo N, Vergote I et al (2001) Bleomycin, methotrexate, and CCNU in locally advanced or recurrent, inoperable, squamous-cell carcinoma of the vulva: an EORTC Gynaecological Cancer Cooperative Group Study. European Organization for Research and Treatment of Cancer. Gynecol Oncol 81:348–354

22. Beller U, Quinn MA, Benedet JL et al (2006) Carcinoma of the vulva. FIGO 26th Annual Report on the results of treatment in gynecological cancer. Int J Gynaecol Obstet 95(Suppl1):7–27

23. Dittmer C, Katalinic A, Mundhenke C et al (2011) Epidemiology of vulvar and vaginal cancer in Germany. Arch Gynecol Obstet 284:169–174

24. Maggino T, Landoni F, Sartori E et al (2000) Patterns of recurrence in patients with squamous cell carcinoma of the vulva. A multicenter CTF Study. Cancer 89:116–122

25. Gonzalez Bosquet J, Magrina JF, Magtibay PM et al (2007) Patterns of inguinal groin metastases in squamous cell carcinoma of the vulva. Gynecol Oncol 105:742–746

Gynäkologe 2013 · 46:477–487
DOI 10.1007/s00129-013-3174-2
Online publiziert: 19. Juni 2013
© Springer-Verlag Berlin Heidelberg 2013

T. Girard · B. Schälling
Anästhesiologie, Universitätsspital Basel

Schmerztherapie in der Geburtshilfe

Zusammenfassung

Die epidurale Analgesie ist die effektivste Therapie gegen Schmerzen unter der Geburt. Der Geburtsverlauf wird nur minimal beeinflusst, insbesondere gibt es keinen Einfluss auf die Häufigkeit von Schnittentbindungen. Die jüngste Entwicklung mit programmierten intermittierenden Boli ist vielversprechend. Eine parenterale Analgesie mit Opioiden hat den Nachteil einer systemischen Wirkung mit der entsprechenden Gefahr der Atemdepression. Das Sicherheitsprofil der Remifentanil-PCA (patientinnnenkontrollierte Analgesie) ist noch unbekannt, sie wird vorwiegend bei Kontraindikationen für ein neuraxiales Verfahren empfohlen.

Schlüsselwörter

Geburtsschmerz · Epiduralanalgesie · Patientenkontrollierte Analgesie · Remifentanil · Opioidanalgetika

Lernziele

Nach Absolvierung dieser Lerneinheit
- werden Sie die Interaktionen der neuraxialen Analgesieverfahren mit der Geburtshilfe kennen,
- kennen Sie die verschiedenen Techniken der neuraxialen Analgesieverfahren,
- können Sie den Stellenwert der parenteralen Schmerztherapie beurteilen,
- sind Sie mit der Anwendung kurz wirksamer Opioide zur intravenösen patientinnenkontrollierten Analgesie (PCA) vertraut.

Einführung

Für die Schmerztherapie unter der Geburt stehen effektive und sichere Methoden zur Verfügung. Spinal- und Epiduralanalgesie sind einzeln oder in Kombination seit langer Zeit in der geburtshilflichen Analgesie etabliert. Diese Verfahren wurden kontinuierlich verbessert und haben nur einen minimalen Einfluss auf den Geburtsverlauf. In neuster Zeit werden auch kurzwirksame Opioide – vor allem **Remifentanil** – im Rahmen einer **patientinnenkontrollierten Analgesie** (PCA) angewandt.

Für die Behandlung von Schmerzen unter der Geburt gibt es pharmakologische und nichtpharmakologische Methoden; da die nichtpharmakologischen, wie Wassertherapie, Homöopathie, Akupunktur oder Hypnose, von Anästhesisten kaum angewendet werden, konzentriert sich diese Arbeit auf die pharmakologischen Möglichkeiten. Zu diesen gehören
- intravenös oder intramuskulär applizierte Opioide,
- volatile Anästhetika (vor allem Lachgas) sowie
- die rückenmarksnahen Methoden.

Da eine sichere und effiziente Schmerztherapie zur Verfügung steht, ist das Verlangen der Patientin nach einer Schmerztherapie als Indikation für eine geburtshilfliche Analgesie genügend [1]. Zu den medizinischen Indikationen für eine geburtshilflichen Analgesie gehören
- kardiopulmonale Vorerkrankungen,
- Adipositas permagna sowie
- die schwere Präeklampsie.

In diesen Situationen ist die neuraxiale Analgesie die Methode der Wahl. Der Geburtsschmerz wird durch die Uteruskontraktionen und die Dilatation der Zervix hervorgerufen. In der Eröffnungsphase werden die Schmerzsensationen über afferente viszerale Nerven geleitet, die den Nervenwurzeln Th10 bis L1 entsprechen. Später kommt es zu Schmerzen der perinealen Dehnung, diese werden via **N. pudendus** und Nervenwurzeln S1 bis S4 weiter geleitet. Der Geburtsschmerz führt auch zu einer endokrinen Antwort, was in einem Anstieg von Corticotropin, Cortisol, Noradrenalin, β-Endorphinen und Adrenalin objektiviert werden kann. Diese **Katecholaminausschüttung** kann den plazentaren Blutfluss um bis zu 50% reduzieren [1].

Labor analgesia

Abstract

Epidural analgesia is an effective method against labor pain. There is minimal interaction with the course of labor, and there is no influence on the frequency of cesarean section. The latest developments with programmed intermittent epidural boluses are promising. Analgesia with parenteral opioids has the disadvantage of systemic effects, especially respiratory depression. The safety profile of patient-controlled remifentanil is not yet determined and it is presently recommended when there are contraindications for neuraxial analgesia.

Keywords

Labor pain · Epidural analgesia · Patient-controlled analgesia · Remifentanil · Opioid analgesics

---

Spinal- und Epiduralanalgesie wurden kontinuierlich verbessert, sie haben nur noch minimalen Einfluss auf den Geburtsverlauf

Da es eine sichere, effiziente Schmerztherapie gibt, ist das Verlangen der Patientin nach einer Schmerztherapie als Indikation genügend

In der Eröffnungsphase werden die Schmerzsensationen über afferente viszerale Nerven (Th10–L1) geleitet

Der Geburtsschmerz führt zu einer endokrinen Antwort

Lachgas

Lachgas (N_2O) wird in der Anästhesie seit über 150 Jahren eingesetzt. Die Popularität in der Allgemeinanästhesie hat in den letzten 10–15 Jahren jedoch deutlich abgenommen, und Lachgas wird heute im Rahmen der Allgemeinanästhesie vor allem noch in der Kinderanästhesie verwendet. In der geburtshilflichen Analgesie hat Lachgas eine lange Tradition in England, Australien sowie in skandinavischen Ländern. Lachgas ist ein relativ schwaches Analgetikum. Neben der schwachen schmerzlindernden Wirkung besteht der hauptsächliche Nachteil in einer relativ hohen Inzidenz von Übelkeit und Erbrechen [2]. Der Vorteil von Lachgas besteht darin, dass es in einem Gemisch von bis zu 50–70% Lachgas mit 50–30% Sauerstoff relativ gefahrlos durch die Gebärende selber appliziert werden kann. In diesen Konzentrationen bleiben die **Schutzreflexe** erhalten, von einer Kombination mit Opioiden wird jedoch abgeraten. Eine kurzfristige Anwendung, wie unter der Geburt, ist für Mutter und Kind harmlos. Da längere Expositionen von Lachgas möglicherweise schädigen, sollte auf eine effiziente Elimination des Gases, vor allem auch der Ausatmungsluft geachtet werden. Andernfalls ist die chronische Exposition des Personals im Gebärsaal potenziell schädlich. Zudem ist zu erwähnen, dass Lachgas als **Treibhausgas** mit der Ozonschicht interagiert. Zum Einsatz kommt Lachgas gelegentlich als alleinige Analgesiemethode, häufiger als Überbrückung bis zur Etablierung einer effizienteren Analgesie.

> In einem Gemisch (50–70% Lachgas mit 50–30% O_2) kann die Gebärende Lachgas relativ gefahrlos selbst applizieren
>
> Längere Lachgasexpositionen sind potenziell schädlich, auch für das Personal im Gebärsaal

Pudendusblock, Parazervikalblock

Sowohl der Pudendus- als auch der Parazervikalblock sind **effektive Analgesiemethoden**, die sowohl im Vergleich mit Placebo als auch im Vergleich mit intravenös oder intramuskulär applizierten Opioiden eine bessere Analgesie zeigen [3]. Beide Techniken bedürfen jedoch einer entsprechenden Fertigkeit. Der größte Nachteil der Methode liegt in der **zeitlich begrenzten Wirksamkeit**.

Epidurale und spinale Analgesie

Die neuraxiale Analgesie hat in der Geburtshilfe eine lange Tradition [4] und auch ein entsprechendes **Wirksamkeits-/Sicherheitsprofil** [5]. Um die Zufriedenheit der Patientin, aber auch die der involvierten Berufsgruppen sicherzustellen ist es wesentlich, die Ziele der neuraxialen geburtshilflichen Analgesie zu kennen und zu kommunizieren. Die Gebärende muss nicht unbedingt schmerzfrei sein, sondern soll die Wehen weiterhin spüren können. Dies ist eine Voraussetzung für eine aktive Teilnahme an der Geburt. Es sollte ein **Schmerzscore** in der visuellen Analogskala (VAS) von 3 oder weniger erreicht werden. Ein wichtiges Element ist es, möglichst keinen oder nur wenig Einfluss auf die Muskelkraft auszuüben. Aus diesem Grund werden Lokalanästhetika tiefer Konzentration in Kombination mit einem lipophilen Opioid verwendet [5]. Höher konzentrierte Lokalanästhetika führen zu motorischer Blockade und erhöhen das Risiko einer instrumentellen Geburt (Forceps oder Vakuum; [1]). Immer wieder diskutiert wird ein Einfluss der geburtshilflichen Analgesie, speziell der neuraxialen Analgesie, auf den **Geburtsverlauf**. Es sind multiple Umstände, die den Geburtsverlauf beeinflussen können. Viele Faktoren, die zu einer schmerzhaften Geburt führen, wie die Position und die Größe des Kindes oder **uterine Anomalien**, erhöhen ihrerseits die Nachfrage nach einer Analgesie [6].

> Die Gebärende muss nicht unbedingt schmerzfrei sein, sondern soll die Wehen spüren können

> Höher konzentrierte Lokalanästhetika blockieren die Motorik und erhöhen das Risiko für eine Entbindung mit Forceps oder Vakuum

Einfluss auf den Geburtsverlauf

Risiko einer Sectio caesarea

Noch in den 1990er-Jahren war die Meinung weit verbreitet, eine epidurale Analgesie erhöhe das Risiko für eine Sectio caesarea. In der Zwischenzeit konnte dies anhand von randomisierten prospektiven Studien eindeutig widerlegt werden [7].

> Eine epidurale Analgesie hat keinen Einfluss auf das Sectiorisiko

Instrumentelle vaginale Geburt

Die instrumentelle vaginale Geburt (Forceps, Vakuum) ist unter epiduraler Analgesie häufiger. Nach einer Cochrane-Metaanalyse [7] erhöht sich die Inzidenz von 12,4 auf 16,9%, was einem relativen Risiko von 1,42 (95%-KI 1,28–1,57) entspricht. Neuere Untersuchungen mit **intermittierender Bolus-**

gabe haben eine tiefere Rate an instrumentellen Geburten gezeigt, dies muss jedoch zuerst in größeren Untersuchungen bestätigt werden [8].

Minimale Muttermundsöffnung

Frühere Meinungen, eine „frühe" neuraxiale Analgesie verlängere die Geburt oder könne gar vermehrt zur Sectio caesarea führen, sind widerlegt. Es gibt keine minimale Muttermundsöffnung für die Anlage einer neuraxialen Analgesie [9, 10].

Geburtsverlängerung

Unter einer neuraxialen Analgesie ist die Eröffnungsphase kaum verändert oder leicht verkürzt. Die Austreibungsphase kann sich um durchschnittlich 15 min verlängern [1].

Spezielle Indikationen

Meist wird die Indikation zur neuraxialen Analgesie durch die Patientin selber in Absprache mit der Hebamme und dem Geburtshelfer gestellt. Es gibt jedoch bestimmte mütterliche Diagnosen, bei denen eine frühzeitige Epiduralanalgesie von Vorteil ist [5].

Kardiopulmonale Erkrankungen

Unter der Geburt erhöhen sich **Herzminutenvolumen**, Sauerstoffverbrauch und peripherer Gefäßwiderstand signifikant. Bei Gebärenden mit kardiopulmonalen Erkrankungen können solche Veränderungen bedrohliche Auswirkungen haben. Daraus ergibt sich bei Patientinnen mit einer kardiovaskulären oder pulmonalen Vorerkrankung die medizinische Indikation zur frühzeitigen Anlage einer epiduralen Analgesie, um die physiologischen Veränderungen abzumildern und eine **Stressreduktion** zu erreichen.

Adipositas

Technisch ist die Anlage einer neuraxialen Analgesie bei adipösen Patientinnen erschwert. Häufig ist schon die **Identifikation der Mittellinie** sehr schwierig oder gar unmöglich. Auch kann die Sicherung des Atemweges (Intubation) bei adipösen Schwangeren erschwert sein, was wiederum das Risiko einer Allgemeinanästhesie erhöht. Bei technisch schwieriger Punktion und erschwertem Management der Atemwege kann bei adipösen Patientinnen bei einer Notfallsectio das geforderte minimale Zeitintervall möglicherweise nicht eingehalten werden [11]. Zudem haben adipöse Patientinnen mit bis zu 50% ein deutlich erhöhtes Sectiorisiko [12]. Aus diesen Gründen ist die frühzeitige Anlage einer gut funktionierenden Epiduralanalgesie von großer Bedeutung, da über den Epiduralkatheter eine Analgesie verzögerungsfrei in eine Anästhesie zur Sectio konvertiert werden kann. Um die Muskelkraft möglichst nicht zu vermindern, sollte ein niedrig konzentriertes Lokalanästhetikum eingesetzt werden (s. „Walking epidural").

Präeklampsie

Die epidurale Analgesie kann bei Präeklampsie die **uteroplazentare Perfusion** verbessern [1]. Der maternale Stress wird reduziert, was sich günstig auf die Blutdruckwerte auswirkt. Bei einer fallenden Thrombozytenzahl kann sich die zeitnahe Anlage eines Epiduralkatheters lohnen, weil das Risiko einer epiduralen Blutung bei Anlage bzw. bei Entfernung des Katheters am größten ist. Daraus ergibt sich auch, dass epidurale Katheter nur bei intakter Gerinnung und einer Thrombozytenzahl etwa >80 G/l gelegt bzw. entfernt werden sollten. Hier ist jedoch die Dynamik der Veränderung der Thrombozytenzahl zu beachten. In manchen Kliniken gilt das **HELLP-Syndrom** als relative Kontraindikation für ein rückenmarksnahes Verfahren, dazu sind jedoch keine Daten bekannt [22].

Mehrlinge, Beckenendlage

Bei der vaginalen Geburt von Mehrlingen oder einer Beckenendlage ist die frühzeitige Anlage einer epiduralen Analgesie von Vorteil. Kommt es im Geburtsverlauf zu einer **interventionsbedürftigen Notfallsituation**, so kann verzögerungsfrei der Epiduralkatheter mit einem höher konzentrierten Lokalanästhetikum aktiviert werden. Sowohl bei der Mehrlingsgeburt als auch bei der Geburt aus Beckenendlage ist die erhaltene Motorik der Mutter von Bedeutung. Aus diesem Grund sollte in die-

Es gibt keine minimale Muttermundsöffnung für die Anlage einer neuraxialen Analgesie

Die Austreibungsphase kann unter neuraxialer Analgesie länger sein

Bei kardiovaskulärer oder pulmonaler Vorerkrankung ist eine frühe Anlage einer epiduralen Analgesie, indiziert

Über den Epiduralkatheter kann eine Analgesie verzögerungsfrei in eine Anästhesie zur Sectio konvertiert werden

Epiduralkatheter sollten nur bei intakter Gerinnung und Thrombozyten etwa >80 G/l gelegt bzw. entfernt werden

ser Situation ein möglichst niedrig konzentriertes Lokalanästhetikum verwendet werden (s. „Walking epidural").

Techniken

Epidurale Analgesie

Die epidurale (synonym: peridurale) Analgesie (EDA bzw. PDA) wird heute als patientinnenkontrollierte Epiduralanalgesie („patient controlled epidural analgesia", PCEA) durchgeführt. Bei dieser Methode kann die Patientin selbst epidurale **Boli** in der Größenordnung von 4–10 ml auslösen. Die PCEA führt zu einer erhöhten Zufriedenheit bei der Patientin, reduziert die Häufigkeit motorischer Blockaden und führt zu einem geringeren Verbrauch von Lokalanästhetika [13]. Eine zusätzliche kontinuierliche Basisinfusion in tiefer Dosierung kann den Bedarf an ärztlichen Interventionen reduzieren [13].

> **Eine zusätzliche kontinuierliche Basisinfusion in tiefer Dosierung kann den ärztlichen Interventionsbedarf reduzieren**

„Walking epidural"

Die Verwendung niedrig konzentrierter Lokalanästhetika (z. B. Bupivacain 0,0625–0,125% oder Ropivacain 0,07–0,175%) in Kombination mit einem lipophilen Opioid (Fentanyl oder Sufentanil) hat den Ausdruck „walking epidural" geprägt. Es besteht keine oder nur eine minimale Beeinträchtigung der Muskelkraft und die Gebärende kann aktiv mobilisiert werden. Die – im Vergleich zu höher konzentrierten Lokalanästhetika – niedrigere Inzidenz assistierter vaginaler Geburten (Vakuum, Forceps) ist jedoch von der eigentlichen Mobilisation unabhängig [14].

> **Es besteht keine oder nur eine minimale Beeinträchtigung der Muskelkraft, die Gebärende kann aktiv mobilisiert werden**

Kombinierte Spinal-/Epiduralanalgesie

Eine Kombination von Spinal- und Epiduralanalgesie (CSEA) kann die Vorteile der beiden Methoden kombinieren. Durch die spinale Komponente wird eine rasche und intensive Analgesie erreicht. Bei klinischen Studien konnte jedoch kein klarer Vorteil der CSEA gegenüber einer reinen PCEA gesehen werden [15]. Es bleibt somit meist „Geschmackssache", ob eine CSEA durchgeführt wird oder auf die spinale Komponente verzichtet wird. In der frühen Eröffnungsphase kann jedoch die spinale Analgesie eine **motorische Blockade** fast sicher verhindern, was wiederum die – in dieser Phase gelegentlich gewünschte – Mobilisation begünstigt. Ebenso ist bei schwierigen Punktionsverhältnissen, insbesondere bei Adipositas permagna, die CSEA von Vorteil. Eine erfolgreiche spinale Komponente bestätigt die korrekte (mediane) Lage der Nadel und somit steigt auch die Erfolgsrate des epiduralen Katheters.

> **Durch die spinale Komponente wird eine rasche, intensive Analgesie erreicht**

> **Bei schwierigen Punktionsverhältnissen, v. a. bei Adipositas permagna, ist die CSEA von Vorteil**

Spinale Analgesie

Die spinale Analgesie hat den Vorteil einer technisch einfacheren Durchführung. Dieser muss jedoch gegen den Nachteil der zeitlich **begrenzten Wirkdauer** aufgewogen werden. Wird die Geburt innerhalb der nächsten 90 min erwartet, so ist sie durchaus eine valable Option. Es wird ein potentes **lipophiles Opioid** (z. B. 5–7,5 μg Sufentanil) häufig in Kombination mit isobarem **Bupivacain** 0,5% (1,25–2,5 mg) injiziert. Diese Kombination führt zu einer guten Analgesie, die in der Regel nicht durch eine Beeinträchtigung der Motorik begleitet wird.

Nebenwirkungen und Komplikationen

Schwere oder gar permanente **Nervenschädigungen** sind bei der geburtshilflichen neuraxialen Analgesie etwa dreimal seltener als bei einem allgemeinen chirurgischen Kollektiv und haben eine Inzidenz unter 1:240.000 [1]. Wie bei allen invasiven Verfahren besteht die Gefahr einer Blutung oder einer Infektion. Ein streng **aseptisches Vorgehen** einschließlich Mundschutz und Operationshaube ist daher von großer Bedeutung.

Häufigere Komplikationen bzw. Probleme sind die unbefriedigende Wirkung und damit die Notwendigkeit, die Anlage der neuraxialen Analgesie zu wiederholen, was in etwa 5–10% der Fall ist. Der postspinale Kopfschmerz ist eine typische Komplikation der epiduralen Anästhesie und hat eine Häufigkeit von etwa1% [1]. Ursache dieser lageabhängigen Kopfschmerzen ist eine akzidentelle Verletzung der **Dura mater** mit der relativ großlumigen epiduralen Kanüle. Der postspinale Kopfschmerz tritt häufig am zweiten postpartalen Tag auf. Der zuständige Anästhesist sollte darüber informiert

> **Der postspinale Kopfschmerz ist eine typische (Häufigkeit etwa 1%) Komplikation der epiduralen Anästhesie**

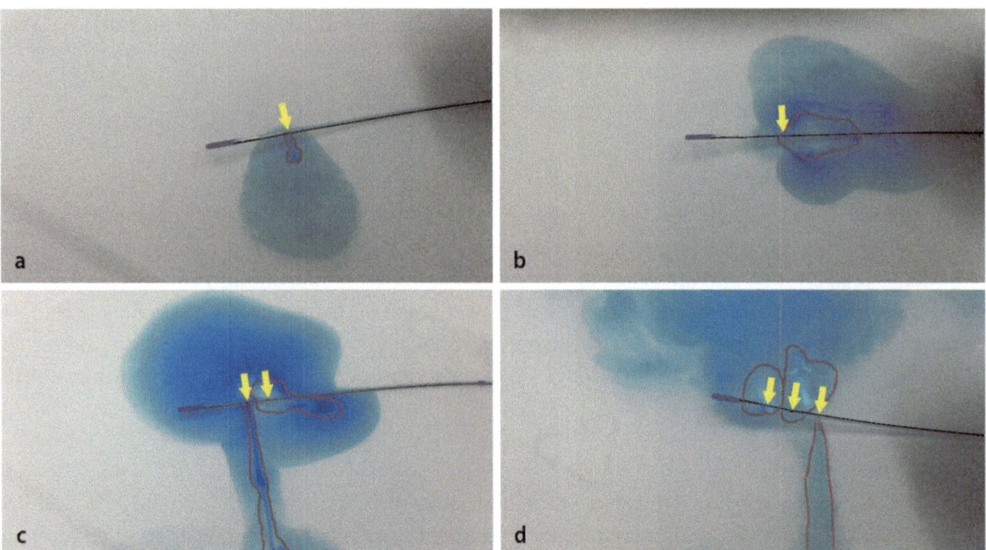

Abb. 1 ▲ Verteilung des Lokalanästhetikums bei unterschiedlicher Injektionsgeschwindigkeit. Ein Epiduralkatheter mit geschlossenem distalen Ende und drei seitlichen Öffnungen („multi-orifice", 20-G-Katheter) wurde in einem Wasserbecken mit blauer Farbe perfundiert. Der Flüssigkeitsstrahl, der beim Austritt aus der Katheteröffnung entsteht, wurde zur Verdeutlichung mit roter Farbe nachbearbeitet. Die Katheteröffnungen, aus denen Flüssigkeit austritt, sind jeweils mit einem *gelben Pfeil* markiert. Es wurde jeweils ein Bolus von 5 ml gegeben. Panel A: 5 ml/h, B: 100 ml/h, C: 250 ml/h, D: manueller Bolus mit etwa 5 ml/etwa 10 s (etwa 1800 ml/h)

Der postspinale Kopfschmerz tritt häufig am zweiten postpartalen Tag auf

Ein Lokalanästhetikum breitet sich im Epiduralraum in Abhängigkeit der Infusions-/Injektionsgeschwindigkeit aus

Das optimale Zeitintervall zwischen den programmierten Boli und die ideale Injektionsgeschwindigkeit sind nicht bekannt

Dosisabhängige Nebenwirkungen der Opioide sind Nausea, Vomitus, Sedation und Atemdepression

werden, und es ist zu entscheiden, ob eine epidurale Injektion von Eigenblut (**Blutpatch**) notwendig ist. Konservative Maßnahmen wie Hydrierung und Bettruhe sind in der Regel wenig hilfreich.

Künftige Entwicklung der epiduralen Analgesie

Schon mit der Einführung der PCEA vor 20 Jahren wurde erkannt, dass sich ein Lokalanästhetikum im Epiduralraum in Abhängigkeit der Infusions- bzw. Injektionsgeschwindigkeit ausbreitet. Je größer die durch das Lokalanästhetikum umspülte Fläche ist, umso größer ist die Anzahl Nervenfasern, bei welchen der Natriumkanal blockiert werden kann. Wie erwähnt, konnte mit patientinnenkontrollierten Boli bei gleichbleibender Analgesie die Dosis der Lokalanästhetika reduziert werden. Gleichzeitig bedeutet die größere Verteilungsfläche auch eine lokale Abnahme der Dosis. Aus diesem Grund sinkt der Anteil an motorischen Blockaden. Die Geschwindigkeit der Injektion hat einen relevanten Einfluss auf die Ausbreitung des Lokalanästhetikums, unter anderem deshalb, weil bei niedriger Geschwindigkeit nur die proximale Öffnung des Epiduralkatheters aktiviert wird (◘ **Abb. 1**). Entwicklungen der letzten 5–6 Jahre haben sich darauf konzentriert, die **Basisinfusion** ebenfalls bolusweise zu applizieren. So wird eine Basis von z. B. 6 ml pro Stunde nicht mehr kontinuierlich, sondern im Intervall als Bolus gegeben. Diese programmierten intermittierenden epiduralen Boli (PIEB) müssen mit den durch die Patientin ausgelösten epiduralen Boli (PCEA) zeitlich koordiniert werden. In den bisherigen Untersuchungen wurden hierzu zwei Schmerzpumpen miteinander gekoppelt, was für den täglichen klinischen Einsatz natürlich nicht denkbar ist. In der Zwischenzeit sind jedoch kommerzielle Pumpen erhältlich, welche den PIEB-Modus beherrschen. Es muss jedoch betont werden, dass heute weder das optimale Zeitintervall zwischen den programmierten Boli noch die ideale Injektionsgeschwindigkeit bekannt sind

Die bisherigen Resultate mit PIEB sind vielversprechend, die neuste Untersuchung [8] konnte im Vergleich zur PCEA mit kontinuierlicher Infusion eine signifikante Reduktion instrumenteller Geburten zeigen.

Intravenöse oder intramuskuläre Analgesie

Zur intravenösen oder intramuskulären peripartalen Analgesie eignen sich Opioide. Diese haben alle ähnliche, dosisabhängige Nebenwirkungsspektra: Nausea, Vomitus, Sedation und Atemdepression.

Tab. 1	Voraussetzungen für die Anwendung der Remifentanil-PCA
Indikationsstellung unter Beachtung wichtiger Ausschlusskriterien (Risikoschwangerschaft, Adipositas und andere)	
Applikation über einen zusätzlichen, einzig für Remifentanil-PCA benutzten intravenösen Zugang	
Auslösen des Bolus ausschließlich durch die Gebärende	
Kontinuierliche Überwachung der Sauerstoffsättigung	
Möglichkeit der Sauerstoffgabe	
Möglichkeit der Beatmung	
1:1-Betreuung durch eine Hebamme, die das Zimmer nur in Ausnahmefällen für kurze Zeit verlassen darf	

Pethidin

Intravenöse oder vor allem intramuskuläre Injektionen von Pethidin galten über lange Jahre als der Standard der parenteralen Analgesie unter der Geburt. Pethidin ist jedoch aus verschiedenen Gründen ein wenig geeignetes Opioid. Der aktive Metabolit Norpethidin wird nur langsam eliminiert und kann **epileptische Krämpfe** auslösen. Die Halbwertszeit von Norpethidin beträgt beim Neugeborenen 18–23 h. Die relativ bescheidene analgetische Effizienz, die Häufigkeit von Übelkeit und Erbrechen und die Beeinflussung des Neugeborenen haben dazu geführt, dass Pethidin in der geburtshilflichen Analgesie immer mehr in den Hintergrund gerückt ist [16].

Auch wegen der relativ geringen analgetischen Effizienz und der Beeinflussung des Kindes ist Pethidin in der Geburtshilfe in den Hintergrund gerückt

Fentanyl

Im Vergleich zu Pethidin ist Fentanyl das potentere Opioid und hat eine kürzere Halbwertszeit. Wird Fentanyl über einen längeren Zeitraum gegeben, so kommt es zur **Kumulation** und somit zur Verlängerung der **kontextsensitiven Halbwertszeit**. Nach einer PCA mit Fentanyl muss bis zu einem Drittel der Neugeborenen mit Naloxon behandelt werden [16].

Nach einer Fentanyl-PCA müssen manche Neugeborenen mit Naloxon behandelt werden

Remifentanil

Die sehr kurze Halbwertszeit ist das wichtigste Merkmal von Remifentanil (z. B. Ultiva®), einem reinen **µ-Rezeptoragonisten**. Die Halbwertszeit ist von der Infusionsdauer unabhängig (konstante kontextsensitive Halbwertszeit). Es kommt somit nicht zur Kumulation. Da die Halbwertszeit sehr kurz ist, eignet sich Remifentanil nicht zur intermittierenden Injektion durch eine Fachperson. Das notwendige Dosierungsintervall kann – je nach Schmerzen – sehr kurz sein. Deshalb wurde Remifentanil in der geburtshilflichen Schmerztherapie als PCA verwendet [17]. Eine Überdosierung von Remifentanil muss unbedingt verhindert werden. Aus diesem Grund wird entweder ein Rückschlagventil verwendet oder es wird ein venöser Zugang gelegt, welcher ausschließlich für die Gabe von Remifentanil verwendet wird. Eine falsche Programmierung der Pumpe, eine zu rasche Applikation der korrekten Bolusmenge oder eine falsche Zubereitung mit einer zu hohen Konzentration sind potenzielle Fehlerquellen, welche bei diesem hochpotenten Medikament rasch zur Atemdepression führen können. Aus diesen Gründen sind internationale Standards für die Applikation von Remifentanil-PCA in der Geburtshilfe definiert worden ([18]; ◘ **Tab. 1**; auch: http://www.remipca.org/de/SOP_remiPCA_20111231.pdf.)

Eine Überdosierung von Remifentanil ist unbedingt zu verhindern

Im Verlauf der Applikation (nach 2–3 h) kommt es – teilweise trotz Dosissteigerung – zu einem Wirkungsabfall oder Wirkungsverlust. Diese Wirkungsverminderung scheint bei Remifentanil im Vergleich zu anderen Opioiden ausgeprägter zu sein.

Nebenwirkungen

Die häufigen Nebenwirkungen sind – wie bei allen Opioiden – Nausea und Vomitus sowie Sedation. Etwa ein Viertel der Patientinnen hat einen relevanten Abfall der Sauerstoffsättigung und über 60% benötigen aufgrund der Hypoventilation zusätzlich Sauerstoff [19]. Aufgrund der sehr hohen Potenz ist jedoch die Atemdepression die schwerwiegendste Nebenwirkung. Aufgrund verschiedener Fallberichte mit Atemstillstand der Mutter wurde vor kurzem in einem Editorial des Periodikums *Anaesthesia* vor der unachtsamen Applikation dieses Medikaments gewarnt [20].

Tab. 2 Neuraxiale Analgesie: Kontraindikationen

Anatomische Pathologie im Bereich der lumbalen Wirbelsäule
Infekt an der Punktionsstelle
Thrombopenie oder andere Gerinnungsstörung
Restwirkung von niedermolekularen Heparinen oder andere medikamentös bedingte Beeinträchtigung der Gerinnung
Ablehnung durch die Patientin

Vergleich mit anderen Opioiden

Remifentanil-PCA führt im Vergleich mit Pethidin zu besserer Analgesie mit weniger neonataler Beeinträchtigung [21]. Die Analgesie ist mit Fentanyl vergleichbar, Remifentanil führt jedoch zu weniger kindlichen Nebenwirkungen.

Vergleich mit neuraxialer Analgesie

Im Vergleich mit einer EDA ist die Qualität der Analgesie unter Remifentanil signifikant geringer, während sich der Geburtsmodus nicht unterscheidet [21]. Das Risiko eines Abfalls der arteriellen Sauerstoffsättigung sowie das für Nausea und Vomitus ist unter Remifentanil-PCA signifikant höher [21]. Die postpartale Zufriedenheit ist interessanterweise unter Remifentanil-PCA trotz der unterlegenen Analgesie nicht unterschiedlich. Dies mag auf den ersten Blick erstaunen, ist jedoch mit der μ-agonistischen Wirkung, welche für die **euphorisierende Wirkung** von Opiaten verantwortlich ist, durchaus erklärbar. Eine adäquate Beurteilung des Nutzen-Risiko-Profils einer Remifentanil-PCA in der geburtshilflichen Schmerztherapie ist derzeit nicht durchführbar [21]. Nur wenige hundert Patientinnen wurden in kontrollierten Studien mit Remifentanil-PCA begleitet, während sich das Sicherheitsprofil der neuraxialen Analgesie auf hunderttausende Patientinnen stützen kann. Bisherige Daten zur Sicherheit der Remifentanil-PCA stützen sich auf nichtkontrollierte Kohortenstudien sowie die wichtige Initiative einer prospektiven Qualitätskontrolle: **http://www.remipca.org**. Um das Sicherheitsprofil korrekt beurteilen zu können, sind weitere und größere kontrollierte Untersuchungen notwendig [21].

Einsatzbereich von Remifentanil-PCA

Remifentanil-PCA ist ein guter Ersatz für Pethidin. Die Auflagen für den Einsatz von Remifentanil-PCA sind jedoch hoch, insbesondere die 1:1-Betreuung durch eine Hebamme, welche den Raum nicht verlassen soll. Daher ist zurzeit der Einsatz wohl vor allem zu sehen, wenn Kontraindikationen für eine neuraxiale Technik bestehen (**◘ Tab. 2**).

Fazit für die Praxis

- Bei einer medizinischen Indikation zur peripartalen Schmerztherapie stellt die neuraxiale Analgesie klar die Methode der Wahl dar: Sie bietet nicht nur eine signifikant bessere Analgesie und Stressreduktion, sondern kann auch zügig in eine Anästhesie zur Sectio caesarea erweitert werden.
- Besteht eine Kontraindikation zur neuraxialen Analgesie, so scheint Remifentanil-PCA heute die beste Alternative zu sein.

Korrespondenzadresse

Prof. Dr. T. Girard
Anästhesiologie, Universitätsspital Basel
Spitalstr. 21, 4031 Basel
thierry.girard@unibas.ch

Interessenkonflikt. Der korrespondierende Autor gibt für sich und seinen Koautor an, dass kein Interessenkonflikt besteht.

Remifentanil führt zu weniger kindlichen Nebenwirkungen

Noch ist das Nutzen-Risiko-Profil einer Remifentanil-PCA in der geburtshilflichen Schmerztherapie nicht sicher zu beurteilen

Die Auflagen für eine Remifentanil-PCA sind hoch, insbesondere die 1:1-Betreuung durch eine Hebamme

Literatur

1. Hawkins JL (2010) Epidural analgesia for labor and delivery. N Engl J Med 326:1503–1510
2. Klomp TT, Poppel MM van, Jones LL et al (2011) Inhaled analgesia for pain management in labour. Cochrane Database Syst Rev 9:CD009351–CD009351
3. Novikova N, Cluver C (2012) Local anaesthetic nerve block for pain management in labour. Cochrane Database Syst Rev 4:CD009200
4. Gogarten W, Van Aken H (2000) A century of regional analgesia in obstetrics. Anesth Analg 91:773–775
5. Deutsche Gesellschaft für Anästhesiologie und Intensivmedizin, Berufsverband Deutscher Anästhesisten in Zusammenarbeit mit der Deutschen Gesellschaft für Gynäkologie und Geburtshilfe (2009) Durchführung von Analgesie- und Anästhesieverfahren in der Geburtshilfe. Anaesthesiol Intensivmed S490–S495
6. Halpern SH, Abdallah FW (2010) Effect of labor analgesia on labor outcome. Curr Opin Anaesthesiol 23:317–322
7. Anim-Somuah M, Smyth RM, Jones L (2011) Epidural versus non-epidural or no analgesia in labour. Cochrane Database Syst Rev CD000331
8. Capogna GG, Camorcia MM, Stirparo SS, Farcomeni AA (2011) Programmed intermittent epidural bolus versus continuous epidural infusion for labor analgesia: the effects on maternal motor function and labor outcome. A randomized double-blind study in nulliparous women. Anesth Analg 113:826–831
9. Wang F, Shen X, Guo X et al (2009) Epidural analgesia in the latent phase of labor and the risk of cesarean delivery: a five-year randomized controlled trial. Anesthesiology 111:871–880
10. Wong CA, Scavone BM, Peaceman AM et al (2005) The risk of cesarean delivery with neuraxial analgesia given early versus late in labor. N Engl J Med 352:655–665
11. Lucas DN (2010) The 30 min decision to delivery time is unrealistic in morbidly obese women. Int J Obstet Anesth 19:431–435
12. Stotland NE (2008) Obesity and pregnancy. BMJ 337:a2450
13. Halpern SH, Carvalho B (2009) Patient-controlled epidural analgesia for labor. Anesth Analg 108:921–928
14. Wilson MJA, Macarthur C, Cooper GM et al (2009) Ambulation in labour and delivery mode: a randomised controlled trial of high-dose vs mobile epidural analgesia. Anaesthesia 64:266–272
15. Simmons SW, Taghizadeh N, Dennis AT et al (2012) Combined spinal-epidural versus epidural analgesia in labour. Cochrane Database Syst Rev 10:CD003401
16. Evron S, Ezri T (2007) Options for systemic labor analgesia. Curr Opin Anaesthesiol 20:181–185
17. Hill D (2008) Remifentanil in obstetrics. Curr Opin Anaesthesiol 21:270–274
18. Hinova A, Fernando R (2009) Systemic remifentanil for labor analgesia. Anesth Analg 109:1925–1929
19. Tveit TO, Seiler S, Halvorsen A, Rosland JH (2012) Labour analgesia: a randomised, controlled trial comparing intravenous remifentanil and epidural analgesia with ropivacaine and fentanyl. Eur J Anaesthesiol 29(3):129–136
20. Muchatuta NA, Kinsella SM (2013) Remifentanil for labour analgesia: time to draw breath? Anaesthesia 68:213–235
21. Schnabel AA, Hahn NN, Broscheit JJ et al (2012) Remifentanil for labour analgesia: a meta-analysis of randomised controlled trials. Eur J Anaesthesiol 29:177–185
22. Stamer UM, Stüber F (2007) Spinal- oder Epiduralanästhesie zur Sectio caesarea bei Präeklampsie. Anasthesiol Intensivmed Notfallmed Schmerzther42(3):200–207]

Gynäkologe 2013 · 46:571–580
DOI 10.1007/s00129-013-3192-0
Online publiziert: 3. August 2013
© Springer-Verlag Berlin Heidelberg 2013

Redaktion
T. Dimpfl, Kassel
W. Janni, Ulm
R. Kreienberg, Landshut
N. Maass, Aachen
O. Ortmann, Regensburg
T. Strowitzki, Heidelberg
K. Vetter, Berlin
R. Zimmermann, Zürich

L. Schäffer
Klinik für Geburtshilfe, Universitätsspital Zürich

Geburtseinleitung

Zusammenfassung

Die Geburtseinleitung ist ein häufig angewendetes Vorgehen, wenn eine Entbindung vor dem Einsetzen spontaner Wehen angestrebt werden soll, sie betrifft etwa 20–25% aller Schwangerschaften. Da die Einleitung den natürlichen Verlauf der Schwangerschaft beeinflusst, muss eine entsprechende Aufklärung über die Vor- und Nachteile und die unterschiedlichen Einleitungsmethoden erfolgen und dokumentiert werden. Neben medizinischen Indikationen kann auch eine elektive „Wunscheinleitung" gerechtfertigt sein. Die unterschiedlichen Einleitungsverfahren, wie Oxytocin, Prostaglandine und mechanische Methoden, müssen abhängig von den Vorbedingungen sorgfältig gegeneinander abgewogen werden. Vor Beginn einer Einleitung muss neben der Überprüfung des fetalen und maternalen Zustands die Einleitungsindikation, das Gestationsalter und der Cervixbefund beurteilt werden.

Schlüsselwörter

Intrauteriner Fruchttod · Oxytocin · Prostaglandine · Mekonium · Plazentainsuffizienz

Lernziele

Nach Lektüre dieses Beitrags
- können Sie die Wertigkeit unterschiedlicher Einleitungsindikationen einschätzen.
- kennen Sie verschiedene Einleitungsmethoden mit ihren Vor- und Nachteilen.
- besitzen Sie ein Bewusstsein für die erforderlichen Vorbedingungen vor der Entscheidung für eine Geburtseinleitung.

Einleitung

Die Geburtseinleitung dient der **Triggerung der Geburt** vor dem physiologischen Geburtsbeginn und endet mit einer Eröffnung des Muttermundes ≥4 cm in Kombination mit eigener Wehentätigkeit. Eine Geburtseinleitung kann einerseits aufgrund medizinischer Ursachen indiziert sein, um Schädigungen von Mutter oder Kind abzuwenden, kann aber auch persönliche Präferenzen der Schwangeren aufgrund äußerer Umstände (Planbarkeit, Wunsch) im Sinne einer Wunscheinleitung widerspiegeln. Der vermeintliche Benefit einer Triggerung des Geburtsbeginns mit dem Ziel einer vaginalen Geburt muss dabei immer gegen die potenziellen Nachteile und Risiken einer Einleitung abgewogen werden. Neben der Einleitungsmethode ist dabei auch der optimale Schwangerschaftszeitpunkt der Einleitung zu berücksichtigen. Je schwächer die Indikation, desto zurückhaltender sollte mit der Einleitung umgegangen werden [1].

Je schwächer die Indikation, desto zurückhaltender ist mit der Einleitung umzugehen

Voraussetzungen vor einer Geburtseinleitung

Vor jeder Geburtseinleitung sollte neben der nochmaligen Überprüfung der Indikation das Gestationsalter verifiziert werden. Ferner muss eine Aufklärung über den Nutzen sowie die möglichen Nachteile und Risiken aufgeklärt und dies schriftlich dokumentiert werden. Dabei sollten auch
- der Zeitrahmen,
- die Möglichkeit einer erfolglosen Einleitung,
- die in diesem Fall zur Verfügung stehenden Optionen sowie
- die Alternativen einer Einleitung

Vor jeder Einleitung sollten die Indikation überprüft und das Gestationsalter verifiziert werden

besprochen werden. Ferner sollte sonographisch die fetale Lage und Einstellung überprüft werden sowie die **Lokalisation der Plazenta**, um mögliche Kontraindikationen einer vaginalen Geburt zu erfassen. Ein **Kardiotokogramm** (CTG) sollte vor Beginn über mindestens 30 min abgeleitet werden. Bestehen hier Auffälligkeiten, sollten die vorgesehene Einleitungsmethode wie auch die Einleitung an sich überdacht werden. Der maternale Zustand sollte den zeitlichen Anforderungen und Belastungen einer vaginalen Geburt entsprechen. Schließlich ist eine vaginale Untersuchung zur Beurteilung der Portio mittels Bishop score durchzuführen. Der **Bishop-Score** ist einer der wichtigsten Prädiktoren für den Erfolg einer Einleitung, wobei v. a. die Zervixdilatation, Länge und Position entschei-

Der maternale Zustand sollte den zeitlichen Anforderungen und Belastungen einer vaginalen Geburt entsprechen

Induction of labor

Abstract
Induction of labor is a commonly used obstetric procedure with a frequency of approximately 20–20% of pregnancies. Because induction influences the natural course of pregnancy correct advice about the possible advantages and disadvantages and different methods of induction have to be given as informed consent and also documented. In addition to medical indications an elective induction on request can be a justified option. The different methods of induction, such as oxytocin, prostaglandins and mechanical methods have to be thoroughly weighed against each other and assessed depending on the individual situation. Before an induction is carried out fetal and maternal well-being, indications and gestational age have to be verified and the cervix evaluated.

Keywords
Meconium · Placental failure · Intrauterine fetal death · Oxytocin · Prostaglandins

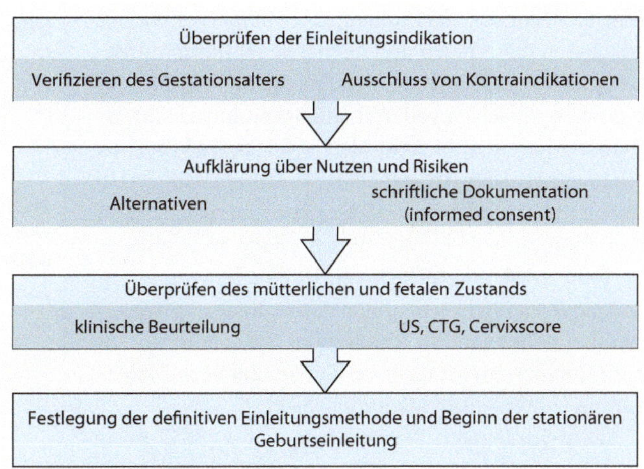

Abb. 1 ▶ Geburtseinleitung, Algorithmus

dend sind, weniger die Konsistenz [2]. Eine sonographische Beurteilung der Zervix ist dem Bishop-Score nicht überlegen [3]. Die Geburtseinleitung sollte vorzugsweise unter stationären Bedingungen stattfinden, da eine ausreichende Evaluation hinsichtlich der Sicherheit unter ambulanten Bedingungen nicht gegeben ist (◘ **Abb. 1**).

Indikationen

Eine medizinische Indikation zur Geburtseinleitung ist gegeben, wenn das Risiko für Mutter oder Kind eine Schwangerschaft fortzuführen größer eingeschätzt wird als das Risiko einer *verfrühten* Geburt, kombiniert mit den mit der Einleitung einhergehenden spezifischen Risiken, und wenn die Abwägung gegenüber der Entbindung per primärer Sectio zugunsten der Einleitung fällt.

In der Folge werden gängige Einleitungsindikationen und deren Wertigkeit beschrieben, ohne Anspruch auf Vollständigkeit zu erheben (◘ **Infobox 1**).

Fetale Indikationen

Terminüberschreitung
Schwangerschaften jenseits des gesicherten Geburtstermins haben eine erhöhte Rate an intrauteriner und neonataler Mortalität und Morbidität, selbst wenn andere Risikofaktoren, wie intrauterine Wachstumsrestriktion/-retardierung (IUGR) und Makrosomie, ausgeschlossen wurden. Als Ursachen hierfür stehen neben noch nicht bekannten Faktoren v. a. eine plazentare Insuffizienz, Nabelschnurkompressionen und intrauterine Infektionen im Vordergrund, die zu kindlicher Hypoxie, Asphyxie und **Mekoniumaspiration** führen können [4, 5].

Eine Metaanalyse der auf Basis dieser Erkenntnisse durchgeführten Studien zeigt, dass im Vergleich zu einem abwartenden Vorgehen mit klinischer Überwachung eine Geburtseinleitung ab 41 SSW zu einer signifikanten Reduktion der **perinatalen Mortalität** (RR 0,31, 95%-KI 0,12–0,88) sowie der Rate an Mekoniumaspirationen (RR 0,50, 95%-KI 0,34–0,71) führte und gleichzeitig weniger Entbindungen per Sectio (auch bei unreifer Zervix) notwendig waren (RR 0,89, 95%-KI 0,81–0,97; [6]). Eine Einleitung bei 41 SSW scheint dabei ferner mit einer höheren Patientenzufriedenheit im Vergleich zu einem abwartenden Verhalten verbunden zu sein [7].

Vorzeitiger Blasensprung
Der vorzeitige Blasensprung vor dem Einsetzen regelmäßiger Wehentätigkeit am Termin betrifft etwa 8% aller Schwangerschaften [8]. In der Mehrzahl kommt es zum spontanen Einsetzen von Wehen innerhalb von 24 h. Im Vergleich zum aktiven Management wird ein exspektatives Management mit dem Risiko aszendierender Infektionen und damit einer signifikanten Zunahme an Chorioamnionitis, Endomyometritis und neonataler Infektionen assoziiert [9, 10]. So konnte gezeigt werden, dass die zeitnahe Geburtseinleitung zu einer signifikanten Reduktion maternaler Infektionen (Chorioamnionitis RR 0,74, 95%-KI 0,56–0,97; Endomyometritis RR 0,30, 95%-KI 0,12–0,74) wie auch Verlegungen auf die neonatologische Intensivstation RR 0,73, 95%-KI 0,58–0,91) führt, ohne die

Aus Sicherheitsgründen sollte die Geburtseinleitung stationär erfolgen

Neonatale Morbidität und Mortalität sind auch ohne zusätzliche Risikofaktoren höher in Schwangerschaften jenseits des gesicherten Geburtstermins

Ein exspektatives Management bei Blasensprung ist mit dem Risiko aszendierender Infektionen assoziiert

Rate an Sectiones zu erhöhen [11]. Um einerseits einer adäquaten maternalen und neonatalen **Risikominimierung** und andererseits dem wahrscheinlichen physiologischen Einsetzen von Wehentätigkeit innerhalb vertretbarer Zeit gerecht zu werden ist folgendes Vorgehen ein pragmatischer Ansatz: Bei risikoarmer Situation bei unauffälliger fetaler und mütterlicher Überwachung ist eine Einleitung 24 h nach Blasensprung zu beginnen, bei **B-Streptokokken-Nachweis** ist eine Einleitung unmittelbar zu beginnen (unter Antibiotikaprophylaxe) und bei unbekanntem Status einen Schnelltest durchzuführen bzw. wenn nicht verfügbar 12 h nach Blasensprung (unter Antibiotikaprophylaxe).

> **Infobox 1**   Häufige Indikationen für eine Geburtseinleitung
>
> - Terminüberschreitung
> - Vorzeitiger Blasensprung
> - Diabetes mellitus
> - Oligohydramnion
> - Fetale Wachstumsretardierung
> - Z. n. intrauterinem Fruchttod
> - Mütterliches Alter >40 Jahre
> - Schwangerschaftscholestase
> - Präeklampsie
> - Wunsch der Schwangeren

Beim vorzeitigen Blasensprung vor 37 SSW muss zwischen der Gruppe der frühen (<34 SSW) und der Gruppe der späten (≥34 SSW) Blasensprüngen unterschieden werden. Während in der frühen Blasensprung Gruppe bei unauffälliger fetaler und maternaler Überwachung die Vorteile eines abwartenden Vorgehens überwiegen zu scheinen, ist in der Gruppe der späten Blasensprünge mit vermutet vorhandener **Lungenreife** (34–37 SSW) das Vorgehen weniger klar, sodass keine Einigkeit unterschiedlicher Fachgesellschaften hinsichtlich des Vorgehens besteht. Die vorhandene Datenlage scheint jedoch keinen relevanten mütterlichen oder neonatalen Benefit einer Einleitung vor 37 SSW zu ergeben, sodass zum jetzigen Zeitpunkt ein individuelles Vorgehen mit der Mutter besprochen werden kann, grundsätzlich aber zurückhaltend vorgegangen werden sollte [12, 13].

> **Vor 37 SSW sollte grundsätzlich zurückhaltend vorgegangen werden**

Oligohydramnion

Ein Oligohydramnion (Fruchtwasserindex <5 cm oder größtes vertikales Depot <2 cm) in Terminnähe wird mit ungünstigem fetalen Outcome durch **Plazentainsuffizienz**, Mekoniumaspiration und Nabelschnurkompression in Verbindung gebracht. Ein Oligohydramnion liegt in etwa bei 10% der Schwangerschaften >37 SSW vor. Wenngleich ausreichend große, prospektiv randomisierte Studien zu diesem Thema fehlen, ist bei unkompliziertem, isoliertem Oligohydramnion die zeitnahe Einleitung nach 37 SSW empfohlen, um intrauterine Fruchttode (IUFT) zu vermeiden [14].

> **Bei unkompliziertem, isoliertem Oligohydramnion wird die zeitnahe Einleitung nach 37 SSW empfohlen, um IUFT zu vermeiden**

Intrauterine Wachstumsretardierung

Bei sonographischem Verdacht auf intrauterine **Wachstumsretardierung** (≥37 SSW) sollte auch bei unauffälliger fetaler und mütterlicher Überwachung die Geburtseinleitung mit der Schwangeren diskutiert werden, da das Risiko eines intrauterinen Fruchttodes mit zunehmendem Gestationsalter und in Abhängigkeit der Schwere der Wachstumsretardierung zunimmt. Bei 39 SSW beispielsweise haben Feten mit einem Geburtsgewicht <3. Perzentile ein etwa 14-fach erhöhtes Risiko für einen intrauterinen Fruchttod im Vergleich zu einem Geburtsgewicht >10. Perzentile [15]. Wenngleich eine randomisierte Studie keinen Unterschied einer terminnahen Einleitung im Vergleich zu einem abwartenden Verhalten zeigen konnte [16], war die Fallzahl doch zu klein, um einen relevanten Effekt hinsichtlich eines IUFT zu erfassen, sodass bei vergleichbaren übrigen kindlichen und mütterlichen Risiken die Geburtseinleitung empfohlen ist [14, 17]. Bei auffälliger mütterlicher oder fetaler Überwachung muss zudem abgeschätzt werden, ob genügend Zeit für eine Einleitung gegeben ist und ob für den Feten die Belastung der vaginalen Geburt tolerabel ist. Bei Schwangerschaften mit früherem Gestationsalter muss der Schweregrad der IUGR und der Begleitpathologien gegenüber dem Risiko der **Frühgeburtlichkeit** individuell abgeschätzt werden.

> **Bei auffälliger mütterlicher/fetaler Situation ist abzuschätzen, ob genug Zeit ist für eine Einleitung und ob der Fet eine vaginale Geburt tolerieren kann**

Unerklärter später intrauteriner Fruchttod

Bei unerklärtem späten intrauterinen Fruchttod aus risikoarmen Schwangerschaften ist das Wiederholungsrisiko überschaubar mit 8–10/1000 nach 20 SSW und etwa 2/1000 nach 37 SSW [18]. Die Möglichkeit einer frühen Geburtseinleitung (38–39 SSW) sollte v. a. auch aus **psychologischen Gründen** mit den Eltern diskutiert und nach Abwägung der **gestationsaltersabhängigen Risiken** individuell festgelegt werden. Bei St.n. IUFT aus Risikoschwangerschaften muss ein optimaler Einleitungszeitpunkt individuell festgelegt werden.

Abnehmende Kindsbewegungen

Wiederholt abnehmende Kindsbewegungen in Terminnähe, insbesondere auch bei sonst unauffälligen Befunden, können einem intrauterinen Fruchttod vorausgehen [19]. Wenngleich keine Studien vorliegen, ist auch im Falle ansonsten unauffälliger fetaler und mütterlicher Befunde der potenziell protektive Effekt vor dem Hintergrund der geringen Risiken einer Geburtseinleitung mit den Eltern zu besprechen [20].

Fetale Makrosomie

Während die fetale Makrosomie ein Risikofaktor für kindliche (z. B. Schulterdystokie) und mütterliche (z. B. höhergradige Dammrisse) Komplikationen ist und in den letzten 3–4 Wochen der Schwangerschaft mit einer durchschnittlichen kindlichen Gewichtszunahme von etwa 200–250 g/Woche zu rechnen ist, zeigt eine – allerdings spärliche – Datenlage keinen protektiven Effekt einer Geburtseinleitung bei Verdacht auf fetale Makrosomie bei 39–40 SSW ohne zusätzliche Risikofaktoren. So war die Rate an vaginal-operativen Entbindungen und **Schulterdystokien** im Vergleich zu einem abwartenden Verhalten nicht vermindert, neonatale APGAR-Scores vergleichbar und das Risiko für eine sekundäre Sectio möglicherweise sogar erhöht [21, 22]. Ein großer Unsicherheitsfaktor ist zudem die wenig gute sonographische und klinische Prädiktion der Makrosomie.

Mütterliche Indikationen

Mütterlicher Diabetes mellitus

Die Hauptgründe für die Indikation einer Geburtseinleitung bei mütterlichem Diabetes mellitus sind einerseits die Verhinderung eines späten **intrauterinen Fruchttods** ([23]; u. a. Endzottenmangel) sowie die durch **diabetische Makrosomie** erhöhten Risiken für Schulterdystokie und Sectio andererseits. Der optimale Zeitpunkt einer Geburtseinleitung ist nur mäßig gut mit prospektiven Studien abgesichert und hängt von mütterlichen Begleitpathologien (z. B. Gefäßschäden, Hypertonie), diabetischer Stoffwechsellage und Einstellung sowie vom fetalen Zustand (z. B. Makrosomie, Polyhydramnion, IUGR) ab. Generell ist eine Einleitung der Geburt bei vorbestehendem Diabetes und Gestationsdiabetes bei 38–40 SSW empfohlen, wobei bei gut eingestellter Stoffwechsellage und unauffälliger mütterlichen und fetalen Befunden die Einleitung am Termin, bei zusätzlichen Risikofaktoren bei eher 37–39 SSW und im Falle einer schlechten Stoffwechsellage oder Compliance individuell auch entsprechend früher eine Entbindung ab 34 SSW zu diskutieren ist [14].

Fortschreitendes mütterliches Alter

Mit fortschreitendem mütterlichen Alter steigt das Risiko insbesondere für einen terminnahen intrauterinen Fruchttod auch nach Korrektur für andere Risikofaktoren signifikant an, sodass spätestens ab einem Alter ≥40 dieses 2- bis 3-fach erhöhte Risiko mit der Schwangeren besprochen werden sollte. Ein optimaler Entbindungszeitpunkt wäre 38–40 SSW, eine Terminüberschreitung sollte vermieden werden [24, 25, 26].

Intrahepatische Schwangerschaftscholestase

Die intrahepatische Schwangerschaftscholestase ist mit einem erhöhten Risiko für einen intrauterinen Fruchttod und Asphyxie (etwa 1–3%) in der Mehrheit der Fälle nach 37–38 SSW verbunden [27]. Wenngleich randomisierte Studien fehlen, scheint die Einleitung bei 38 SSW gerechtfertigt [28, 29].

Präeklampsie

Eine Geburtseinleitung ≥37 SSW bei Schwangerschaftshypertonie und leichter Präeklampsie (ohne imminente mütterliche oder fetale Gefahr) führt zu einer signifikanten Verringerung maternaler Morbidität und einer geringeren Sectiorate bei unverändertem kindlichem Outcome [30], sodass hier die Einleitung zu empfehlen ist. Die Indikation für eine Einleitung vor ≥34 SSW ist derzeit noch unklar und wird bei stabilen mütterlichen und fetalen Verhältnissen im Allgemeinen nicht empfohlen.

Wunscheinleitung

Die „Wunscheinleitung" am Termin ohne direkte medizinische Indikation aus pragmatischen oder psychoemotionalen Gründen scheint gemäß Studienlage zumindest auch bei unreifer Zervix nicht

Bei fetaler Makrosomie ohne zusätzliche Risikofaktoren scheint eine Geburtseinleitung keinen protektiven Effekt zu haben

Ein Unsicherheitsfaktor ist die wenig gute sonographische und klinische Prädiktion der Makrosomie

Generell ist eine Einleitung der Geburt bei vorbestehendem Diabetes und Gestationsdiabetes bei 38–40 SSW empfohlen

Bei intrahepatischer Schwangerschaftscholestase scheint eine Einleitung bei 38 SSW gerechtfertigt

zu einer erhöhten Rate an Sectiones zu führen, perinatale Mortalität wie auch die mütterliche Morbidität sind eher vermindert [6, 31, 32]. Die elektive Einleitung sollte nicht vor 39–40 SSW erfolgen.

Einleitungsmethoden

Unterscheiden lassen sich medikamentöse und mechanische Einleitungsmethoden. Welche zum Einsatz kommen, hängt von der Indikation, Anamnese, Status der Zervix sowie fallspezifischen Risikofaktoren und Kontraindikationen ab.

Oxytocin ist ein Polypeptidhormon, das vermittelt durch eine G-Proteinkaskade über Oxytocinrezeptoren intrazelluläres Kalzium im Myometrium erhöht und dadurch Kontraktionen induziert. Die Plasmahalbwertszeit ist kurz (3–6 min), sodass eine gute **Steuerbarkeit** gegeben ist. Eine Steady-state-Konzentration wird unter kontinuierlicher Infusion nach etwa 40 min im maternalen Plasma erreicht. Eine Reihe von Dosierungsschemata ist beschrieben und sollte den lokal implementierten Standards entsprechen. Ziel ist die Induktion einer regelmäßigen Wehentätigkeit, die 3–4/10 min nicht überschreiten sollte. Unter Oxytocininfusion ist eine fetale Überwachung mittels CTG sicherzustellen. Bei fehlendem Fortschritt sollten nach 6 h die Infusion gestoppt werden und das Vorgehen neu überdacht werden. Oxytocin als primäre Einleitungsmethode ist v. a. bei **reifer Zervix** effektiv und bei Kontraindikationen für Prostaglandine das Mittel der ersten Wahl. Bei unreifer Zervix scheint Oxytocin den Prostaglandinen unterlegen und damit zweite Wahl zu sein [33]. Relevante Nebenwirkungen einer Überdosierung mit Hyperstimulation sind v. a. eine fetale Hypoxie im Rahme einer Polysystolie und die Uterusruptur. Ferner kann aufgrund der antidiuretischen Wirkung (**ADH-Analogon**) eine Hyponatriämie mit der Gefahr der Wasserintoxikation bei exzessiver Verwendung entstehen. Eine langdauernde, exzessive Stimulation kann zudem zu postpartaler Atonie und Blutung führen.

Die am häufigsten verwendeten **Prostaglandine** zur Geburtseinleitung sind die Isoformen E1 (Misoprostol) und E2 (Dinoproston). Diese binden an Prostaglandin E Rezeptoren und führen zu einem Umbau der Kollagen- und extrazellulären Matrix des Zervixgewebes, was zu einer Erweichung, Auflockerung und Eröffnung führt. Gleichzeitig scheint es auch zu einer direkten Aktivierung der uterinen Myozyten zu kommen. Die Einleitung mit Prostaglandinen vermindert den Oxytocinbedarf zur Wehenunterstützung im weiteren Verlauf im Vergleich zu mechanischen Einleitungsmethoden (z. B. Ballonkatheter). Insbesondere bei unreifer Zervix ist die Geburtseinleitung mit Prostaglandinen der mit Oxytocin überlegen [33]. Während Prostaglandin-E2-Präparate (Dinoproston) für eine Geburtseinleitung zugelassen sind, aber gekühlt gelagert werden müssen und um ein Vielfaches teurer sind, muss Prostaglandin E1 (Misoprostol) aufgrund der fehlenden Zulassung für die Geburtseinleitung am Termin als „off-label use" mit entsprechender Vorsicht und nach Einholen des „informed consent" eingesetzt werden. Dabei ist die Effektivität der einzelnen Substanzen, abhängig von der Dosierung, etwa vergleichbar, wobei Misoprostol hinsichtlich Effektivität den Prostaglandin-E2-Präparaten etwas überlegen scheint, auf Kosten einer höheren Rate an **Hyperstimulationen**, mehr CTG-Auffälligkeiten, nicht aber einhergehend mit einer erhöhten Sectiorate [34]. Daher ist eine **niedrige Einzeldosierung** (Misoprostol 25 µg vaginal) zu bevorzugen. Hinsichtlich des Applikationsweges ist die vaginale oder orale Applikation vertretbar, optimale Dosierungen und Intervalle sind nicht definitiv geklärt. Die orale Route hat möglicherweise hinsichtlich uteriner Hyperstimulation und 5-min-APGAR-Werten einen Vorteil [1, 35]. Unter den Prostaglandin-E2-Präparaten ist ein **Vaginal-Insert** verfügbar, dessen Vorteil die Möglichkeit einer Entfernung im Falle einer Hyperstimulation sein könnte, wenngleich einzig die Rate operativ vaginaler Entbindungen vermindert war bei ansonsten vergleichbarem Outcome [36]. Ein Vaginalinsert mit Prostaglandin E1 wird derzeit erprobt.

Selten können Fieber, Schüttelfrost und gastrointestinale Symptome als Nebenwirkungen vorkommen, sie sind dosisabhängig und treten bei regulärer vaginaler Applikation selten auf. Relevante Nebenwirkungen der Prostaglandine sind Polysystolie und damit einhergehende CTG-Veränderungen. Ob dies am narbenfreien Uterus zu einer erhöhten Rate an **Uterusrupturen** (◘ Abb. 2) führt, ist derzeit nicht geklärt. Bei Schwangerschaften mit Status nach Sectio oder anderen das Myometrium verletzenden Operationen ist jedoch besondere Vorsicht geboten, sodass nach vorsichtiger Abwägung und strenger Indikationsstellung Prostaglandin-E2-Präparate eingesetzt werden können. Die Anwendung von Prostaglandin E1 (Misoprostol) hingegen ist gemäß DGGG-Leitlinie kontraindiziert [37].

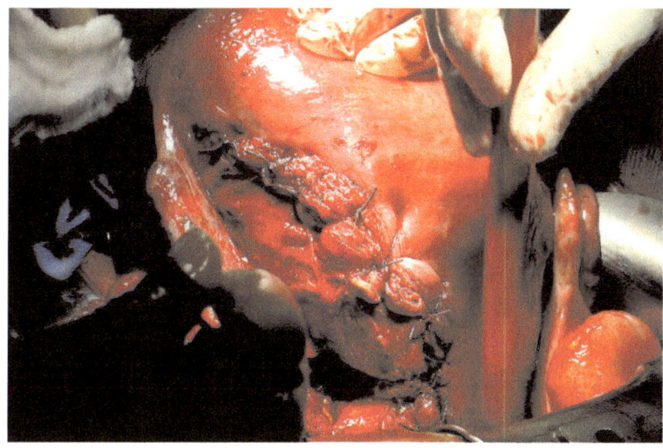

Abb. 2 ▶ Uterus nach Versorgung einer Ruptur an der Hinterwand

Eine fetale Überwachung mittels CTG über mindestens 30 min nach Einlage eines Prostaglandins und kontinuierliche Überwachung bei Einsetzen von Wehentätigkeit ist obligat. Wegen der Gefahr der Hyperstimulation sollte stets eine **Notfalltokolyse** bereit sein. Ferner ist bei Verwendung von Prostaglandinen neben einer Aufklärung über den Off-label-Use bei Misoprostol über die Risiken der Hyperstimulation einschließlich der seltenen **Uterusruptur** aufzuklären und dies schriftlich zu dokumentieren.

Beim Einsatz von Misoprostol ist über den Off-label-Use aufzuklären

Mechanische Methoden

Der durch den **Ballonkatheter** aufgebaute Druck führt zur mechanischen Dehnung und zur Ausschüttung von endogenen lokalen Prostaglandinen, die bei unreifer Zervix den Geburtsbeginn triggern sollen. Dazu wird der Ballon durch das Os internum der Zervix hindurch geführt und extraamnial mit 30–80 ml NaCl gefüllt. Zur Einleitung können einfache Foley-Katheter (16 oder 18 Ch.) sowie dafür entwickelte Doppelballonkatheter verwendet werden, ihr jeweiliger Effekt ist vergleichbar [38]. Die Verweildauer sollte 12–24 h nicht überschreiten, wobei 12 h auszureichen scheinen [39]. Ballonkatheter sind allenfalls geringfügig weniger effektiv als Prostaglandine, haben dafür aber ein geringes Risiko für eine Hyperstimulation und eine damit assoziierte Uterusruptur [40]. Deshalb sind Ballonkatheter bei Status nach Sectio und unreifer Zervix das Mittel der Wahl und sind auch sonst eine gute Alternative zu Prostaglandinen [41]. Eine gleichzeitige Kombination mit Oxytocin ist möglich, scheint den Einleitungserfolg aber nicht zu beschleunigen [42]. Nebenwirkungen, welche eine Entfernung des Katheters nötig machen, sind durch den Druck ausgelöste Schmerzen. Ein potenzielles Risiko besteht zudem für das Auftreten von intrauterinen Infektionen, auch wenn dies bisher nicht nachgewiesen werden konnte [40]. Insbesondere bei Blasensprung ist daher besondere Vorsicht geboten, sodass der Katheter nach spätestens 12 h entfernt werden sollte. Bei Kombination mit anderen Risikofaktoren (Streptokokken B oder bakterieller Vaginose) sollte zurückhaltend vorgegangen werden. Plazentatiefsitz ist eine absolute Kontraindikation.

Bei Status nach Sectio und unreifer Zervix sind Ballonkatheter das Mittel der Wahl

Ein Eröffnen der Fruchtblase (**Amniotomie**) ist nur bei entsprechend reifer Zervix möglich und sollte in der Regel nur bei gutem Bezug des Kopfes zur Zervix aufgrund der Gefahr eines Nabelschnurvorfalls erfolgen und bei geringem Risiko für intrauterine Infektion (HIV ist u. a. Kontraindikation). Die Kombination mit Oxytocin (Beginn 30 min nach Blasensprung) erhöht die Effektivität. Genauso scheint im Falle einer Einleitung mit Oxytocin das frühzeitige Eröffnen der Fruchtblase auch bei Primiparae die Zeit bis zur Geburt signifikant zu senken, ohne dabei die Komplikationsrate zu erhöhen [43].

Plazentatiefsitz ist eine absolute Kontraindikation für eine Einleitung per Ballonkatheter

Fazit für die Praxis

- Die Geburtseinleitung ist ein Eingriff in den natürlichen Verlauf der Schwangerschaft und bedarf daher der sorgfältigen Abwägung.
- Die Indikationsstellung beruht in der Regel auf möglichen kindlichen oder mütterlichen Gefahren für die Fortführung der Schwangerschaft, welche unterschiedlich gut belegt sind.

- Sowohl pharmakologische als auch mechanische Einleitungsmethoden stehen zur Verfügung, welche in Abhängigkeit der Ausgangssituation gewählt werden müssen.
- Vor Beginn einer Einleitung ist eine sorgfältige Überprüfung der Indikation und Ausgangssituation sowie möglicher Kontraindikationen durchzuführen, die adäquate Einleitungsmethode im Einverständnis der Eltern zu wählen und eine schriftliche Dokumentation hierüber durchzuführen.
- Um Enttäuschungen und einem in der Folge verfrühtem Wunsch nach Sectio vorzubeugen sollten die Eltern informiert werden, dass eine Geburtseinleitung sich über mehrere Tage hinziehen kann.

Korrespondenzadresse

PD Dr. L. Schäffer
Klinik für Geburtshilfe, Universitätsspital Zürich
Frauenklinikstr. 10, 8091 Zürich
leonhard.schaeffer@usz.ch

Einhaltung der ethischen Richtlinien

Interessenkonflikt. Der korrespondierende Autor gibt an, dass kein Interessenkonflikt besteht .

Literatur

1. World Health Organization (2011) WHO recommendations for induction of labour. Geneva: world health organization. http://www.ncbi.nlm.nih.gov/books/NBK131963/
2. Crane JMG (2006) Factors predicting labor induction success: a critical analysis. Clin Obstet Gynecol 49(3):573–584
3. Hatfield AS, Sanchez-Ramos L, Kaunitz AM (2007) Sonographic cervical assessment to predict the success of labor induction: a systematic review with metaanalysis. Am J Obstet Gynecol 197(2):186–192
4. Divon MY, Haglund B, Nisell H et al (1998) Fetal and neonatal mortality in the postterm pregnancy: the impact of gestational age and fetal growth restriction. Am J Obstet Gynecol 178(4):726–731
5. Bruckner TA, Cheng YW, Caughey AB (2008) Increased neonatal mortality among normal-weight births beyond 41 weeks of gestation in California. Am J Obstet Gynecol 199(4):421.e1–e7
6. Gülmezoglu AM, Crowther CA, Middleton P, Heatley E (2012) Induction of labour for improving birth outcomes for women at or beyond term. Cochrane Database Syst Rev 6:CD004945
7. Heimstad R, Romundstad PR, Hyett J, Mattsson L-A (2007) Salvesen KA. Women's experiences and attitudes towards expectant management and induction of labor for post-term pregnancy. Acta Obstet Gynecol Scand 86(8):950–956
8. Cammu H, Verlaenen H, Perde MP (1990) Premature rupture of membranes at term in nulliparous women: a hazard? Obstet Gynecol 76(4):671–674
9. Herbst A, Källén K (2007) Time between membrane rupture and delivery and septicemia in term neonates. Obstet Gynecol 110(3):612–618
10. Tran SH, Cheng YW, Kaimal AJ, Caughey AB (2008) Length of rupture of membranes in the setting of premature rupture of membranes at term and infectious maternal morbidity. Am J Obstet Gynecol 198(6):700.e1–e5
11. Dare MR, Middleton P, Crowther CA et al (2006) Planned early birth versus expectant management (waiting) for prelabour rupture of membranes at term (37 weeks or more). Cochrane Database Syst Rev (1):CD005302
12. Van der Ham DP, Van der Heyden JL, Opmeer BC et al (2012) Management of late-preterm premature rupture of membranes: the PPROMEXIL-2 trial. Am J Obstet Gynecol 207(4):276.e1–e10
13. Buchanan SL, Crowther CA, Levett KM et al (2010) Planned early birth versus expectant management for women with preterm prelabour rupture of membranes prior to 37 weeks' gestation for improving pregnancy outcome. Cochrane Database Syst Rev (3):CD004735
14. Spong CY, Mercer BM, D'alton M et al (2011) Timing of indicated late-preterm and early-term birth. Obstet Gynecol 118(2 Pt 1):323–333
15. Pilliod RA, Cheng YW, Snowden JM et al (2012) The risk of intrauterine fetal death in the small-for-gestational-age fetus. Am J Obstet Gynecol 207(4):318.e1–e6
16. Boers KE, Vijgen SMC, Bijlenga D et al (2010) Induction versus expectant monitoring for intrauterine growth restriction at term: randomised equivalence trial (DIGITAT). BMJ 341:c7087
17. Kenny LC, McCowan L (2010) Induction of labour for intrauterine growth restriction at term. BMJ 341:c6768
18. (o A) (2009) ACOG practice bulletin no. 102: management of stillbirth. Obstet Gynecol 113(3):748–761
19. O'Sullivan O, Stephen G, Martindale E, Heazell AEP (2009) Predicting poor perinatal outcome in women who present with decreased fetal movements. J Obstet Gynaecol 29(8):705–710
20. 27 Sussex Place RP, 6200 T +44 (0)20 7772. http://www.rcog.org.uk. Reduced fetal movements (Green-top 57). http://www.rcog.org.uk/womens-health/clinical-guidance/reduced-fetal-movements-green-top-57
21. Irion O, Boulvain M (2000) Induction of labour for suspected fetal macrosomia. Cochrane Database Syst Rev (2):CD000938
22. Sanchez-Ramos L, Bernstein S, Kaunitz AM (2002) Expectant management versus labor induction for suspected fetal macrosomia: a systematic review. Obstet Gynecol 100(5 Pt 1):997–1002

23. Rosenstein MG, Cheng YW, Snowden JM et al (2012) The risk of stillbirth and infant death stratified by gestational age in women with gestational diabetes. Am J Obstet Gynecol 206(4):309.e1–e7

24. Nicholson JM, Kellar LC, Kellar GM (2006) The impact of the interaction between increasing gestational age and obstetrical risk on birth outcomes: evidence of a varying optimal time of delivery. J Perinatol 26(7):392–402

25. Huang DY, Usher RH, Kramer MS et al (2000) Determinants of unexplained antepartum fetal deaths. Obstet Gynecol 95(2):215–221

26. Haavaldsen C, Sarfraz AA, Samuelsen SO, Eskild A (2010) The impact of maternal age on fetal death: does length of gestation matter? Am J Obstet Gynecol 203(6):554.e1–e8

27. Williamson C, Hems LM, Goulis DG et al (2004) Clinical outcome in a series of cases of obstetric cholestasis identified via a patient support group. BJOG 111(7):676–681

28. Kenyon AP, Piercy CN, Girling J et al (2002) Obstetric cholestasis, outcome with active management: a series of 70 cases. BJOG 109(3):282–288

29. Lee RH, Kwok KM, Ingles S et al (2008) Pregnancy outcomes during an era of aggressive management for intrahepatic cholestasis of pregnancy. Am J Perinatol 25(6):341–345

30. Koopmans CM, Bijlenga D, Groen H et al (2009) Induction of labour versus expectant monitoring for gestational hypertension or mild pre-eclampsia after 36 weeks' gestation (HYPITAT): a multicentre, open-label randomised controlled trial. Lancet 374(9694):979–988

31. Stock SJ, Ferguson E, Duffy A et al (2012) Outcomes of elective induction of labour compared with expectant management: population based study. BMJ 344:e2838

32. NICE. Induction of labour. NICE. http://www.nice.org.uk/

33. Alfirevic Z, Kelly AJ, Dowswell T (2009) Intravenous oxytocin alone for cervical ripening and induction of labour. Cochrane Database Syst Rev (4):CD003246

34. Hofmeyr GJ, Gülmezoglu AM, Pileggi C (2010) Vaginal misoprostol for cervical ripening and induction of labour. Cochrane Database Syst Rev (10):CD000941

35. Alfirevic Z, Weeks A (2006) Oral misoprostol for induction of labour. Cochrane Database Syst Rev (2):CD001338

36. Kelly AJ, Malik S, Smith L et al (2009) Vaginal prostaglandin (PGE2 and PGF2a) for induction of labour at term. Cochrane Database Syst Rev (4):CD003101

37. DGGG Leitlinie: Anwendung von Prostaglandinen in Geburtshilfe und Gynäkologie 8-2008. http://www.awmf.org

38. Salim R, Zafran N, Nachum Z et al (2011) Single-balloon compared with double-balloon catheters for induction of labor: a randomized controlled trial. Obstet Gynecol 118(1):79–86

39. Cromi A, Ghezzi F, Agosti M et al (2011) Is transcervical Foley catheter actually slower than prostaglandins in ripening the cervix? A randomized study. Am J Obstet Gynecol 204(4):338.e1–e7

40. Jozwiak M, Bloemenkamp KW, Kelly AJ et al (2012) Mechanical methods for induction of labour. Cochrane Database Syst Rev 3:CD001233

41. Jozwiak M, Oude Rengerink K, Benthem M et al (2011) Foley catheter versus vaginal prostaglandin E2 gel for induction of labour at term (PROBAAT trial): an open-label, randomised controlled trial. Lancet 378(9809):2095–2103

42. Pettker CM, Pocock SB, Smok DP et al (2008) Transcervical Foley catheter with and without oxytocin for cervical ripening: a randomized controlled trial. Obstet Gynecol 111(6):1320–1326

43. Macones GA, Cahill A, Stamilio DM, Odibo AO (2012) The efficacy of early amniotomy in nulliparous labor induction: a randomized controlled trial. Am J Obstet Gynecol 207(5):403.e1–e5

Gynäkologe 2013 · 46:653–665
DOI 10.1007/s00129-013-3211-1
Online publiziert: 6. September 2013
© Springer-Verlag Berlin Heidelberg 2013

U. Hehr[1,2] · C. Gassner[3]
[1] Zentrum für Humangenetik, Universitätsklinikum D3, Universität Regensburg
[2] Institut für Humangenetik, Universität Regensburg
[3] KITZ KinderwunschTherapie im Zentrum, Regensburg

Genetische Diagnostik in der Sterilitätstherapie

Zusammenfassung

Genetische Analysen sind regelhaft Bestandteil der Abklärung von Fertilitätsstörungen. Sie erfolgen entsprechend Gendiagnostikgesetz als diagnostische Untersuchungen stufenweise und evidenzbasiert zum Nachweis solcher genetischer Veränderungen, die potenziell Behandlungsergebnisse einer assistierten Reproduktion und damit auch Entscheidungen des Paars hinsichtlich ihrer Inanspruchnahme beeinflussen könnten. Die Basisdiagnostik beinhaltet eine Chromosomenanalyse beider Partner und wird befundabhängig durch gezielte Genanalysen ergänzt. Hierbei auffindbare genetische Veränderungen können mit erhöhten spezifischen Risiken für die Nachkommen verbunden sein und z. B. die Möglichkeit einer gezielten genetischen Pränatal- oder Präimplantationsdiagnostik eröffnen. Auch in der Sterilitätsbehandlung werden absehbar etablierte genetische Untersuchungen weitgehend durch gesamtgenomische Analysen ersetzt werden. Dies stellt an die veranlassenden Ärzte vollkommen neue Anforderungen bezüglich der Beratung, der Indikationsstellung sowie der Mitteilung der Ergebnisse.

Schlüsselwörter

Genetische Diagnostik · Reproduktionsmedizin · Chromosomenaberrationen · Mutationen · Nachkommen

Lernziele

Nach Lektüre dieses Beitrags...

— sind Ihnen die wesentlichen Aspekte der Methodik und Aussagefähigkeit der heute in der Sterilitätsbehandlung eingesetzten genetischen Untersuchungsverfahren geläufig,
— können Sie die Indikation für genetische Untersuchungen bei häufigen Fragestellungen in der Sterilitätstherapie stellen,
— sind Ihnen die Bedeutung und die möglichen Konsequenzen aus häufigen auffälligen genetischen Befunden bekannt,
— können Sie einschätzen, wann ein Paar primär an einen Facharzt für Humangenetik zur erweiterten humangenetischen Diagnostik und Beratung überwiesen werden sollte,
— sind Ihnen die rechtlichen Grundlagen für die Veranlassung genetischer Untersuchungen bekannt,
— sind Sie in der Lage, Paare mit unerfülltem Kinderwunsch vor einer Sterilitätstherapie individuell und fachgerecht zu beraten.

Hintergrund

Der vorliegende Beitrag soll einen Überblick über medizinisch sinnvolle genetische Untersuchungen geben, welche in Abhängigkeit von den individuellen Vorbefunden vor und während einer Sterilitätstherapie anzubieten sind.

Gesetzliche Rahmenbedingungen

Für den reproduktionsmedizinischen Alltag sind bei der Veranlassung genetischer Untersuchungen die geltenden gesetzlichen Regelungen und berufsrechtlichen Vorgaben verbindlich zu beachten [1].

Entsprechend GenDG (**Gendiagnostikgesetz**, ◘ Tab. 1) darf eine diagnostische genetische Untersuchung nur durch einen Arzt veranlasst werden, nachdem dieser die Patienten über „Wesen, Bedeutung und Tragweite" der geplanten genetischen Untersuchung aufgeklärt hat und die ausdrückliche und schriftliche Einwilligung der Patienten hierfür vorliegt. Die Aufklärung erfolgt ergebnisoffen und hat das **„Recht auf Nichtwissen"** zu respektieren, insbesondere „Zweck, Art, Umfang und Aussagekraft" der geplanten genetischen Untersuchung zu beinhalten sowie die „Bedeutung der zu untersuchenden genetischen Eigenschaften … für eine Erkrankung oder gesundheitliche Störung" und mögliche Optionen des Umgangs mit den erhobenen Ergebnissen.

Genetic testing in reproductive medicine

Abstract

Genetic testing is an integral part of the routine diagnostic workup of subfertile couples. They are performed according to the German act on genetic diagnostic testing ("Gendiagnostikgesetz") in a stepwise and evidence-based manner for the diagnostic evaluation in order to identify genetic alterations that may potentially have an impact on the results of assisted reproduction techniques (ART) and hence, the decision of the couple to utilize them. Basic workup includes karyotyping of both partners, and based on individual clinical and laboratory findings may be complemented by further specific gene analysis. Identified genetic alterations may also confer increased specific genetic risks for the prospective offspring, which might be addressed by prenatal or preimplantation genetic diagnosis. Currently applied procedures for genetic testing might be replaced in the near future by new, whole genome-based techniques. Their application requires new evidence-based definitions of suitable medical indications as well as new strategies for genetic counseling and communication of their results.

Keywords

Genetic testing · Reproductive medicine · Chromosomal aberrations · Mutations · Offspring

Tab. 1 Gesetzliche Bestimmungen laut GenDG

	Paragraph	Diagnostisch	Prädiktiv	
			Postnatal	Vorgeburtlich
Anwendung im Rahmen der Sterilitätstherapie z. B.	§ 3	Abklärung einer Fertilitätsstörung der Partner: z. B. Chromosomen, *CFTR*, *AZF*, *CYP21A2* usw.	Abklärung Anlageträgerschaft bei unauffälliger Eigen- oder Familienanamnese: Heterozygotenscreening	Genetische Untersuchung nach CVS, AC, NSP NIPD
Veranlassung nur nach Aufklärung (§ 9) und schriftlichem Einverständnis (§ 8)				
Veranlassung nur durch verantwortliche ärztliche Person	§ 7 (1)	Arzt	Facharzt Humangenetik oder Arzt mit Qualifikation fachgebundene genetische Beratung	
Genetische Beratung durch Facharzt Humangenetik oder Arzt mit Qualifikation fachgebundene genetische Beratung				
Vor genetischer Untersuchung	§ 10 (2)	Nicht notwendig	Obligat	
Nach genetischer Untersuchung	§ 10 (1–2)	Soll bzw. Muss bei auffälligem genetischem Befund ohne Behandlungsmöglichkeit angeboten werden	Obligat	

AC Amniozentese, CVS Chorionzottenbiopsie, GenDG Gendiagnostikgesetz, NIPD nichtinvasive pränatale genetische Untersuchung aus Blut der Schwangeren, NSP Nabelschnurpunktion

Eine genetische Beratung durch einen Facharzt für Humangenetik ist immer anzubieten bei [1, 2, 3, 4]:

- Verdacht auf eine genetisch bedingte Erkrankung bei einem Partner,
- Verdacht auf eine potenziell genetisch bedingte Erkrankung bei der Erhebung der erweiterten Familienanamnese,
- auffälligen genetischen Befunden bei einem Partner oder in der Familie (Ausnahme: Faktor-V-Leiden- oder Prothrombinmutation),
- wiederholten Fehlgeburten oder Totgeburt,
- vor einer geplanten PID (Präimplantationsdiagnostik).

Sie erfolgt ergebnisoffen, umfasst die Erhebung der medizinischen und ggf. genetischen Vorbefunde der Partner und ihrer Angehörigen über 3 Generationen, ggf. die Beratung zu weiteren genetischen Untersuchungsmöglichkeiten und deren Veranlassung sowie die Erläuterung genetischer Risiken, erhobener genetischer Befunde und ihrer Auswirkungen, ebenso die Möglichkeiten des Umgangs hiermit im Rahmen der Familienplanung, ggf. inklusive einer PND (Pränataldiagnostik) oder PID. Die Inhalte werden in einem **ausführlichen Beratungsbrief** an die Ratsuchenden und, falls von diesen gewünscht, an den zuweisenden Arzt zusammengefasst [4].

Genetische Untersuchungen am Polkörper oder frühen Embryo in vitro, also außerhalb der Schwangerschaft, werden derzeit nicht vom GenDG geregelt. Für Untersuchungen am frühen Embryo ist das Präimplantationsdiagnostikgesetz (PräimpG) mit der 2013 verabschiedeten Rechtsverordnung (PIDV) zu beachten [1].

Zusätzlich wurden durch die verschiedene Fachgesellschaften Empfehlungen, Leit- oder Richtlinien zur Abklärung häufiger Fragestellungen bei unerfülltem Kinderwunsch erarbeitet, die als Orientierung für die Veranlassung genetischer Untersuchungen dienen können [2-6].

Humangenetische Untersuchungsverfahren bei Fertilitätsstörungen

Nachfolgend werden die wichtigsten, derzeit auch in der Sterilitätsbehandlung eingesetzten genetischen Untersuchungsverfahren mit Angaben zum notwendigen Untersuchungsmaterial und ihren Möglichkeiten und Grenzen (◻ **Tab. 2**) sowie einer Checkliste für ihre Anforderung vorgestellt (◻ **Abb. 1**, [4]).

Eine Beratung durch einen Facharzt für Humangenetik ist u. a. bei auffälligen genetischen Befunden, wiederholten Fehlgeburten und vor PID indiziert

Für Untersuchungen am frühen Embryo ist das PräimpG mit der 2013 verabschiedeten Rechtsverordnung (PIDV) zu beachten

Checkliste Anforderung genetischer Untersuchungen

☐ Aufklärung und Einverständnis entsprechend GenDG

☐ Kostenübernahme geklärt

GKV weiße Laborüberweisung Muster 10 + Ausnahmekennziffer 32010

PKV ggf. Kostenvoranschlag genehmigen lassen

☐ Anforderungsformular ausgefüllt

☐ Information/Befundmitteilung vereinbart

Abb. 1 ◀ Checkliste, *GenDG* Gendiagnostikgesetz, *GKV* gesetzliche Krankenversicherung, *PKV* private Krankenversicherung

Chromosomenanalyse

Bei unerfülltem Kinderwunsch tragen beide Partner im Vergleich zur Allgemeinbevölkerung ein deutlich erhöhtes Risiko für ursächliche oder assoziierte, mikroskopisch erkennbare Chromosomenveränderungen (◘ **Abb. 2**, [1, 2, 3]).

Klinefelter-Syndrom

Bei etwa 10% der Männer mit Azoospermie wird ein Karyotyp 47,XXY konstitutionell oder im Mosaik nachgewiesen. Der erhobene Chromosomenbefund ist mit einem **hypergonadotropen Hypogonadismus** assoziiert und sichert die Diagnose eines Klinefelter-Syndroms [10].

Konsequenzen und Beratungsinhalte. Zur Vermeidung der Langzeitkomplikationen eines Testosteronmangels ist eine **Testosteronsubstitution** anzubieten, wobei eine Kryokonservierung von Spermien vor deren Beginn kontrovers diskutiert wird. Für bis zu 50% der Patienten können mit einer Mehrfachbiopsie beider Hoden **testikuläre Spermien** gewonnen werden, die Schwangerschaftsrate hiermit liegt jedoch niedriger als für ICSI-Gesamtkohorten (ICSI: intrazytoplasmatische Spermieninjektion; [11]). Bei weltweit auf diese Weise inzwischen mehr als 100 geborenen Kindern ergab sich bisher kein Hinweis auf ein signifikant erhöhtes Risiko für schwerwiegende kindliche Fehlbildungen oder Entwicklungsstörungen im Vergleich zu Kindern von Männern mit nichtobstruktiver Azoospermie [10].

Ullrich-Turner-Syndrom

Häufigster auffälliger Chromosomenbefund bei Frauen mit einer primären Amenorrhö ist ein Karyotyp 45,X konstitutionell oder im höhergradigen Mosaik. Er sichert für die Patientin die Diagnose eines Ullrich-Turner-Syndroms [12]. Niedriggradigere Mosaike mit 45,X-Zelllinie und/oder 47,XXX gehen mit milderen klinischen Manifestationen einher, z. B. als vorzeitige hypergonadotrope Ovarialinsuffizienz, bis hin zu unauffälliger Entwicklung und Fertilität.

Konsequenzen und Beratungsinhalte. Bei konstitutionellem Karyotyp 45,X sind Schwangerschaften üblicherweise nur nach **Eizellspende** möglich, das Risiko für kindliche Fehlbildungen und Entwicklungsstörungen scheint für diese Kinder gegenüber IVF-Kohorten (IVF: In-vitro-Fertilisation) bisher nicht signifikant erhöht [12]. Aufgrund des deutlich erhöhten Risikos für potenziell lebensbedrohliche kardiovaskuläre Komplikationen ist Schwangeren mit Ullrich-Turner-Syndrom ergänzend eine engmaschige kardiologische Vorsorge anzubieten [13].

Balancierte Chromosomenaberrationen

Zukünftig könnte ein konstitutioneller Karyotyp 47,XXY, 47,XXX oder 45,X im Rahmen gesamtgenomischer Untersuchungen auch mittels Array-CGH oder sogar NGS („next generation sequencing") aufgedeckt werden. Diese beiden neuen Verfahren weisen jedoch im Vergleich zur konventionellen Chromosomenanalyse eine deutlich geringere Sensitivität bezüglich häufiger Mosaikbefunde auf.

Zusätzlich können mittels beider Verfahren **balancierte strukturelle Chromosomenaberrationen** nicht erkannt werden, welche bei Männern mit eingeschränktem Spermiogrammbefund und

Bei etwa 10% der Männer mit Azoospermie liegt ein Klinefelter-Syndrom zugrunde

Einer primären Amenorrhö liegt als häufigste Chromosomenstörung ein Ullrich-Turner-Syndrom zugrunde

Schwangeren mit Ullrich-Turner-Syndrom ist ergänzend eine engmaschige kardiologische Vorsorge anzubieten

Tab. 2 Genetische Untersuchungsverfahren

Analyseverfahren, z. B. für		Postnatal – Heparin	Postnatal – EDTA	PND	PID	Aneuploidien (Trisomie, Monosomie)	Aneuploidien im Mosaik	Polyploidien (Triploidie, Tetraploidie)	Unbalancierte Translokation/Inversion	Unbalancierte Translokation/Inversion im Mosaik	Balancierte Translokation/Inversion	Sequenzveränderungen in Genen (Missense-, Nonsense-Mutationen usw.)	Heterozygote Exondeletionen	Hemizygote Exondeletionen	Repeat-expansion
Chromosomenanalyse		+		+		+	+	+	+	+	+				
FISH, z. B. Mosaikabklärung 45,X oder 47,XXX, Sensitivität nur für die eingesetzten Sonden		+		+	[+]	+	+	+	[+]	[+]					
Einzelgenanalysen, Sensitivität jeweils nur für die untersuchten Genbereiche/Mutationen	Mutationsscreening auf ausgewählte Mutationen (INNO-LiPA; allelspezifische PCR usw.), z. B. *CFTR*		+	+								+	[+]	+	
	Sanger-Sequenzierung, z. B. *CYP21A2*		+	+	+							+		+	[+]
	PCR-basierter Deletionsnachweis, z. B. *AZF*-Deletion		+	+	+									+	
	Repeatlängenbestimmung (Fluoreszenz-PCR und/oder Southern-Hybridisierung), z. B. *FMR1*-Prämutation		+	+											+
	MLPA, z. B. *CYP21A2*		+	+					+			[+]	+	+	
Gesamtgenomische Analysen, Sensitivität jeweils für nahezu alle kodierenden Gene	Array-CGH, z. B. PND oder PID		+	+	+	+	[+]		+	[+]			[+]	[+]	
	NGS, z. B. Heterozygotenscreening		+	+	[+]	[+]			[+]			+	[+]	+	[+]

CGH „comparative genomic hybridization", CNV „copy number variations", EDTA Ethylendiamintetraessigsäure, FISH Fluoreszenz-in-situ-Hybridisierung, MLPA „multiplex ligation-dependent probe amplification", NGS „next generation sequencing", PID Präimplantationsdiagnostik, PND Pränataldiagnostik, PCR Polymerasekettenreaktion

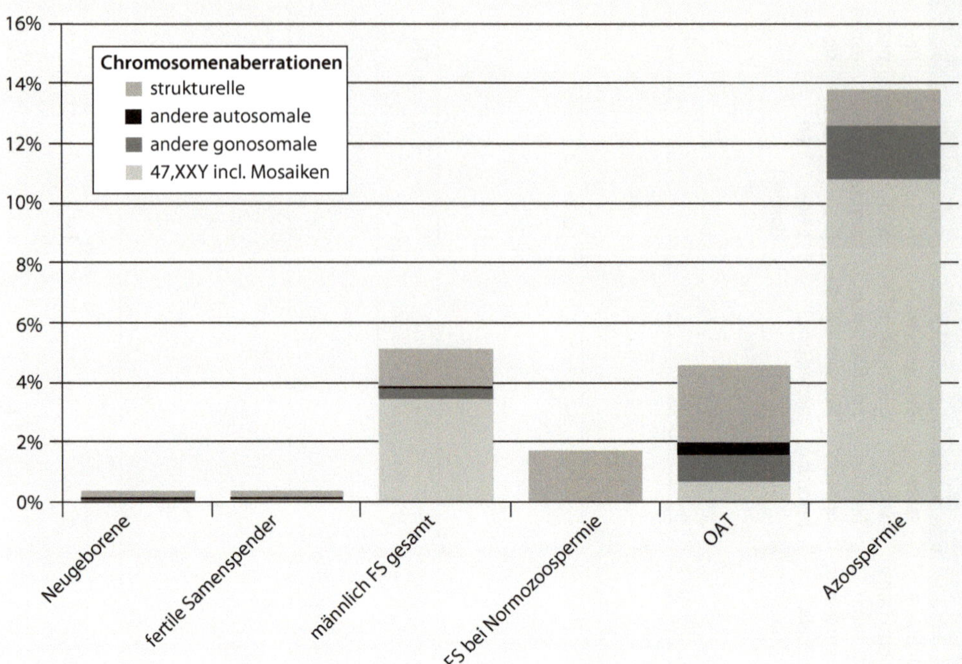

Abb. 2 ▲ Häufigkeit von mikroskopisch erkennbaren Chromosomenaberrationen bei Männern mit Fertilitätsstörung (*FS*), *OAT* Oligoasthenoteratozoospermiesyndrom. (Nach [7, 8, 9])

auch bei ihren Partnerinnen im Vergleich zur Allgemeinbevölkerung signifikant häufiger vorliegen (◘ **Abb. 3**).

Konsequenzen und Beratungsinhalte. Für Konzeptionen von Trägern solcher balancierter struktureller Chromosomenveränderungen (reziproke oder Robertson-Translokationen, Inversionen; s. ◘ **Abb. 2** und 3) besteht individuell ein deutlich erhöhtes Risiko für Fehl- und Totgeburten oder kindliche Fehlbildungen und Entwicklungsstörungen infolge einer unbalancierten Chromosomenaberration mit segmentaler Trisomie und/oder Monosomie sowie einer uniparentalen Disomie der involvierten Chromosomen [1, 2].

Indikation

Die konventionelle Chromosomenanalyse wird auch zukünftig in der Abklärung von Fertilitätsstörungen unverzichtbar bleiben. Sie wird von der AG Reproduktionsmedizin der DGRM (Deutsche Gesellschaft für Reproduktionsmedizin) ohne Grenzwerte bezüglich der Spermienkonzentration für beide Partner bei Fertilitätsstörung empfohlen [2]. Sie ist zusätzlich auch nach 2 Fehlgeburten für beide Partner sowie möglichst auch für das Abortmaterial selbst zur Abklärung von neu entstandenen Chromosomenaberrationen indiziert [6].

> **Konventionelle Chromosomenanalyse wird von der AG Reproduktionsmedizin der DGRM bei Fertilitätsstörung für beide Partner empfohlen**

Molekulargenetische Untersuchungen

Genetische Analysen einzelner Gene werden bisher nur individuell bei Vorliegen spezifischer Befundkonstellationen einer Fertilitätsstörung veranlasst ([1, 2, 3, 14-20], ◘ **Tab. 3**).

Für Männer mit Verdacht auf eine nichtobstruktive Azoospermie oder hochgradige Oligozoospermie <1 Mio./ml wird eine *AZF*-Analyse und für Männer mit Verdacht auf eine obstruktive Azoospermie oder hochgradige Oligozoospermie <1 Mio./ml eine *CFTR*-Analyse zum Nachweis populationsspezifisch häufiger *CFTR*-Mutationen empfohlen [1, 2, 16].

> **Bei Verdacht auf nichtobstruktive bzw. obstruktive Azoospermie oder hochgradige Oligozoospermie <1 Mio./ml wird eine AZF- bzw. CFTR-Analyse empfohlen**

Konsequenzen und Beratungsinhalte bei *AZF*- und *CFTR*-Mutationen. Eine *AZF*-Deletion geht üblicherweise mit einer schweren Störung der Spermiogenese einher. Für *AZFc*-Deletionen können vor einer TESE (testikuläre Spermienextraktion) wiederholte Ejakulatuntersuchungen zur Gewinnung einzelner Spermatozoen für eine ICSI versucht werden. Für *AZFa*-Deletionen, bei etwa 40% der Män-

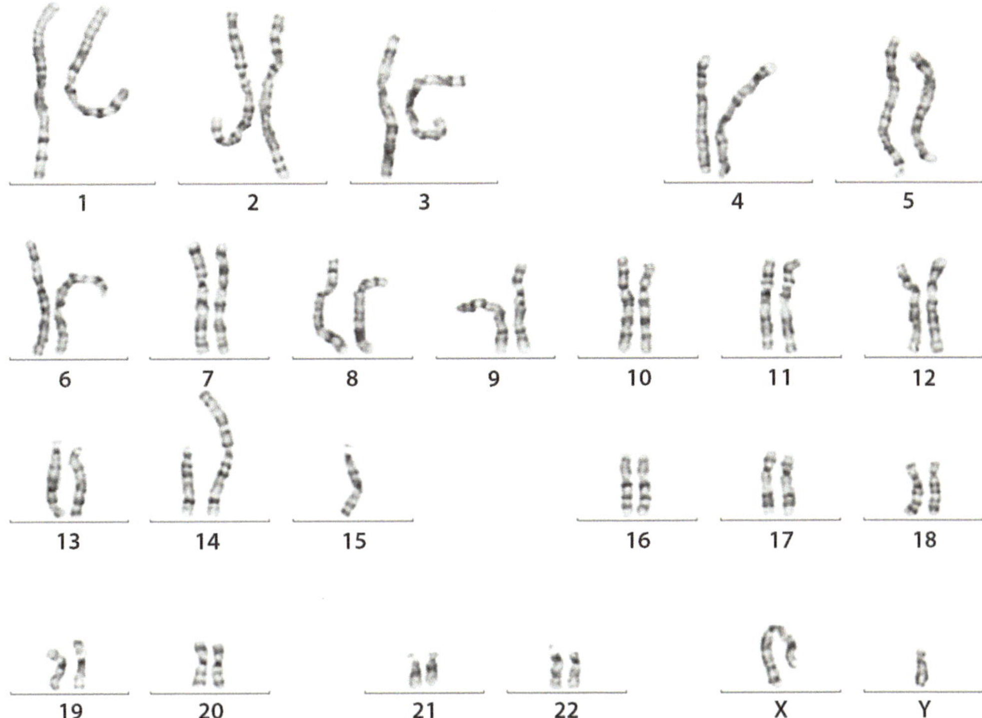

Abb. 3 ▲ Balancierte Robertson-Translokation 45,XY, rob(14;15)(q10;q10)

ner mit *AZFc*- bzw. etwa 50% mit *AZFb*-Deletion, findet sich trotz Mehrfachbiopsie beider Hoden dagegen regelhaft ein kompletter Befund **„Sertoli cell only"** ohne erhaltene Spermatogenese [17]. Männer mit einer *AZF*-Deletion geben diese theoretisch an alle eigenen Söhne weiter, für welche deshalb ein erhöhtes Risiko für das spätere erneute Auftreten einer Spermatogenesestörung anzugeben ist [2].

In unserer mitteleuropäischen Bevölkerung ist etwa jeder 25. heterozygoter Träger einer *CFTR*-Mutation. Sind beide Partner heterozygote Träger einer *CFTR*-Mutation mit schweren funktionellen Auswirkungen, besteht entsprechend der autosomal-rezessiven Vererbung für gemeinsame Nachkommen ein Risiko von 25% für eine klassische Mukoviszidose [2, 5].

Bei Nachweis eines hypogonadotropen Hypogonadismus, isoliert oder auch in Kombination mit einer Riechstörung (Hyp- oder Anosmie), sollte differenzialdiagnostisch eine molekulargenetische Untersuchung des *KAL1*-Gens und ggf. weiterer, mit einem **Kallmann-Syndrom** assoziierter Gene erwogen werden [15].

In der differenzialdiagnostischen Abklärung weiblicher Fertilitätsstörungen sind Mutationsanalysen des *CYP21A2*-Gens (◘ **Abb. 4***a*) beim klinischen Verdacht auf ein Late-onset-AGS (AGS: adrenogenitales Syndrom) bedeutsam [18].

Konsequenzen und Beratungsinhalte bei AGS. Die genetische Diagnosesicherung erlaubt eine gezielte Behandlung der Begleiterscheinungen der Hyperandrogenämie und eine Beratung zur autosomal-rezessiven Vererbung des AGS mit dem Angebot einer Partneruntersuchung zur Abklärung des Risikos eines angeborenen AGS der Nachkommen und ggf. der Möglichkeit einer experimentellen **intrauterinen Dexamethasontherapie** in der Frühgravidität zur Vermeidung bzw. Reduzierung einer Virilisierung weiblicher Feten [18].

Frauen mit einer vorzeitigen Ovarialinsuffizienz sollten eine Karyotypisierung und bei unauffälligem weiblichem Chromosomenbefund 46,XX und Verdacht auf ein Turner-Mosaik eine erweiterte FISH-Analyse (FISH: Fluoreszenz-in-situ-Hybridisierung) an Interphasekernen des peripheren Bluts und ggf. aus Mundschleimhautabstrich angeboten werden. Bei unauffälligem Chromosomenbefund ist ergänzend eine *FMR1*-Repeatlängenbestimmung zum Ausschluss einer X-chromosomal lokalisierten *FMR1*-Prämutation indiziert [19].

In der mitteleuropäischen Bevölkerung ist etwa jeder 25. heterozygoter Träger einer CFTR-Mutation

Bei Nachweis eines hypogonadotropen Hypogonadismus sollte eine molekulargenetische Untersuchung des KAL1-Gens erwogen werden

Frauen mit vorzeitiger Ovarialinsuffizienz sollten auf das Vorliegens eines Turner-Syndroms/-Mosaiks bzw. einer FMR1-Prämutation untersucht werden

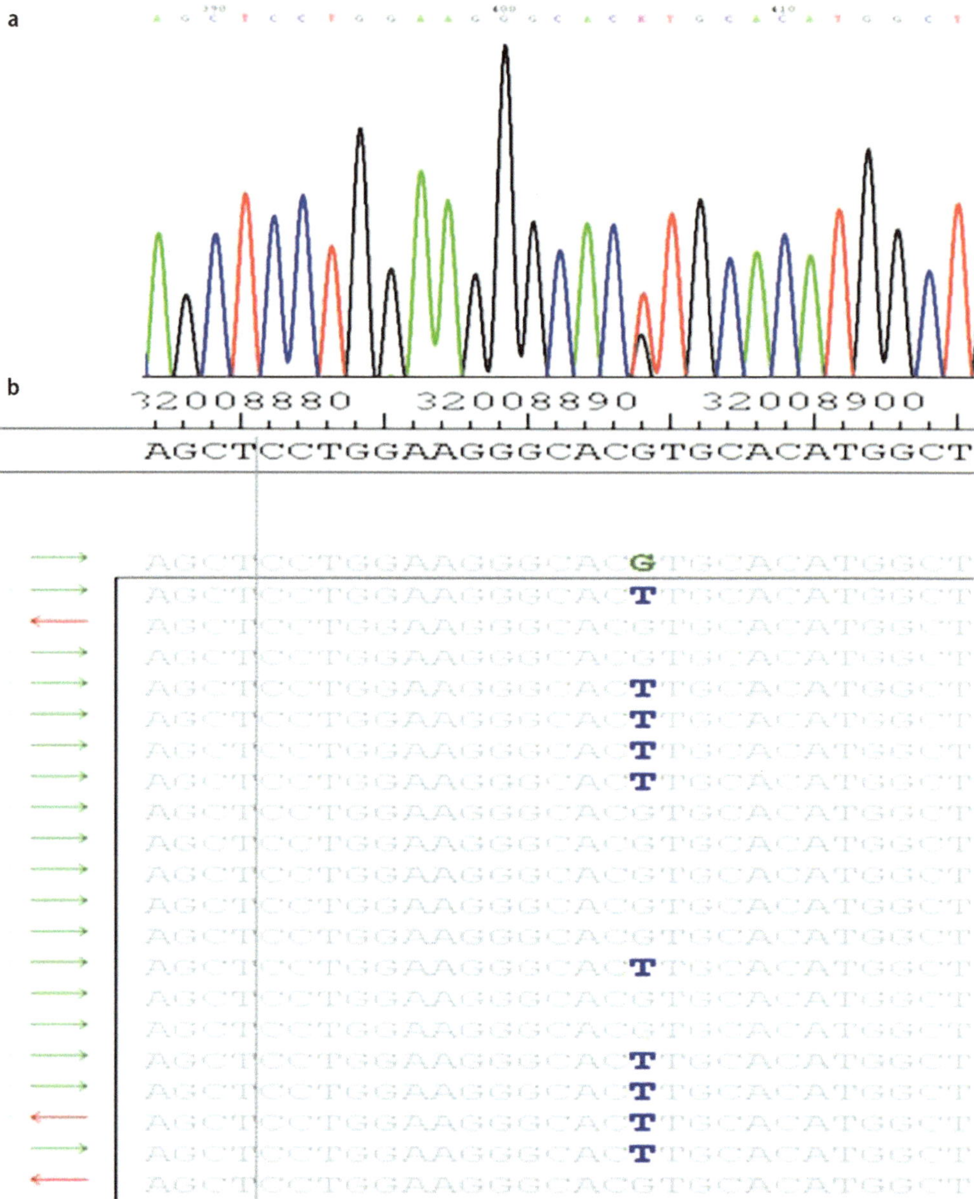

Abb. 4 ▲ Nachweis der beim Late-onset-AGS häufigen *CYP21A2*-Mutation p.Val282Leu heterozygot mittels bisher **a** Sanger-Sequenzierung und zukünftig **b** NGS („next generation sequencing")

Konsequenzen und Beratungsinhalte bei *FMR1*-Veränderungen. Eine *FMR1*-Prämutation verlängert sich bei der Weitergabe an die Nachkommen in hohem Prozentsatz zur Vollmutation und resultiert bei Jungen im klassischen Bild eines **Martin-Bell-Syndroms**, der häufigsten monogen bedingten Form einer geistigen Behinderung, und bei etwa 50% der Mädchen in einer milderen Ausprägung z. B. als Lernprobleme und Verhaltensauffälligkeiten [1].

Verschiedene monogene Erkrankungen sind mit einem erhöhten Risiko für wiederholte Fehlgeburten verbunden [20], eine genetische Abklärung erfolgt hier derzeit nur gezielt bei auffälliger Eigen- oder Familienanamnese mit Einzelgenanalysen.

Trotz nachgewiesener Assoziation der **Faktor-V-Leiden-Mutation** und **Prothrombinmutation c.20210G>A** mit wiederholten Fehlgeburten gibt es bisher keine Evidenz für einen Benefit einer genotypabhängigen medikamentösen Antikoagulation, ebenso wenig wie für die Kohorte der Frauen mit wiederholtem IVF-Versagen [21, 22, 23, 24].

Eine genetische Abklärung bei wiederholten Fehlgeburten erfolgt derzeit nur gezielt bei auffälliger Eigen- oder Familienanamnese mit Einzelgenanalysen

Tab. 3 Indikationen für die Abklärung häufiger genetischer Ursachen einer Fertilitätsstörung

	Mann	Frau	Methode	
Basisdiagnostik bei unerfülltem Kinderwunsch			Aktuell	Zukünftig?
Chromosomenanalyse	Fertilitätsstörung		Mikroskopische Auswertung; ggf. FISH	
CFTR-Analyse auf häufigste Mutationen	Verdacht auf obstruktive Azoospermie oder OAT <1 Mio./ml	*CFTR*-Mutation beim Partner	Mutationsscreening auf häufigste *CFTR*-Mutationen	NGS
AZF-Analyse	Verdacht auf nicht-obstruktive Azoospermie oder OAT <1 Mio./ml		Mutationsscreening auf häufigste *AZF*-Deletionen	Array-CGH, NGS
Spezielle molekulargenetische Diagnostik (Gen)				
Late-onset-AGS (*CYP21A2*)		Verdacht auf Late-onset-AGS	Sequenzierung und MLPA	NGS (und Array-CGH)
Kallmann-Syndrom (*KAL1*, ggf. *FGFR1, PROK2, PROKR2*)	Hypogonadotroper Hypogonadismus±Hyp-/Anosmie		Sequenzierung und MLPA	NGS (und Array-CGH)
Fragiles X-Syndrom (*FMR1*-Prämutation)		Vorzeitige hypergonadotrope Ovarialinsuffizienz	Repeatlänge des *FMR1*-Gens	

AGS adrenogenitales Syndrom, CGH „comparative genomic hybridization", FISH Fluoreszenz-in-situ-Hybridisierung, MLPA „multiplex ligation-dependent probe amplification", NGS „next generation sequencing", OAT Oligoasthenoteratozoospermie

Neue Verfahren

Zukünftig wird auch zur genetischen Abklärung von Fertilitätsstörungen eine Paneldiagnostik mittels NGS für eine Vielzahl interessanter Gene [25, 26, 27] methodisch verfügbar und kann Einzelgenanalysen ablösen (◘ **Tab. 3**). Für die Routinediagnostik wird dies dann bedeutsam, wenn der Einsatz dieses Verfahrens bei sehr viel breiterem Spektrum zuverlässig nachweisbarer Genveränderungen mit einer **Kostenersparnis** einhergeht und die hierdurch zu gewinnenden Erkenntnisse auch für die weitere Betreuung des Paars konkret bedeutsam sind. So könnte der Nachweis von Sequenzvarianten im FSH-Rezeptor (FSH: follikelstimulierendes Hormon) und anderen Genen, welche die ovarielle Reaktion beeinflussen, in neue Konzepte einer schonenden individualisierten Sterilitätsbehandlung einfließen [26, 27]. Auch ein kostengünstiges **NGS-basiertes Heterozygotenscreening** zum Nachweis einer Anlageträgerschaft für eine Vielzahl monogener, autosomal-rezessiv vererbter Erkrankungen wurde bereits vorgestellt [28] und könnte eine frühzeitige genetische Beratung von Paaren mit einem hohen Risiko für eine monogen vererbte Erkrankung der Nachkommen eröffnen, inklusive der Möglichkeiten einer PND oder PID.

Jedoch sind derzeit für eine Vielzahl der mittels NGS auffindbaren Genveränderungen keine Vorhersagen zu den möglichen Auswirkungen auf die untersuchte Person oder deren Nachkommen möglich, selbst wenn diese Veränderungen in Genen liegen, deren Funktion oder Assoziation zu klinischen Auffälligkeiten bekannt ist. Problematisch und bereits in der genetischen Beratung vor dem Test zu thematisieren ist das für das NGS regelhafte Auffinden von Zusatzbefunden, die neue, primär nicht antizipierte genetische Risiken aufdecken [29].

Spezifisch erhöhte Risiken für genetisch bedingte Erkrankungen der Nachkommen

Ein kleiner Teil der Paare mit oder ohne vorbekannte Fertilitätsstörung wird eine Kinderwunschbehandlung aufgrund eines familienspezifisch deutlich erhöhten Risikos der Nachkommen für eine bestimmte monogen oder chromosomal bedingte Erkrankung wünschen. Die Indikation hierfür wird entsprechend PräimpG und PIDV nach genetischer Beratung durch einen Facharzt durch Humangenetik bestätigt. Für die Familienplanung sind hierbei bestehende Alternativen ergebnisoffen mit ihren Vor- und Nachteilen aufzuzeigen und frühzeitig der hohe Aufwand ebenso wie die begrenz-

Ergebnisse einer Paneldiagnostik mittels NGS könnten in neue Konzepte einer schonenden individualisierten Sterilitätsbehandlung einfließen

Problematisch ist das im Rahmen des NGS regelhafte Auffinden von Zusatzbefunden

Bei erhöhtem Risiko der Nachkommen für eine Erbkrankheit ist vor der Kinderwunschbehandlung eine genetische Beratung durch einen Facharzt für Humangenetik erforderlich

ten Erfolgschancen einer PID zu thematisieren, um dem Paar eine informierte Entscheidung zu ermöglichen [30, 31].

Ausblick

Derzeit etablierte diagnostische Algorithmen mit Chromosomenanalyse und befundabhängig zusätzlichen Einzelgenanalysen werden zukünftig teilweise durch neue **genomweite Analysen**, abgelöst werden, die finanziell vertretbar in die genetische Routinediagnostik Einzug halten und mehr Gewinn an Informationen versprechen. Bisher fehlt jedoch die Evidenz, welche dieser neu zu gewinnenden genomweiten Informationen für welche klinischen Fragestellungen sinnvoll sind und für die Paare wirklich einen Nutzen bringen:

- Können wir hiermit Risiken nachweislich vermindern, bald eine maßgeschneiderte schonende Sterilitätstherapie mit signifikant besseren Behandlungsergebnissen anbieten?
- Wie sollen wir Paare zu diesen Untersuchungsmöglichkeiten beraten, wer soll sie bezahlen?
- Wie werden sie von den Paaren angenommen und wie werden sie sich langfristig auf unsere Gesellschaft und ihre reproduktiven Entscheidungen auswirken?
- Wie viel Genetik braucht ein Wunschkind?

Bisher fehlt die Evidenz, welche der mit neuen Verfahren zu gewinnenden genomweiten Informationen für die Paare wirklich von Nutzen sind

Fazit für die Praxis

- **Paaren mit unerfülltem Kinderwunsch sollte vor Beginn einer Sterilitätstherapie eine diagnostische genetische Abklärung entsprechend GenDG angeboten werden.**
- **Die diagnostische genetische Abklärung entsprechend GenDG beinhaltet derzeit eine Chromosomenanalyse beider Partner und befundabhängig zusätzlich ggf. weiterführende molekulargenetische Untersuchungen.**
- **Bei auffälligen genetischen Befunden und/oder wenn bei einem der Partner selbst oder in seiner Familie eine genetisch bedingte Erkrankung vermutet wird, sollte eine genetische Beratung durch einen Facharzt für Humangenetik angeboten werden.**
- **Ergibt sich für die geplanten Nachkommen des Paares ein spezifisch erhöhtes Risiko für kindliche unbalancierte Chromosomenaberrationen und/oder monogen bedingte Erkrankungen, ist eine umfassende und ergebnisoffene Beratung über diese Risiken und die bestehenden Möglichkeiten im Rahmen der Familienplanung vorzunehmen.**

Korrespondenzadresse

PD Dr. U. Hehr
Zentrum für Humangenetik, Universitätsklinikum D3, Universität Regensburg
Franz-Josef-Strauss-Allee 11, 93053 Regensburg
ute.hehr@klinik.uni-regensburg.de

Einhaltung der ethischen Richtlinien

Interessenkonflikt. U. Hehr und C. Gassner geben an, dass kein Interessenkonflikt besteht.

Dieser Beitrag beinhaltet keine Studien an Menschen oder Tieren.

Literatur

1. Hehr U (submitted) Unerfüllter Kinderwunsch. In: Moog U, Ries O (Hrsg) Medizinische Genetik in der Praxis. Springer, Berlin Heidelberg New York, submitted
2. Ludwig M, Gromoll J, Hehr U, Wieacker P (2004) Stellungnahme der Arbeitsgemeinschaft Reproduktionsgenetik der Deutschen Gesellschaft für Reproduktionsmedizin: Empfehlung zur genetischen Diagnostik bei Kinderwunschpaaren. J Reproduktionsmed Endokrinol 1:190–193
3. Bundesärztekammer (2006) (Muster) Richtlinie der Bundesärztekammer zur Durchführung der assistierten Reproduktion, Novelle 2006. Dtsch Arztebl 103:A-1392–1403
4. Deutsche Gesellschaft für Humangenetik e.V. (2011) S2-Leitlinie Humangenetische Diagnostik. Medgen 23:218–322

5. Deutsche Gesellschaft für Humangenetik e.V., Berufsverband Deutscher Humangenetiker e.V. (2009) Leitlinie zur molekulargenetischen Diagnostik der Cystischen Fibrose. Medgen 21:268–275

6. Wieacker P, Gromoll J, Hehr U, Ludwig M (2005) Empfehlungen zur genetischen Diagnostik bei Aborten. J Reproduktionsmed Endokrinol 2:148–150

7. Van Assche E, Bonduelle M, Tournaye H et al (1996) Cytogenetics of infertile men. Hum Reprod [Suppl 4] 11:1–24

8. Matsuda T, Nonomura M, Okada K et al (1989) Cytogenetic survey of subfertile males in Japan. Urol Int 44:194–197

9. Ravel C, Berthaut I, Bresson JL et al (2006) Prevalence of chromosomal abnormalities in phenotypically normal and fertile adult males: large-scale survey of over 10,000 sperm donor karyotypes. Hum Reprod 21:1484–1489

10. Forti G, Corona G, Vignozzi L et al (2010) Klinefelter's syndrome: a clinical and therapeutical update. Sex Dev 4:249–258

11. Rives N, Milazzo JP, Perdrix A et al (2013) The feasibility of fertility preservation in adolescents with Klinefelter syndrome. Hum Reprod 28(6):1468–1479

12. Karnis MF (2012) Fertility, pregnancy, and medical management of Turner syndrome in the reproductive years. Fertil Steril 98:787–791

13. Hagman A, Loft A, Wennerholm UB (2013) Obstetric and neonatal outcome after oocyte donation in 106 women with Turner syndrome: a Nordic cohort study. Hum Reprod 28(6):1598–609

14. McLachlan RI, O'Bryan MK (2010) Clinical review: state of the art for genetic testing of infertile men. J Clin Endocrinol Metab 95:1013–1024

15. Stahl PJ, Schlegel PN (2012) Genetic evaluation of the azoospermic or severely oligozoospermic male. Curr Opin Obstet Gynecol 24:221–228

16. Tüttelmann F, Gromoll J, Kliesch S (2008) Genetik der männlichen Infertilität. Urologe A 47:1561–1562, 1564–1567

17. Simoni M, Tüttelmann F, Gromoll J, Nieschlag E (2008) Clinical consequences of microdeletions of the Y chromosome: the extended Münster experience. Reprod Biomed Online 16:289–303

18. Witchel SF (2012) Nonclassic congenital adrenal hyperplasia. Curr Opin Endocrinol Diabetes Obes 19:151–158

19. Cordts EB, Christofolini DM, Dos Santos AA et al (2011) Genetic aspects of premature ovarian failure: a literature review. Arch Gynecol Obstet 283:635–643

20. Warren JE, Silver RM (2008) Genetics of pregnancy loss. Clin Obstet Gynecol 51:84–95

21. Rey E, Kahn SR, David M, Shrier I (2003) Thrombophilic disorders and fetal loss: a meta-analysis. Lancet 361:901–908

22. Bradley LA, Palomaki GE, Bienstock J et al (2012) Can factor V Leiden and prothrombin G20210A testing in women with recurrent pregnancy loss result in improved pregnancy outcomes? Results from a targeted evidence-based review. Genet Med 14:39–50

23. Steinvil A, Raz R, Berliner S et al (2012) Association of common thrombophilias and antiphospholipid antibodies with success rate of in vitro fertilisation. Thromb Haemost 108:1192–1197

24. Nawroth F, Ludwig M (2013) Wiederholtes Implantationsversagen – diagnostische und therapeutische Ansätze. In: Diedrich K, Ludwig M, Griesinger G (Hrsg) Reproduktionsmedizin. Springer, Berlin Heidelberg New York

25. Massart A, Lissens W, Tournaye H, Stouffs K (2012) Genetic causes of spermatogenic failure. Asian J Androl 14:40–48

26. Matzuk MM, Lamb DJ (2008) The biology of infertility: research advances and clinical challenges. Nat Med 14:1197–1213

27. Casarini L, Pignatti E, Simoni M (2011) Effects of polymorphisms in gonadotropin and gonadotropin receptor genes on reproductive function. Rev Endocr Metab Disord 12:303–321

28. Bell CJ, Dinwiddie DL, Miller NA et al (2011) Carrier testing for severe childhood recessive diseases by next-generation sequencing. Sci Transl Med 3(65ra4):1–14

29. Jackson L, Goldsmith L, O'Connor A, Skirton H (2012) Incidental findings in genetic research and clinical diagnostic tests: a systematic review. Am J Med Genet A 158A:3159–3167

30. Goossens V, Traeger-Synodinos J, Coonen E et al (2012) ESHRE PGD Consortium data collection XI: cycles from January to December 2008 with pregnancy follow-up to October 2009. Hum Reprod 27:1887–1911

31. Hehr A, Paulmann B, Seifert B, Hehr U (2011) Präimplantationsdiagnostik für monogen vererbte Erkrankungen. Medgen 23:469–478

Gynäkologe 2013 · 46:739–750
DOI 10.1007/s00129-013-3218-7
Online publiziert: [OnlineDate]
© Springer-Verlag Berlin Heidelberg 2013

Redaktion
T. Dimpfl, Kassel
W. Janni, Ulm
R. Kreienberg, Landshut
N. Maass, Aachen
O. Ortmann, Regensburg
T. Strowitzki, Heidelberg
K. Vetter, Berlin
R. Zimmermann, Zürich

S.D. Schäfer
Klinik für Frauenheilkunde und Geburtshilfe, Universitätsklinikum Münster

Medikamentöse Therapie der Endometriose

Zusammenfassung

Die medikamentöse Therapie der Endometriose verfolgt einen symptomatischen Ansatz, ist nicht kausal und kann die natürliche Fertilität nicht beeinflussen. Die Durchführung einer hormonellen medikamentösen Therapie verhindert das gleichzeitige Erfüllen eines Kinderwunsches. Bei einer Therapiedauer von 6 Monaten sind die hormonellen Therapieoptionen bezüglich der Schmerzreduktion gleichwertig. Die Auswahl der Behandlungsform und der Dauer sollten symptomorientiert erfolgen, nicht in Abhängigkeit von der Ausdehnung der Erkrankung. Aufgrund des Nebenwirkungsprofils ist als First-line-Therapie orale Kontrazeptiva (OC)oder Gestagenen zu empfehlen, GnrH-Analoga in der Second-line-Therapie. Bei fehlendem Kinderwunsch kann mit C und Gestagenen ggf. auch eine Dauertherapie unter Beachtung des Nebenwirkungsprofils erfolgen. Am besten sollten OC und Gestagene im Langzyklus eingesetzt werden. Dabei kann eine gute Wirkung insbesondere auf die Dysmenorrhö, allerdings nur eine mäßige Wirkung auf andere typische Beschwerden erwartet werden. GnRH-Analoga sollten im Add-back-Verfahren eingesetzt werden und sind eine sinnvolle Alternative nach histologischer Sicherung der Erkrankung und bei fehlender Wirksamkeit von OC und Gestagenen. Ist eine assistierte Reproduktion geplant, sollte ggf. das Ultralangprotokoll mit GnRH-Analoga-Stimulation erwogen werden. Andere Substanzklassen sind spezifischen Indikationen vorbehalten und haben keinen Stellenwert in der Routinetherapie.

Schlüsselwörter

Gestagene · Orale Kontrazeptiva · GnRH-Analoga · Hormonersatztherapie · Immunmodulierung

Nach Lektüre dieses Beitrags

— kennen Sie die Behandlungsindikationen für Viszeralarterienaneurysmen.

— haben Sie einen Überblick über die etablierten Formen der medikamentösen Endometriosetherapie.

— sind Sie mit der Differenzialanwendung der verschiedenen Therapeutika vertraut.

— sind Sie sicher hinsichtlich der Indikationsstellung – sowohl zur konservativen Therapie als auch zur chirurgischen Intervention.

— kennen Sie Perspektiven auf experimentelle bzw. künftige Behandlungsansätze.

Hinführung zum Thema

Endometriose ist die häufigste benigne Erkrankung der Frau. Neben **Schmerzsymptomen** wie Dysmenorrhö, Dyspareunie und zyklusunabhängigen Schmerzen führt sie auch zu Sterilität. Sie erreicht durch schmerzbedingte Arbeitsunfähigkeit auch hohe **ökonomische Relevanz**. Sie schränkt die körperliche Integrität insbesondere bei tief infiltrierenden Verlaufsformen mit Organbeteiligung ein und führt zu kostenintensiver Nutzung des Gesundheitssystems. Der Verlauf der Erkrankung ist chronisch-persistierend oder chronisch-rezidivierend. Keine der etablierten Therapieverfahren kann eine Heilung der Erkrankung erreichen. Daher ist neben einer akuten Behandlungsoption i. S. einer Operation insbesondere auch die Notwendigkeit einer möglichst nebenwirkungsarmen konservativen Langzeittherapie gegeben.

Indikation zur konservativen Therapie

Während ovarielle, tief infiltrierende Endometriose (TIE), fehlende histologische Sicherung und endometriotische Subfertilität Indikationen zur operativen Therapie darstellen, kommt eine konservative Therapie bei superfizieller Erkrankung sowie im Rahmen einer assistierten Reproduktion (ART) in Betracht. Ein einzig operativer Therapieansatz wäre nicht ausreichend, da neben den operationsbedingten Nebenwirkungen und Komplikationsmöglichkeiten, auch nach erfolgter Operation bis zu 55% der Patientinnen innerhalb von 5–7 Jahren ein **Schmerzrezidiv** erleiden. Besonders hoch liegt der Anteil dieser Patienten in der Altersgruppe der 19- bis 29-Jährigen (72%; [1]). Die Behandlung der Erkrankung sollte sich daher an den Beschwerden der Patientin orientieren.

Medical treatment of endometriosis

Abstract

Medical treatment of endometriosis is strictly symptomatic and not etiological. Natural fertility is not influenced by it. Simultaneous hormonal medical treatment and reproduction are not possible. Over a 6-month treatment period, the different hormonal treatment options are equally effective in reducing pain. The choice of a medical treatment option and its duration should be made on the basis of symptom control and not on the extent of the disease. Because of its advantageous side effect profile, oral contraceptives (OC) or progestogens should be used as first-line therapy. Gonadotropin-releasing hormone (GnRH) analogs are a second-line therapeutic option. If there is no wish for pregnancy, OC and progestogens can be used as permanent therapy depending on their side effects. OC and progestogens should be used as long cycle therapy. Dysmenorrhea is reduced very effectively, whereas other typical complaints are not equally reduced. GnRH analogs should be used with add-back regimens. They constitute a sensible choice after histological proof of endometriosis and in case OC and progestogens have been ineffective. If assisted reproduction is planned, an ultralong GnRH analog protocol can be considered. Other substances are reserved for special indications and are not an integral part of routine treatment.

Keywords

Progestogens · Oral contraceptives · GnRH analogs · Hormone replacement therapy · Immunomodulation

---

Endometriose ist die häufigste benigne Erkrankung der Frau

Neben einer akuten Therapieoption ist eine möglichst nebenwirkungsarme konservative Langzeittherapie erforderlich

Die Behandlung sollte sich an den individuellen Beschwerden orientieren

Behandlungsziele

Behandlungsziele sind die Verbesserung der Fertilität und die Schmerzreduktion.

Eine Verbesserung der Fertilität ist durch eine medikamentöse Therapie nicht möglich. Allein die Vorbereitung einer ART durch **GnRH-Analoga-Therapie** scheint sinnvoll (Ultralangprotokoll). In einer Cochrane-Metaanalyse, welche die zur Verfügung stehenden RCTs (randomisierte kontrollierte Studien) zu diesem Thema zusammenfasst ergibt sich eine kumulative OR (Odds Ratio) von 4,3 zugunsten einer Ultralang-GnRH-Agonisten-Therapie vor IVF bezüglich der Schwangerschaftsrate [2]. Die Behandlung typischer Schmerzsymptome ist symptomatisch, nicht kurativ. Der Effekt der Behandlung geht nicht über das Therapieende hinaus [3]. Daher ist in der Regel ein dauerhafter Therapieansatz erforderlich. Es sollte dabei auf ein möglichst **günstiges Nebenwirkungsprofil** geachtet werden.

> Die Behandlung der Schmerzsymptome ist symptomatisch

Substanzklassen

Zu den etablierten therapeutischen Optionen gehören Analgetika aus der Gruppe der nicht steroidalen Antirheumatika (NSAR), orale Kontrazeptiva (OC), Gestagene, GnRH-Agonisten und Danazol. Mit Ausnahme der Analgetika wirken sämtliche andere Therapieoptionen durch eine Hypoöstrogenisierung unterschiedlich starker Ausprägung.

> Außer dem NSAR wirken alle Therapieoptionen durch eine Hypoöstrogenisierung

Nichtsteroidale Antirheumatika

Eine analgetische Therapie ist oft ergänzend zu einer hormonellen Therapie unerlässlich. Relevant sind v. a. Paracetamol, Ibuprofen und Naproxen. In einer Cochrane-Database-Analyse [4] konnte gezeigt werden, dass insbesondere **Naproxen** zur kompletten oder teilweisen Remission einer Dysmenorrhö führen kann (83 vs. 41% bei Placebo). Ggf. muss auf eine Therapie mit Opiaten zurückgegriffen werden. Sinnvoll erscheint bei chronischen Schmerzpatienten eine gezielte Schmerztherapie ggf. in Zusammenarbeit mit einem spezialisierten Schmerztherapeuten und eine psychosomatische Mitbehandlung zur Verbesserung der Coping-Strategien der Betroffenen, eventuell unter stationären Bedingungen.

> Bei chronischen Schmerzpatienten scheint eine psychosomatische Mitbehandlung zur Verbesserung der Coping-Strategien sinnvoll

Hormonelle Therapie

Endometrioseherde sind einer Östrogenstimulation zugänglich, daher kann eine antiöstrogene Therapie zu Regression von Herden und Beschwerden führen. Alle etablierten Verfahren sind effektiv [5]. Unterschiede bestehen v. a. hinsichtlich Nebenwirkungen und Kosten [6, 7].

Danazol

Danazol ist ein Androgen. Es führt zu Amenorrhö, **Hyperandrogenismus** und Hypoöstrogenismus und ist effektiv in der Therapie typischer Schmerzsymptome. Hyperandrogenismus und andere Nebenwirkungen verhindern den routinemäßigen Einsatz [8]. Danazol wurde durch GnRH-Agonisten als Standard der konservativen Endometriosetherapie abgelöst. Die Nebenwirkungen von GnRH-Agonisten werden besser toleriert [9]. Eine lokale Applikation i. S. eines Danazol-IUD („intrauterine device") oder einer intravaginalen Therapie zeigte sich ebenso effektiv, unerwünschte Arzneimittelwirkungen waren auf Spotting bzw. lokale vaginale Nebenwirkungen beschränkt [10]. Unbekannt sind die Langzeitwirkungen von Danazol-IUD oder intravaginaler Gabe insbesondere auch auf den **Lipidstoffwechsel**. Ebenso ist nicht belegt, inwiefern lokales Danazol einen Vorteil gegenüber z. B. einer lokalen Gestagengabe (LNG-IUD) hat.

> Eine lokale Danazolapplikation mit IUD oder intravaginal erwies sich als effektiv

Gestrinon

Gestrinon, ursprünglich ein OC, hat antiöstrogene, teils agonistische, teils antagonistische Wirkungen auf Progesteronrezeptoren und androgene Wirkungen. Es ist äquieffektiv zu GnRH-Agonisten, kann wegen unerwünschten Wirkungen (i. S. von Interaktionen mit dem Lipidstoffwechsel und androgenen Nebenwirkungen) jedoch nicht routinemäßig empfohlen werden.

> Wegen Lipidstoffwechselinteraktionen und androgener Nebenwirkungen ist Gestrinon keine Option der ersten Wahl

Gonadotropin-releasing-Hormon-Agonisten

GnRH-Agonisten greifen in den Hypothalamus-Hypophysen-Ovar-Regelkreis ein und bewirken eine vollständige **ovarielle Suppression** mit ausgeprägtem Hypoöstrogenismus. Durch dauerhaft erhöhte Konzentrationen von GnRH wird der pulsatile Sekretionsrhythmus durchbrochen, der den weiblichen Zyklus bestimmt und zur Eizellreifung führt. Es findet keine Eizellreifung und damit auch keine Östrogenproduktion in den Follikelzellen statt. Typischerweise kommt es im Rahmen der Therapie durch den agonistischen Charakter der GnRH-Blockade zunächst zu einem Flare-up der Erkrankung durch maximale Stimulation der bis dahin herangereiften Follikel. Danach folgt dann die erwünschte Phase des **Hypoöstrogenismus**. Eingesetzt werden derzeit Leuprolid, Goserelin und Triptorelin. Es wird eine gute Wirksamkeit bezüglich der Reduktion sämtlicher Schmerzsymptome erreicht. Die publizierten Fünfjahresrezidivraten liegen zwischen 53 und 73% [11]. GnRH-Analoga sind wegen ihrer Nebenwirkungen nicht zur Dauertherapie geeignet. Aufgrund des Hypoöstrogenismus kommt es gehäuft zu Hitzewallungen, Schweißausbrüchen, Scheidentrockenheit, Müdigkeit und Antriebslosigkeit sowie zu Libidoreduktion und Osteoporose [12]. Nach 6-monatiger Therapie werden Knochendichteverluste von 5–7% in der quantitativen Computertomographie bzw. 2–8% in der dualen Photonenabsorptionsmetrie berichtet. Daher kann eine GnRH-Analoga-Behandlung für nicht länger als 6 Monate empfohlen werden [13]. Eine Möglichkeit der Nebenwirkungsprophylaxe ist das **Add-back-Verfahren**. Eingesetzt werden können dabei Gestagene, OC, Tibolon und Bisphosphonate; die Auswahl sollte nach individuellem Risikoprofil erfolgen. Am ehesten sollte aufgrund der Studienlage eine OC-Therapie in Erwägung gezogen werden [14]. Die Add-back-Therapie verbessert die Verträglichkeit der GnRH-Analoga-Behandlung deutlich, ohne ihre Effektivität zu kompromittieren. Wird eine Add-back-Therapie durchgeführt, kann die GnRH-Therapie bis zu 2 Jahre durchgeführt werden, ohne einer Osteoporose Vorschub zu leisten [15]. Bezüglich der analgetischen Wirkung der Behandlung scheinen 3- und 6-monatige Behandlungsdauer gleichwertig zu sein; doch bei einer nur 3-monatigen Therapie scheint es früher zu Rezidiven zu kommen [16]. Grundsätzlich sollte die GnRH-Therapie den Patientinnen vorbehalten sein, deren Beschwerden refraktär gegenüber Gestagenen oder OC sind.

Orale Kontrazeptiva

OC und Gestagene stellen aufgrund ihres günstigen Nebenwirkungsprofils eine gute Option zur Dauertherapie der Endometriose dar [17].

Aus der Gruppe der OC kommen Einphasenpräparate mit konstanter Dosierung von Ethinylestradiol (EE) und Gestagen zum Einsatz. Sie bewirken einen Hypoöstrogenismus durch Auslösen einer **Anovulation**. Vorzugsweise sollte eine Mikropille mit 15–30 µg EE eingesetzt werden. Die Gestagenkomponente ist variabel. Die Auswahl des OC kann dabei u. a. in Abhängigkeit sonstiger erwünschter Effekte (z. B. antiandrogene Wirkungen) erfolgen. Bezüglich der Schmerzreduktion scheint es keine Unterschiede zu geben. Im Vergleich zu GnRH-Analoga konnte eine gleichwertige Reduktion von nichtzyklischen Beschwerden erzielt werden sowie eine Verbesserung der Dyspareunie, wenngleich geringer ausgeprägt. Durch OC kam es zu einer signifikanten Reduktion der **Dysmenorrhö** [18]. Eine Vorbehandlung mit GnRH-Analoga ist nicht erforderlich, da keine zusätzliche Schmerzreduktion zu erzielen ist. Die Behandlung mit OC kann zyklisch oder im Langzyklus erfolgen. Dabei erscheint der Langzyklus bezüglich der Effektivität der Behandlung insbesondere der Dysmenorrhö besser zu sein. In einem RCT von Seracchioli et al. [19] wurden 311 Patientinnen 2 Jahre lang nach operativer Endometriomentfernung mit 20 µg EE und 75 µg Gestoden zyklisch, langzyklisch oder gar nicht behandelt. Dabei zeigte sich eine signifikante Reduktion von Dysmenorrhö und chronischen Unterbauchschmerzen. Patientinnen der Langzyklusgruppe profitierten in höherem Maß von dieser Schmerzreduktion. Dyspareunie konnte im Gruppenvergleich nur mäßig reduziert werden; zwischen zyklischer und Langzeittherapie zeigten sich keine signifikanten Unterschiede. Die Einnahme von OC im Langzyklus ist also immer dann eine gute therapeutische Alternative, wenn die zyklische Einnahme den gewünschten Effekt nicht ausreichend erzielt. Bei **Durchbruchsblutung** sollte eine 7-tägige Pause vor erneuter Einnahme erfolgen [17].

Gestagene

Reine Gestagenpräparate wirken über die **Dezidualisierung** von eu- und ektopem Endometrium, bewirken eine Anovulation und teilweise einen Hypoöstrogenismus. Bislang werden aus dieser Gruppe die Wirkstoffe Medroxyprogesteronacetat (MPA), Norethisteronacetat (NETA), Lynestrenol, Dydrogesteron, Cyproteronacetat, Megestrolacetat und Dienogest eingesetzt. Als Alternative zur oralen Therapie steht auch die Behandlung mit Levonorgestrel (LNG) kontinuierlich als intrauterine Applikation zur Verfügung. Nebenwirkungen beinhalten insbesondere Durchbruchsblutungen in bis zu 25% der Fälle, Wassereinlagerungen, Gewichtszunahme, Brustschmerzen und in etwa 1% der Fälle eine Depression [20]. Mit Dienogest steht erstmalig ein Gestagen zur Verfügung, das in der Dosierung 2 mg pro Tag im Langzyklus speziell für die Indikation Endometriose zugelassen wurde. Mehrere RCTs konnten dabei die Äquieffektivität in Bezug auf typische Schmerzsymptome im Vergleich zu GnRH-Analoga bei vergleichbarer Patientenzufriedenheit nachweisen [21]. Darüber hinaus konnte gezeigt werden, dass eine Behandlung mit 2 mg ausreichend ist, eine Dosiserhöhung führte zu keinen zusätzlichen erwünschten Effekten [22], beinhalten aber ein erhöhtes Risiko für Nebenwirkungen. Grundsätzlich wäre eine Dosiserhöhung aber denkbar, da sich in einer Studie von Schindler et al. [23] keine Auswirkungen insbesondere auf den Schilddrüsen-, den Nebennierenstoffwechsel, den Wasser-Elektrolyt-Haushalt, die Hämatopoese und die Blutgerinnung bei einer Behandlung mit 20–30 mg Dienogest pro Tag für 24 Wochen zeigte. Für Dienogest besteht keine Zulassung als Kontrazeptivum. Daher muss auf eine zusätzliche Verhütung geachtet werden.

NETA führt zu Verbesserung von Dysmenorrhö und **nichtzyklischen Schmerzen** [24]. NETA führt im Vergleich zu anderen Gestagenen zu weniger ausgeprägten Blutungsstörungen, zu positiven Effekten auf Kalziumstoffwechsel und Knochendichte, ferner hat es keine negativen Auswirkungen auf den Lipoproteinmetabolismus [25].

In einer Studie von Vercellini et al. [30] wurden Patientinnen entweder mit Cyproteronacetat 12,5 mg 1/Tag p.o. oder mit EE 20 µg und Desogestrel 150 µg 1/Tag p.o. behandelt. Dabei unterschieden sich die Gruppen nicht signifikant hinsichtlich der Reduktion von Dysmenorrhö, chronischen Unterbauchschmerzen und Dyspareunie bei gleicher Patientenzufriedenheit (73 vs. 67%) Daher können OC und Gestagene gleichermaßen eingesetzt werden. Hier sollte bei der Auswahl auf individuelle Verträglichkeit und Risikofaktoren (beispielsweise Z. n. Thrombose) geachtet werden.

Levonorgestrel-IUD

Lockhat et al. [27] behandelten 37 Patientinnen mit laparoskopisch bestätigter Endometriose der rASRM(„revised classification of the American Society of Reproductive Medicine")-Stadien 1–3 mit 20 µg/Tag freisetzendem LNG-IUD und führte keine sonstige chirurgische Therapie durch. Sie konnten eine signifikante Reduktion von Dysmenorrhö und Dyspareunie zeigen. Keine Änderungen ergaben sich bezüglich zyklusunabhängiger Beschwerden. Petta et al. [28] konnten **Äquieffektivität** des LNG-IUD im Vergleich zu GnRH-Analoga zeigen. Die LNG-IUD stellt damit eine Option z. B. bei **Adenomyosis uteri** dar und bei Patienten mit im Vordergrund stehender Dyspareunie ohne Kinderwunsch, wurde jedoch auch bei anderen Befundkonstellationen eingesetzt. Grundsätzlich wirkt eine LNG-IUD für 3–5 Jahre. Dabei scheint LNG einen **rezeptorabhängigen Effekt** an ektopem Endometrium durch Verschleppung mit der Blutzirkulation und durch direkte Diffusion aus dem Uterus zu bewirken. Zusätzlich führt die resultierende Oligomenorrhö auch zu einer Reduktion der Läsionsgröße und einer Verminderung der peri- und intraläsionalen Entzündungsreaktion [17]. Nach 3 Jahren trugen in einer weiteren Studie von Lockhat et al. [29] nur noch 55,9% der Patienten das implantierte LNG-IUD. Gründe für die Entfernung waren dabei v. a. inakzeptable irreguläre Blutungen (33%), Unterbauchschmerzen (20,6%) und Gewichtszunahmen (8,8%). Vorteile der LNG-IUD-Therapie sind somit der fehlende systemische Hypoöstrogenismus, die Einmalapplikation und der fehlende First-pass-Effekt. Darüber hinaus liegt nur eine geringe Wirkung auf zyklusunabhängige Beschwerden vor [32]. Bezüglich Dyspareunie und **Dyschezie** fehlen vergleichende Studien. Darüber hinaus wird die Ovulation nicht verhindert. Da Ovulation in der Theorie das Risiko der Endometriomentwicklung erhöht, stellt dies möglicherweise einen Nachteil der LNG-IUD dar [30].

Dienogest ist speziell für die Indikation Endometriose zugelassen

Für Dienogest besteht keine Zulassung als Kontrazeptivum, auf eine zusätzliche Verhütung ist zu achten

Beim Einsatz von Gestagenen und OC sollte auf individuelle Verträglichkeit und Risikofaktoren geachtet werden

Die LNG-IUD ist eine Option für Patientinnen mit Dyspareunie ohne Kinderwunsch

Vorteile der LNG-IUD sind der fehlende systemische Hypoöstrogenismus und der fehlende First-pass-Effekt

Depot-Medroxyprogesteronacetat

Durch subkutane oder intramuskuläre Injektion von Depot-MPA konnte eine ähnliche Reduktion von typischen Schmerzsymptomen wie mit GnRH-Analoga erzielt werden [31]. Depot-MPA sollte aufgrund einer verlängerten **posttherapeutischen Anovulation** (7–12 Monate) nicht bei Patientinnen mit Kinderwunsch in absehbarer Zeit eingesetzt werden. Es stellt eine gute Alternative nach Hysterektomie und bei residueller Endometriose dar [17, 31]. Aufgrund eines häufig auftretenden Hypoöstrogenismus sollte eine Add-back-Therapie mit Östradiol erfolgen.

> Aufgrund eines häufig auftretenden Hypoöstrogenismus sollte eine Add-back-Therapie mit Östradiol erfolgen

Off-label-Therapie

Zu den in der Off-label-Therapie eingesetzten Substanzen zählen GnRH-Antagonisten, Aromatasehemmer (AI), Cyclooxygenase(COX)-2-Hemmer, selektive Östrogenrezeptormodulatoren (SERM), selektive Progesteronrezeptormodulatoren (SPRM), Angiogeneseinhibitoren und Immunmodulatoren. Diese stellen ggf. eine Option bei ansonsten therapierefraktären Beschwerden dar.

> Bei Therapieresistenz können Off-label-Substanzen eine Option darstellen

Selektive Östrogenrezeptormodulatoren

Tibolon, ein selektiver Östrogenrezeptormodulatoren (SERM) mit schwacher östrogener, gestagener und androgener Aktivität, hat einen inhibitorischen endometriumspezifischen Effekt sowie eine positiven Wirkung auf den Kalziumstoffwechsel. In einer Studie von Fedele et al. [32] wurden 21 Patientinnen mit Restendometriose nach Hysterektomie und beidseitiger Adnexektomie für 12 Monate entweder mit transdermalem Östradiol (50 µg/Tag) und MPA 10 mg/Tag oder mit Tibolon 2,5 mg/Tag p.o. behandelt. Eingeschlossen wurden ausschließlich Patienten mit residueller TIE. Vier der mit Östradiol und MPA behandelten und eine der mit Tibolon behandelten Patienten hatten ein Schmerzrezidiv. Daher kann Tibolon ggf. als postmenopausale HRT bei Endometriosepatientinnen eingesetzt werden, aus dem gleichem Grund auch als Add-back-Substanz bei GnRH-Analoga-Therapie [33].

GnRH-Antagonisten

GnRH-Antagonisten haben denselben therapeutischen Effekt wie GnRH-Agonisten, allerdings ohne Flare-up. Bislang gibt es nur zwei Studien, welche die Effektivität belegen. Im Rahmen der ART ergeben sich keine Vorteile gegenüber GnRH-Agonisten [34].

> Während der Therapie mit GnRH-Antagonisten gibt es keine Flare-up-Phase

Aromatasehemmer

Aromatasehemmer (AI) hemmen die Aromatase, ein Cytochrom-P450-Enzym, das die Umwandlung von Androgenen in Östrogene katalysiert. Die Aromatase wird auch in ektopem Endometrium exprimiert, nicht dagegen in eutopem Endometrium. Daher kann sich ektopes Endometrium über o. g. Mechanismus selber stimulieren [35]. Unterschieden werden steroidale/irreversible AI (Exemestan, Formestan), die an der Androgenbindungsstelle irreversibel binden und nicht-steroidale/reversible AI (Anastrozol, Letrozol), die kompetitiv am Cytochrom P450 binden. In vitro hat sich von diesen Substanzen Letrozol als die potenteste erwiesen. Bei postmenopausalen Frauen kann Letrozol in geringen Dosen die Aromatase zu 99% hemmen. Allgemein kann von einer 1–10%igen Reduktion der zirkulierenden Östrogenspiegel ausgegangen werden [36]. Bei prämenopausalen Frauen wird die Östrogenreduktion durch AI durch **negative Rückkopplung** aufgewogen. Daher bieten sich AI zur postmenopausalen Endometriosetherapie an. In Kombination mit Gestagen bzw. OC lassen sich AI auch prämenopausal einsetzten. Endometriosetypische Beschwerden konnten ohne nennenswerte unerwünschte Nebenwirkungen reduziert werden [37]. AI können ohne zusätzliche Nebenwirkungen den Effekt von GnRH-Agonisten in Kombination steigern [38].

> Die Aromatase wird auch in ektopem Endometrium exprimiert

> AI bieten sich zur postmenopausalen Endometriosetherapie an

Immunmodulatoren

Endometriose ist durch erhöhte Spiegel an Zytokinen und Wachstumsfaktoren, veränderter B-Zell-Aktivität, vermehrtem Auftreten von Autoantikörpern und vermehrter Anzahl, Konzentration und Aktivität von Makrophagen gekennzeichnet. Immunmodulatoren können daher durch Verstärkung

> Durch Verstärkung der Zytolyse oder Immunsuppression können Immunmodulatoren künftige eine therapeutische Rolle spielen

der Zytolyse oder Immunsuppression in der künftigen Therapie der Erkrankung eine Rolle einnehmen.

Zytolytische Immunmodulatoren sind Interleukin (IL)-12, Interferon (IFN)-α-2b, Loxoribin und Levamisol. Mit diesen Medikamenten konnten tierexperimentell viel versprechende Ergebnisse erzielt werden. Der Einsatz beim Menschen ist durch teils schwer wiegende Nebenwirkungen eingeschränkt.

Eine Verstärkung der Immunsuppression wird durch u. a. COX-Inhibitoren und **Tumornekrosefaktor (TNF)-α** hervorgerufen. Klinische Studien konnten belegen, das COX-Hemmer eine Schmerzreduktion bei Endometriose erzeugen. Eine darüber hinaus gehende Rolle ist unklar. COX wird in Endometrioseherden vermehrt exprimiert [39]. Celecoxib, Indomethacin, Rofecoxib, Ibuprofen und Nimesulid wurden getestet. Dabei gab es unterschiedliche Ergebnisse. TNF-α wird vermehrt bei Patientinnen mit Endometriose sezerniert. Er kann durch den chimären monoklonalen Antikörper Infliximab oder durch das Fusionsprotein aus TNFα-Rezeptor und Immunglobulin Etanercept inhibiert werden. Die Therapie einer spontanen Endometriose beim Affen war mit Etanercept erfolgreich möglich [40]. Koninckx et al. [41] konnte in einem RCT keinen Unterschied zwischen Infliximab und Placebo bei Endometriosepatientinnen nachweisen.

> **COX wird in Endometrioseherden vermehrt exprimiert**

Angiogeneseinhibitoren

Es konnte gezeigt werden, dass diverse angiogene Faktoren verstärkt in der Peritonealflüssigkeit von Endometriosepatientinnen nachweisbar sind. Dies ist insbesondere „vascular endothelial growth factor" (VEGF; [54]). Außerdem konnte eine positive Korrelation zwischen **VEGF-A-Konzentration** und Schweregrad der Erkrankung gezeigt werden. VEGF wird sowohl von Endometriosezellen selber als auch von Makrophagen sezerniert [42]. In Tiermodellen konnten VEGF-Inhibitoren und angiostatische Substanzen wie AGM1470, Endostatin und Sirolimus die Neubildung und Progression von Endometrioseläsionen unterdrücken [43].

> **Tierexperimentell unterdrückten VEGF-Inhibitoren und angiostatische Substanzen die Neubildung und Progression von Endometrioseläsionen**

Selektive Progesteronrezeptormodulatoren

Selektive Progesteronrezeptormodulatoren (SPRM) haben sowohl agonistische als auch antagonistische Eigenschaften bezogen auf die Progesteronrezeptor-Isoformen A und B (PR-A und PR-B). PR-A ist ein ligandenabhängiger **Steroidrezeptorrepressor**, PR-B ist v. a. ein Transkriptionsaktivator. Ihre Wirkung ist abhängig von der Dosis, dem anliegenden Progesteronspiegel und dem Angriffspunkt [44]. SPRM können endometriales Wachstum unterdrücken und eine reversible Amenorrhö erzeugen ohne sonstige Zeichen des Hypoöstrogenismus. Sie hemmen die endometriale Prostaglandinproduktion und wirken somit analgetisch. Chwalisz et al. [45] konnten zeigen, dass Asoprisnil, ein SPRM II, zyklusunabhängig Schmerzen und Dysmenorrhö dosisunabhängig hemmt.

> **SPRM können endometriales Wachstum unterdrücken und eine reversible Amenorrhö erzeugen**

Differenzialtherapie bei ovarieller Endometriose

Die ovarielle Endometriose wird oft operativ behandelt. Dennoch liegt eine Rezidivrate nach erfolgter operativer Therapie bis zu 40% vor [46]. Die alleinige medikamentöse Therapie stellt dabei in der Primärsituation keine therapeutische Alternative dar. Auch die postoperative Erhaltungstherapie über 6 Monate führt nicht zu einer Reduktion der Rezidivrate. Erst die Verlängerung der Therapiedauer auf 2 Jahre führt bei Therapie mit OC im Langzyklus bzw. bei zyklischer Therapie zu einer Reduktion der Rezidivrate von 29% auf 14,7 bzw. 8,2% [47]. Eine OC-Therapie wirkt in Bezug auf die Entwicklung von Ovarialkarzinomen präventiv. Endometriosepatientinnen scheinen ein leicht erhöhtes Risiko für die Entwicklung von endometrioidem und klarzelligem Ovarialkarzinom aufgrund von gemeinsamen Risikofaktoren wie ununterbrochene ovulatorische Zyklen, retrograde Menstruation, chronische pelvine Entzündungsreaktion, **Immunimbalance** und ein östrogenreiches und progesteronarmes hormonelles Milieu, zu haben. Die Odds Ratio (OR) von Patientinnen mit OC-Einnahme weniger als 10 Jahre im Vergleich zu Frauen ohne OC-Therapie war 0,58, für Frauen mit OC- länger als 10 Jahre lag die OR sogar bei 0,21. Bei Frauen mit zusätzlicher Endometriose lagen die Werte bei 0,7 (<10 Jahre) bzw. bei 0,47 (>10 Jahre). Daher wird empfohlen, dass insbesondere Endometriosepatientinnen ohne Kinderwunsch auf das reduzierte Risiko eines Ova-

> **Vor allem Endometriosepatientinnen ohne Kinderwunsch sind auf das durch OC reduzierte Ovarialkarzinomrisiko hinzuweisen**

rialkarzinoms durch OC-Therapie hingewiesen werden sollten, um ggf. individuell eine Dauertherapie zu besprechen [48].

Differenzialtherapie der tief infiltrierende Endometriose

Auch die TIE sollte primär operativ behandelt werden. Dennoch sind auch hier Rezidivraten von 31% innerhalb von 4 Jahren beschrieben. Der Stellenwert einer konservativen Therapie liegt v. a. in ihrem Einsatz bei unvollständiger operativer Sanierung. OC und Gestagene können eine signifikante Reduktion der Läsionsgröße erzielen sowie typische Schmerzsymptome reduzieren [49].

Präoperative Hormontherapie

In der Theorie erscheint eine präoperative medikamentöse Therapie sinnvoll. Zwei RCTs zu diesem Thema konnten allerdings keine Vorteile bestätigen [50]. Die Erfolgsraten einer operativen Therapie nach präoperativer medikamentöser Vorbehandlung sind nicht erhöht. Es kommt jedoch zu einer Verzögerung des Therapiebeginns und damit zu einer Verlängerung der Beschwerden der Patientin.

Postoperative Hormontherapie

Eine postoperative Hormontherapie führt zu Verlängerung des **rezidivfreien Intervalls** [51]. Daher erscheint bei ausgeprägten Befunden und insbesondere bei fraglicher vollständiger Resektion eine postoperative Therapie gerechtfertigt und sinnvoll. Es sollte jedoch darauf hingewiesen werden, dass es unter medikamentöser Therapie zum Progress insbesondere tief infiltrierender Herde kommen kann. Daher sollte bei inkompletter Sanierung immer auch die Vorstellung in einem spezialisierten Zentrum zur Komplettierungsoperation erwogen werden.

Hormonersatztherapie

Bei jungen Endometriosepatientinnen mit Z. n. Hysterektomie und bilateraler Hysterektomie bzw. bei postmenopausalen Endometriosepatientinnen mit Z. n. Hysterektomie sollte bei Einleitung einer HRT trotz des fehlenden Uterus auf die Gabe einer **Östrogen-Progesteron-Kombinationstherapie** geachtet werden. Unklar ist nach wie vor die Frage des Rezidivrisikos durch HRT. Wichtiger erscheint das Risiko einer malignen Entartung auf dem Boden ektopen Endometriums. Nach einer Studie von Soliman u. Evans [52] wird eine möglichst niedrig dosierte HRT bei Hypoöstrogenismus als Dauertherapie empfohlen. Dadurch wird das Risiko eines Endometrioserezidivs aufgrund geringerer Hormonschwankungen wahrscheinlich minimiert. Eine Östrogen-HRT ohne Gestagen erhöht dabei das Risiko eines Malignoms, das sich aus ektopem Endometrium entwickelt [52]. Das Risiko für ein derartiges Malignom wird dabei mit 1% angegeben. Malignome treten dabei v. a. in der Scheide und im Rektosigmoid auf [53]. Dieses Risiko kann wahrscheinlich durch eine Gestagen-Östrogen-HRT minimiert werden [54].

Fazit für die Praxis

- Indikationen für eine medikamentöse Therapie sind in erster Linie peritoneale Endometriose und fehlender Kinderwunsch.
- In der First-line-Therapie sollten OC und Gestagene, wie z. B. Dienogest, eingesetzt werden, am besten im Langzyklus.
- Als Second-line-Therapie ist eine Operation stets zu erwägen.
- Alternativ kann auf GnRH-Agonisten im Add-back-Verfahren zurückgegriffen werden.
- Für besondere Fälle kann auf eine Gestagen-IUD zurückgegriffen werden.
- Begleitend sollten ggf. eine adäquate Schmerztherapie erfolgen sowie weitere supportive Maßnahmen, wie Rehabilitation, psychosomatische Mitbetreuung etc.; andere Formen der Therapie haben noch keinen Stellenwert im klinischen Einsatz.

Der Stellenwert einer konservativen Therapie liegt v. a. im Einsatz bei unvollständiger operativer Sanierung

Der Erfolg einer operativen Therapie ist nach präoperativer medikamentöser Vorbehandlung nicht höher

Nach inkompletter Sanierung ist stets die Vorstellung in einem spezialisierten Zentrum zu erwägen

Eine Östrogen-HRT ohne Gestagen erhöht das Risiko eines Malignoms aus ektopem Endometrium

Korrespondenzadresse

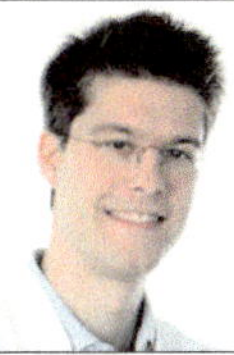

Dr. S.D. Schäfer
Klinik für Frauenheilkunde und Geburtshilfe, Universitätsklinikum Münster
Albert-Schweitzer-Campus 1, Gebäude A1, 48149 Münster
SD.Schaefer@ukmuenster.de

Einhaltung ethischer Richtlinien

Interessenkonflikt. Der korrespondierende Autor gibt an, dass kein Interessenkonflikt vorliegt.

Literatur

1. Vercellini P, Fedele L, Aimi G et al (2006) Reproductive performance, pain recurrence and disease relapse after conservative surgical treatment for endometriosis: the predictive value of the current system. Hum Reprod 21:2679–2685
2. Sallam HN, Garcia-Velasco JA, Dias S et al (2006) Long-term pituitary down regulation before in vitro fertilization (IVF) for women with endometriosis. Cochrane Database Syst Rev 1:CD004635
3. Vercellini P, Cortesi I, Crosigniani PG (1997) Progestins for symptomatic endometriosis: a critical analysis of the evidence. Fertil Steril 68:393–401
4. Allen C, Hopewell S, Prentice A (2005) Non-steroidal anti-inflammatory drugs for pain in women with endometriosis. Cochrane Database Syst Rev 19(4):CD004753
5. Vercellini P, Somigliana E, Viganò P et al (2008) Endometriosis: current and future medical therapies. Best Pract Res Clin Obstet Gynecol 22:275–306
6. Davis L, Kennedy S, Moore J et al (2007) Modern combined oral contraceptives for pain associated with endometriosis. Cochrane Database Syst Rev 3:CD001019
7. Prentice A, Deary A, Goldbeck-Wood S et al (2007) Gonadotrophin-releasing hormone analogues for pain associated with endometriosis. Cochrane Database Syst Rev 3:CD000346
8. Selak V, Farquhar C, Prentice A et al (2001) Danazol for pelvic pain associated with endometriosis. Cochrane Database Syst Rev 4:CD000068
9. Rotondi M, Labriola D, Rotondi M et al (2002) Depot leuprorelin acetate versus danazol in the treatment of infertile women with symptomatic endometriosis. Eur J Gynecol Oncol 23:523–526
10. Cobellis L, Razzi S, Fava A et al (2004) A danazol-loaded intrauterine device decreases dysmenorrheal, pelvic pain, and dyspareunia associated with endometriosis. Fertil Steril 82:239–240
11. Waller KG, Shaw RW (1993) Gonadotropin-releasing hormone analogues for the treatment of endometriosis: long-term follow-up. Fertil Steril 59:511–515
12. Bedaiwy M, Casper R (2006) Treatment with leuprolide acetate and hormonal add-back for up to 10 years in stage IV endometriosis patients with chronic pelvic pain. Fertil Steril 86:220–222
13. Crosigniani P, Olive D, Bergqvist A et al (2006) Advances in the management of endometriosis: an update for clinicians. Hum Reprod Update 12:179–189
14. Bedaiwy M, Casper R (2006) Treatment with leuprolide acetate and hormonal add-back for up to 10 years in stage IV endometriosis patients with chronic pelvic pain. Fertil Steril 86:220–222
15. Barbieri RL (1992) Hormone treatment of endometriosis: the estrogen threshold hypothesis. Am J Obstet Gynecol 166:740–745
16. Hornstein MD, Yuzpe AA, Burry KA et al (1995) Prospective randomized double-blind trial of 3 versus 6 months of nafarelin therapy for endometriosis associated pelvic pain. Fertil Steril 63(5):955–962
17. Vercellini P, Somigliana E, Viganò P et al (2009) Endometriosis: current therapies and new pharmacological developments. Drugs 69(6):649–675
18. Harada T, Momoeda M, Taketani Y et al (2008) Low-dose oral contraceptive pill for dysmenorrhea associated with endometriosis: a placebo-controlled, double-blind randomized trial. Fertil Steril 90:1583–1588
19. Seracchioli R, Mabrouk M, Frascà C et al (2010) Long-term oral contraceptive pills and postoperative pain management after laparoscopic excision of ovarian endometrioma: a randomized controlled trial. Fertil Steril 94(2):464–471
20. Bergqvist A, Theorell T (2001) Changes in quality of life after hormonal treatment of endometriosis. Acta Obstet Gynecol Scand 80:628–637
21. Strowitzki T, Marr J, Gerlinger C et al (2010) Dienogest is as effective as leuprolide acetate in treating the painful symptoms of endometriosis: a 24-week, randomized, multicentre, open-label trial. Hum Reprod 25(3):633–641
22. Köhler G, Faustmann TA, Gerlinger C et al (2010) A dose ranging study to determine the efficacy and safety of 1, 2 and 4 mg of dienogest daily for endometriosis. Int J Gynaecol Obstet 108(1):21–25
23. Schindler AE, Henkel A, Moore C et al (2009) Effect and safety of high dose dienogest (20 mg/day) in the treatment of women with endometriosis. Arch Gynecol Obstet
24. Muneyyirci-Delale O, Karacan M (1998) Effect of norethindrone acetate in the treatment of symptomatic endometriosis. Int J Fertil Womens Med 43:24–27
25. Riis BJ, Lehmann HJ, Christiansen C (2002) Norethisterone acetate in combination with estrogen: effects on the skeleton and other organs: a review. Am J Obstet Gynecol 187:1101–1106
26. Vercellini (2002) Fertil Steril
27. Lockhat FB, Emembolu JO, Konje JC (2004) The evaluation oft he effectiveness of an intrauterine-administered progestogen (levonorgestrel) in the symptomatic treatment of endometriosis and in the staging of the disease. Hum Reprod 19:179–184
28. Petta CA, ferriani RA, Abrao MS et al (2005) Randomized clinical trial of a levonorgestrel releasing intrauterine system and a depot GnRH analogue for the treatment of chronic pelvic pain in women with endometriosis. Hum Reprod 20:1993–1998
29. Lockhat FB, Emembolu JO, Konje JC (2005) The efficacy, side-effects and continuation rates in women with symptomatic endometriosis undergoing treatment with an intrauterine administered progestogen (levonorgestrel): a 3 year follow-up. Hum Reprod 20:789–793

30. Vercellini P, Viganò P, Somigliana E (2005) The role of the levonorgestrel-releasing intrauterine device in the management of symptomatic endometriosis. Curr Opin Obstet Gynecol 17:359–365

31. Crosigniani P, Luciano A, Ray A et al (2006) Subcutaneous depot medroxyprogesterone acetate versus leuprolide acetate in the treatment of endometriosis-associated pain. Hum Reprod 21:248–256

32. Fedele L, Bianchi S, Raffaeli R et al (1999) Comparison of transdermal estradiol and tibolone for the treatment of oophorectomized women with deep residual endometriosis. Maturitas 32:189–193

33. Lindsay PC, Shaw RW, Bennink HJ et al (1996) The effect of add-back treatment with tibolone (Livial) on patients treated with the gonadotropin-releasing hormone agonist triptorelin (Decapeptyl). Fertil Steril 65:342–348

34. Kupker W, Felberbaum RE, Krapp M et al (2002) Use of GnRH antagonists in the treatment of endometriosis. Reprod Biomed Online 5:12–16

35. Seli E, Berkkanoglu M, Arici A (2003) Pathogenesis of endometriosis. Obstet Gynecol Clin N Am 30:41–61

36. Ailawadi RK, Jobanputra S, Kataria M et al (2004) Treatment of endometriosis and chronic pelvic pain with letrozole and norethindrone acetate: a pilot study. Fertil Steril 81:290–296

37. Amsterdam LL, Gentry W, Jobanputra S et al (2005) Anastrozole and oral contraceptives: a novel treatment for endometriosis. Fertil Steril 84:300–304

38. Soysal S, Soysal ME, Ozer S et al (2004) The effects of postsurgical administration of goserelin plus anastrozole compared to goserelin alone in patients with severe endometriosis: a prospective randomized trial. Hum Reprod 19:160–167

39. Matsuzaki S, Canis M, Pouly JL et al (2004) Cyclooxygenase-2 expression in deep endometriosis and matched eutopic endometrium. Fertil Steril 82:1309–1315

40. Barrier BF, Bates GW, Leland MM et al (2004) Efficacy of anti-tumor necrosis factor therapy in the treatment of spontaneous endometriosis in baboons. Fertil Steril 81 (suppl 1):775–779

41. Koninckx PR, Craessaerts M, Timmerman D et al (2008) Anti-TNF-alpha treatment for deep endometriosis-associated pain: a randomized placebo-controlled trial. Hum Reprod 23:2017–2023

42. Donnez J, Smoes P, Gillerot S et al (1998) Vascular endothelial growth factor (VEGF) in endometriosis. Hum Reprod 13:1686–1690

43. Becker CM, Sampson DA, Rupnick MA et al (2005) Endostatin inhibits the growth of endometriotic lesions but does not affect fertility. Fertil Steril 84 (suppl 2):1144–1155

44. Chwalisz K, Perez MC, Demanno D et al (2005) Selective progesterone receptor modulator development and use in the treatment of leiomyomata and endometriosis. Endocr Rev 26:423–438

45. Chwalisz K, Mattia-Goldberg C, Lee M et al (2004) Treatment of endometriosis with the novel selective progesterone receptor modulator (SPRM) Asoprisnil. Fertil Steril 82:S83–S84

46. Vercellini P, Somigliana E, Daguati R et al (2008) Postoperative oral contraceptive exposure and risk of endometrioma recurrence. Am J Obstet Gynecol 198:504e1–e5

47. Viganò P, Somigliana E, Parazzini F et al (2007) Bias versus causality: interpreting recent evidence of association between endometriosis and ovarian cancer. Fertil Steril 88:588–593

48. Modugno F, Ness RB, Allen GO et al (2004) Oral contraceptive use, reproductive history, and risk of epithelial ovarian cancer in women with and without endometriosis. Am J Obstet Gynecol 191:733–740

49. Vercellini P, Pietropaolo G, De Giorgio O et al (2005) Treatment of symptomatic rectovaginal endometriosis with an estrogen-progestogen combination versus low-dose norethindrone acetate. Fertil Steril 84:1375–1387

50. Audebert A, Descamps P, Marret H et al (1998) Pre- or post-operative medical treatment with nafarelin in stage III-IV endometriosis: a French multicenter study. Eur J Obstet Gynecol Reprod Biol 79(2):145–148

51. Yap C, Furness S, Farquhar C (2004) Pre and postoperative medical therapy for endometriosis surgery. Cochrane Database Syst Rev 3:CD003678

52. Soliman NF, Evans AJ (2004) Malignancy arising in residual endometriosis following hysterectomy and hormone replacement therapy. J Br Menopause Soc 10:123–124

53. Somigliana E, Viganò P, Parazzini F et al (2006) Association between endometriosis and cancer: a comprehensive review and a critical analysis of clinical and epidemiological evidence. Gynecol Oncol 101:331–341

54. Oxholm D, Knudsen UB, Kryger-Baggesen N et al (2007) Postmenopausal endometriosis. Acta Obstet Gynecol Scand 4:1–7

Gynäkologe 2013 · 46:823–836
DOI 10.1007/s00129-013-3266-z
Online publiziert: 31. August 2013
© Springer-Verlag Berlin Heidelberg 2013

Redaktion
T. Dimpfl, Kassel
W. Janni, Ulm
R. Kreienberg, Landshut
N. Maass, Aachen
O. Ortmann, Regensburg
T. Strowitzki, Heidelberg
K. Vetter, Berlin
R. Zimmermann, Zürich

R. Fischer-Betz[1] · S. Späthling-Mestekemper[2]
[1] Poliklinik für Rheumatologie, Heinrich Heine Universität Düsseldorf
[2] Rheumatologische Schwerpunktpraxis, München

Schwangerschaft bei entzündlich rheumatischen Erkrankungen

Zusammenfassung

Kinderwunsch und Schwangerschaften bei entzündlich rheumatischen Erkrankungen stellen eine besondere Herausforderung in der Arzt-Patienten-Beziehung dar und erfordern eine optimale gemeinsame Strategie. Die meisten betroffenen Frauen können eine erfolgreiche Schwangerschaft erleben, und die überwiegende Zahl der Kinder kommt gesund zur Welt. Die Planung einer Schwangerschaft in einer möglichst inaktiven Erkrankungsphase und eine regelmäßige Überwachung sind von entscheidender Bedeutung. Dabei sind die sorgfältige Einschätzung von möglichen Risiken und die Aufklärung über den Einsatz von antirheumatischen Therapien vor, während und nach einer Gravidität ein wichtiger Bestandteil.

Schlüsselwörter

Rheumatoide Arthritis · Lupus erythematodes · Antiphospholipidsyndrom · Therapie · Kinderwunsch

Dieser Beitrag erschien ursprünglich in der Zeitschrift für Rheumatologie 2013, 72:669-682. doi s00393-013-1223-9

Lernziele

Nachdem Sie diese Lerneinheit absolviert haben,
- **kennen Sie den Einfluss der Schwangerschaft auf verschiedene entzündlich rheumatische Erkrankungen,**
- **kennen Sie besondere Risikosituationen, die bei der Planung einer Schwangerschaft berücksichtigt werden müssen,**
- **haben Sie einen Überblick über die Möglichkeiten einer antirheumatischen Therapie vor Konzeption und in der Schwangerschaft.**

Einleitung

Frauen mit entzündlich rheumatischen Erkrankungen haben oft weniger Kinder als Frauen der Normalbevölkerung. Gründe sind u. a. persönliche Entscheidungen angesichts der Sorge um die eigene Gesundheit bzw. die des Kindes. Die meisten Patientinnen können heute ermutigt werden, sich ihren Kinderwunsch zu erfüllen. Dabei muss berücksichtigt werden, dass eine Gravidität von unterschiedlichem Einfluss auf die verschiedenen Krankheitsbilder sein kann und eine individuell darauf ausgerichtete Planung erfolgen sollte. Grundsätzlich muss der betreuende Arzt mit den Möglichkeiten der rheumatologischen Pharmakotherapie vor Konzeption, in der Schwangerschafts- und Stillperiode vertraut sein und entsprechend beraten können.

> Die meisten Patientinnen können heute ermutigt werden, sich ihren Kinderwunsch zu erfüllen

Schwangerschaft bei rheumatoider Arthritis

Fertilität

Patientinnen mit RA haben durchschnittlich weniger Kinder als andere Frauen [1]. Es wurde ein etwas längerer Zeitraum bis zu einer gewünschten Konzeption beschrieben [2]. Ob und in welchem Ausmaß biologische bzw. nichtbiologische Ursachen verantwortlich sind, bleibt unklar. Diskutiert werden ovarielle Dysfunktion, eine veränderte Implantation, hormonelle Veränderungen bzw. der Einfluss von Medikamenten auf die Fertilität oder auch persönliche Gründe wie der Verzicht auf eine Schwangerschaft aus Sorge um den Gesundheitszustand.

Da im Einzelfall nicht absehbar ist, wann eine gewünschte Konzeption eintritt, ist es wichtig, die Erkrankung auch in der Phase des Kinderwunsches stabil zu halten.

> Die Erkrankung sollte auch in der Phase des Kinderwunsches stabil gehalten werden

Abkürzungen	
aCl	Anticardiolipinantikörper
aPl	Antiphospholipidantikörper
APS	Antiphospholipidsyndrom
AS	ankylosierende Spondylitis
β2Glyc-AK	Anti-Beta2-Glycloprotein-AK
DAS	Disease Activity Score
FCV	forcierte Vitalkapazität
IVIG	intravenöse Immunglobuline
LA	Lupus-Antikoagulans
LMWH	„low molecular weight heparin"
MMF	Mycophenolsäure
NLS	neonatales Lupus-Syndrom
PAP	„pulmonary artery pressure"
RA	rheumatoide Arthritis
RF	Rheumafaktor
SLE	Lupus erythematodes

Pregnancy and inflammatory rheumatic diseases

Abstract
Pregnancy in women with rheumatic diseases represents a challenge for patients and physicians and requires optimal shared decision-making strategies. However, the majority of women can have a successful pregnancy and the vast majority of babies are born healthy. Specific preconception care should be offered to women with rheumatic diseases to optimize and increase the chances of a successful pregnancy. A careful assessment of possible risks and the justified use of antirheumatic drugs before, during and after pregnancy are key issues.

Keywords
Rheumatoid arthritis · Systemic lupus erythematosus · Antiphospholipid syndrome · Treatment · Fertility

Aktivitätsmodulation der rheumatoiden Arthritis während der Gravidität und post partum

Neuere Studien zum Verlauf einer RA während der Schwangerschaft bestätigen frühere Untersuchungen, die eine Abnahme der Krankheitsaktivität in der Schwangerschaft beschreiben. Sie zeigten jedoch, dass der Anteil der Frauen mit einer Abnahme der Krankheitsaktivität deutlich niedriger ist als früher angenommen [3]. So beobachtete die prospektive PARA-Studie bei 48% der RA-Patientinnen eine Besserung der Gelenksymptome in der Schwangerschaft, aber nur 27% erlebten eine komplette Remission (meist im dritten Trimenon; [4]). Zwar stieg der Anteil der Patientinnen, die keiner Therapie bedurften, von 17% (vor Konzeption) an auf 35% (im letzten Trimenon), andererseits erhielten über 60% der schwangeren Patientinnen eine Medikation, z. B. NSAR oder Steroide. Postpartal trat bei 39% ein Schub auf. Die niedrige Zahl ist vermutlich auf die große Zahl an Frauen zurückzuführen, die entbindungsnah wieder DMARDS erhielten.

Die Gründe für die unterschiedlichen Ergebnisse der Studien sind vor allem methodisch zu erklären. Ältere, oft retrospektive Untersuchungen basierten meist auf kleinen Fallzahlen und waren vorwiegend fragebogenbasiert. Jüngere Studien dagegen verwendeten validierte Messinstrumente (z. B. DAS-CRP ohne Beteiligung der Einschätzung des allgemeinen Gesundheitszustandes). Ein weiterer Grund für die vergleichsweise geringe Verbesserung der RA innerhalb der Gravidität ist die Tatsache, dass moderne Therapieoptionen und damit auch eine verbesserte Einstellung der Krankheitsaktivität im Vorfeld einer Schwangerschaft einer schwangerschaftsbedingten Verbesserung weniger Raum lassen.

Interessanterweise haben seronegative Frauen eine größere Chance auf eine Verbesserung der Krankheitsaktivität als seropositive Frauen [5]. Dies mag ein Hinweis darauf sein, dass es sich um heterogene Erkrankungen mit unterschiedlicher Pathogenese handelt.

Frauen mit niedriger RA-Aktivität vor Konzeption haben meist auch in der Schwangerschaft eine stabile Erkrankung. Frauen mit hoher RA-Aktivität profitieren oft von einer Schwangerschaft, kommen allerdings ohne begleitende medikamentöse Therapie nur selten in Remission. Insbesondere mit diesen Patientinnen muss ein Therapiekonzept bereits vor Konzeption festgelegt werden.

Schwangerschaftsverlauf und fetale Prognose bei rheumatoider Arthritis

Aktuelle Studien zu Schwangerschaftskomplikationen bei RA zeigten eine etwa 2-fach erhöhte Rate an Frühgeburten und Wachstumsretardierungen sowie erniedrigtem Geburtsgewicht im Vergleich zu gesunden Frauen [6, 8, 9]. Allerdings fehlen in diesen bevölkerungsbasierten Untersuchungen Daten zur Aktivität der RA und zur medikamentösen Exposition. Frühgeburtlichkeit ist in der Normalbevölkerung mit einer erhöhten Langzeitmorbidität der betroffenen Kinder assoziiert. Umso wichtiger ist es, Auslöser für Frühgeburtlichkeit bei RA zu erkennen. Einen Beitrag dazu leistet die bereits erwähnte PARA-Studie, die zeigte, dass das Gestationsalter bzw. Geburtsgewicht des Kindes invers mit der Aktivität der RA der Mutter korreliert [7]. Eine höher dosierte Steroidtherapie in der Gravidität könnte wegen ihrer potenziell wachstumsreduzierenden Wirkung dabei eine Rolle spielen. Vor allem seropositive Frauen scheinen ein erhöhtes Risiko für Schwangerschaftskomplikationen zu haben [8]. Dies kann ein weiterer Hinweis für die Bedeutung der Krankheitsschwere und -aktivität im Zusammenhang mit Schwangerschaftskomplikationen sein.

Je höher das Risikoprofil der Mutter [hohe Krankheitsaktivität, RF positiv], desto intensiver sollte die medikamentöse therapeutische Begleitung vor und während der Schwangerschaft sein. Im Idealfall wird eine Schwangerschaft bei RA im inaktiven oder zumindest gut kontrollierten Krankheitsstadium geplant.

Schwangerschaft bei ankylosierender Spondylitis

Um das Thema Schwangerschaft und AS hat sich die Arbeitsgruppe um Oestensen sehr verdient gemacht. Wichtige neue Untersuchungen liegen nicht vor. Der Erkrankungsbeginn der AS liegt bei Frauen zwischen dem 20. und 40. Lebensjahr, also einem Lebensabschnitt, in dem Familienplanung durchaus eine Rolle spielt.

In einigen Fällen kommt es zu einer Abnahme der Krankheitsaktivität in der Schwangerschaft

Frauen mit niedriger Krankheitsaktivität vor Konzeption haben meist auch in der Schwangerschaft eine stabile Erkrankung

Seropositive Frauen scheinen ein erhöhtes Risiko für Schwangerschaftskomplikationen zu haben

Der Erkrankungsbeginn der AS liegt bei Frauen zwischen dem 20. und 40. Lebensjahr

Fertilität

Die Fertilität der Frauen mit AS ist wahrscheinlich normal, allerdings verringert sich die Zahl der Schwangerschaften nach Diagnosestellung von durchschnittlich 2,2 auf 1,4 [10]. Es werden ähnliche Ursachen diskutiert wie bei RA.

Aktivitätsmodulation während der Gravidität und post partum

Symptome der Erkrankung und Beschwerden einer fortschreitenden Schwangerschaft sind oft nur schwer voneinander zu unterscheiden. Eine prospektive Untersuchung (67 Schwangere mit AS) zeigte bei 50% keine Veränderung der Aktivität in der Schwangerschaft, bei 25% war sie verschlechtert und bei 25% verbessert [11].

Eine prospektive Studie mit Anwendung standardisierter Aktivitätsinstrumente (10 AS-Schwangerschaften) zeigte eine Zunahme der Beschwerden bei 8 Schwangerschaften vor allem im zweiten Trimenon. Zwei Patientinnen zeigten keine Änderung der Krankheitsaktivität während der gesamten Schwangerschaft [10]. Insgesamt hatten AS-Patientinnen im Gegensatz zu einer Vergleichsgruppe mit RA deutlich höhere Schmerzscores während der gesamten Schwangerschaft und einen höheren Verbrauch an NSAR [12]. Bei etwa 50% treten innerhalb von 6 Monaten postpartal Aktivierungen ein, vor allem periphere Arthritiden. Auch eine Iridozyklitis war bis zu 3-mal häufiger als in der Gravidität.

Die Aktivität der AS bleibt bei etwa der Hälfte der Patientinnen stabil

Die Aktivität der AS bleibt bei etwa der Hälfte der Patientinnen stabil. Der NSAR-Bedarf in der Schwangerschaft ist aber häufig hoch, insbesondere im zweiten Trimenon. Postpartal besteht ein erhöhtes Schubrisiko.

Schwangerschaftsverlauf und fetale Prognose bei ankylosierender Spondylitis

Die Datenlage ist spärlich. Eine Studie beschäftigte sich mit dem Ausgang von Schwangerschaften bei Frauen mit entzündlichen Gelenkerkrankungen, darunter auch eine kleine Zahl von Frauen mit AS. Die Zahl der Frühgeburten war etwas erhöht und das Geburtsgewicht der Neugeborenen etwas vermindert [9]. Möglicherweise spielt die Aktivität der Erkrankung in der Schwangerschaft eine Rolle. Prinzipiell ist bei AS-Patientinnen eine spontane Entbindung möglich, wenn kein Missverhältnis zwischen der Größe des Kindes und des Beckenmaßes besteht. Selbst eine Ankylosierung der Ileosakralgelenke oder Hüftgelenkprothesen stellen bei nicht wesentlich eingeschränkter Beweglichkeit keine Kontraindikation gegen eine vaginale Entbindung dar. Bei fehlender Ankylosierung der LWS ist eine Epiduralanästhesie möglich.

Wichtig ist eine Beratung der Patientinnen bei Kinderwunsch

Wichtig ist eine Beratung der AS-Patientinnen bei Kinderwunsch. Die Aussicht auf eine normale Entbindung sowie die Tatsache, dass die Vererbbarkeit der AS gering ist (ca. 12% Risiko für Kinder von Müttern mit AS), bedeuten oft schon eine große Erleichterung für die betroffenen Frauen.

Schwangerschaft bei Lupus erythematodes

Fertilität

Zu Einschränkungen der Fruchtbarkeit kann es bei schwerer Niereninsuffizienz oder nach Cyclophosphamid-Therapie kommen

Bei Frauen mit SLE ist eine Infertilität nicht häufiger als in der Normalbevölkerung (etwa 16%; [1]). Zu Einschränkungen der Fruchtbarkeit kann es bei schwerer Niereninsuffizienz oder nach Cyclophosphamid-Therapie kommen. Unregelmäßige Menstruationszyklen werden zudem bei aktiver Erkrankung und unter hohen Steroiddosen beobachtet und können die Fertilität beeinflussen. Daneben tragen mit z. B. Antiphospholipidantikörpern assoziierte Aborte zu einer verringerten Anzahl an Lebendgeburten bei.

Lupus-erythematodes-Aktivität in der Schwangerschaft

Zu den Risiken im Rahmen einer Schwangerschaft bei systemischem SLE gehört eine vermehrte Erkrankungsaktivität

Zu den Risiken im Rahmen einer Schwangerschaft bei SLE gehört eine vermehrte Erkrankungsaktivität. In der Gravidität wurden sehr variable Schubraten (25–65%) berichtet [13]. Ursächlich dafür sind vor allem heterogene Patientenpopulationen, z. B. durch Einschluss von ungeplanten Schwangerschaften bei Frauen mit aktivem SLE. Zudem können physiologische Veränderungen in der Schwangerschaft an eine Lupus-Aktivität erinnern (z. B. Anämie, milde Proteinurie, Müdigkeit). In der Praxis muss daher die Beurteilung, ob ein Schub vorliegt, von einem erfahrenen Kliniker vorgenommen werden. Schübe sind bei unselektierten Populationen häufiger und treten etwas vermehrt im zweiten Trimenon auf, postpartal besteht bis zu 1 Jahr ein erhöhtes Risiko. Die meisten Schübe (60–90%) verlaufen mild bis moderat und betreffen Haut, Bewegungsapparat oder Blutbild (insbesondere Thrombozytopenien). Die Erstmanifestation einer renalen Beteiligung bei einer Patientin mit stabilem SLE vor Konzeption ist eine Rarität.

Frauen mit einer längeren Remission erleben in der Regel keine wesentliche Änderung ihrer SLE-Erkrankung. Eine aktive Erkrankung bei Konzeption ist ein starker Prädiktor für anhaltende Aktivität und Schübe in der Gravidität und erhöht das mütterliche und fetale Risiko um das 2- bis 3-Fache [14, 15].

Als ein wichtiger Risikofaktor für Schübe wurde das Absetzen einer Antimalariamitteltherapie identifiziert. Studien zeigten eine signifikant höhere Lupus-Aktivität bei Frauen, die in der Schwangerschaft keine Antimalariamitteltherapie erhielten [14, 15].

Ein SLE sollte mindestens 6 Monate vor Konzeption in klinischer Remission sein. Antimalariamittel sollten aufgrund ihrer günstigen Auswirkung auf die Schubfrequenz in der Schwangerschaft nicht abgesetzt werden.

Mütterliche Komplikationen in der Schwangerschaft

Häufigere geburtshilfliche Komplikationen geben Anlass dazu, eine Schwangerschaft bei SLE als Risikosituation einzuordnen. Eine bevölkerungsbasierte Studie zeigte einen substanziellen Anstieg an Gestosen, Hypertonie, thrombembolischen Ereignissen und Infektionen bei SLE-Schwangerschaften [16]. Die Mortalität lag bei 0,3% und war damit gegenüber gesunden Frauen 20-fach erhöht.

Präeklampsien komplizieren 16–30% der SLE-Schwangerschaften (vs. 5–7% in der Normalbevölkerung; [14, 19, 20]). Risikofaktoren sind eine Nierenbeteiligung, arterielle Hypertonie, Thrombopenie und eine höhere SLE-Aktivität [19, 20, 21]. Stärkste Prädiktoren sind eine vorangegangene Präeklampsie (OR >7) und das Antiphospholipidsyndrom (OR >9; [19]).

Diskutiert wird in der Normalbevölkerung ein Zusammenhang von niedrigen mütterlichen Vitamin-D-Spiegeln mit Präeklampsien. SLE-Patientinnen weisen oft einen Vitamin-D-Mangel auf, der zudem mit erhöhter Krankheitsaktivität assoziiert wird [21, 22]. Eine Vitamin-D-Bestimmung bzw. Substitution (Zielwert: >30 ng/ml) ist bei SLE-Patientinnen mit Kinderwunsch möglicherweise sinnvoll [23].

Die Differenzierung eines renalen Schubs von einer Präeklampsie kann schwierig sein. Eine neu aufgetretene Proteinurie >500 mg/Tag oder eine Verdoppelung bei vorbestehender Proteinurie (insbesondere vor dem dritten Trimester) sowie der Nachweis von dysmorphen Erythrozyten, ein Komplementabfall oder andere klinische SLE-Manifestationen können differenzialdiagnostisch hilfreich sein.

Die einzig bekannte effektive Therapie bei Präeklampsie ist die Entbindung. Aus diesem Grund ist das Hauptziel die Prävention. Dazu gehört die Planung der Schwangerschaft in inaktiven Lupus-Phasen.

Fetale Morbidität und Mortalität bei systemischem Lupus erythematodes

Fetale Komplikationen umfassen häufigere Aborte, Frühgeburten, intrauterine Wachstumsretardierungen und den neonatalen Lupus. Der Anteil an Aborten hat in den letzten Jahren deutlich abgenommen [von 43% (vor 1975) auf 17% (2000–2003); [25]]. Die Rate an Lebendgeburten beträgt in aktuellen Publikationen über 85% [17, 20, 26]. Ein aktiver SLE und eine Lupusnephritis erhöhen das Risiko für einen fetalen Verlust aber unverändert [13, 21, 26]. Zudem sind Antiphospholipidantikörper, Hypertonie und Proteinurie unabhängige Risikofaktoren für Aborte [13, 27]. Auf der anderen Seite zeigte eine aktuelle Studie, dass SLE-Patientinnen mit einem Schwangerschaftsverlust im Rahmen einer nächsten Gravidität auf die Geburt eines lebenden Kindes hoffen können: 90% der betroffenen Frauen erlebten eine erfolgreiche Folgeschwangerschaft [28]. Der positive Ausgang der zweiten Schwangerschaft mag die Verbesserung im Management reflektieren.

Die häufigste Komplikation in SLE-Schwangerschaften sind Frühgeburten. Fast die Hälfte aller Schwangerschaften endet in einer Entbindung vor der 37. Schwangerschaftswoche [14, 19, 26, 29].

Eine aktive Erkrankung bei Konzeption ist ein starker Prädiktor für anhaltende Aktivität und Schübe in der Gravidität

Wichtiger Risikofaktor für Schübe ist das Absetzen einer Antimalariamitteltherapie

Eine Schwangerschaft bei SLE gilt als Risikosituation

Die einzig bekannte effektive Therapie bei Präeklampsie ist die Entbindung

Fetale Komplikationen umfassen häufigere Aborte, Frühgeburten, intrauterine Wachstumsretardierungen und den neonatalen Lupus

Fast die Hälfte aller Schwangerschaften endet in einer Entbindung vor der 37. Schwangerschaftswoche

Neben der Lupus-Nephritis sind ein SLE mit klinischer und serologischer Aktivität (niedriges Komplement oder positive DNS-AK) stärkste Risikofaktoren für eine Frühgeburt [13, 20, 21, 29].

Kinder von SLE-Patientinnen haben häufiger ein niedrigeres Geburtsgewicht. Eine intrauterine Wachstumsretardierung wurde in 10–30% aller SLE-Schwangerschaften beschrieben. Auch hier findet sich die Assoziation mit der Nierenbeteiligung und aktivem SLE [19, 21].

Insbesondere eine höhere Erkrankungsaktivität vor und in der Schwangerschaft, eine Lupusnephritis und Antiphospholipidantikörper erhöhen das Risiko für einen fetalen Verlust, eine Frühgeburt und Wachstumsretardierung. Frauen mit SLE und einem Schwangerschaftsverlust haben aber eine gute Chance auf eine erfolgreiche (geplante) zweite Schwangerschaft.

Neonatales Lupus-Syndrom

Im Rahmen des aktiven IgG-Transportes ab der etwa 16. SSW gelangen mütterliche Autoantikörper über die Plazenta in den fetalen Kreislauf. Ein Teil der Kinder von Müttern mit SS-A(Ro)/SS-B(La)-AK entwickelt ein sog. NLS. Ein NLS kann sich als LE-ähnliche Hauterscheinungen (10–25%) meist 4 bis 6 Wochen nach Geburt manifestieren, möglich sind auch Zytopenien [Neutropenien, milde Thrombopenien (10–15%)] oder ein Anstieg der Transaminasen (10–25%; [30]). Diese Manifestationen sind in den ersten 6 Lebensmonaten reversibel und benötigen keine Therapie. In der Regel irreversibel ist dagegen die kardiale Form des NLS, die sich als kongenitaler AV-Block I–III° (seltener als myokardiale Dysfunktion und/oder endokardiale Fibroelastose) und überwiegend zwischen der 18. und 24. SSW entwickelt. Das Risiko liegt bei SS-A-positiven Frauen in der Erstgravidität bzw. mit vorangegangener Geburt eines gesunden Kindes bei ca. 2%, das Rezidivrisiko bei 14–19% [30]. Die 1-Jahres-Überlebensrate der betroffenen Kinder wird mit 80% angegeben. Die Mehrheit der überlebenden Kinder mit komplettem AV-Block benötigt einen Schrittmacher [31]. Die Langzeitprognose ist insbesondere durch eine Kardiomyopathie eingeschränkt.

Die optimale Methode zur frühzeitigen Detektion eines AV-Block I wird diskutiert. Empfohlen werden bei Frauen mit SS-A/SS-B-AK serielle fetale Echokardiographien (16. bis 26. SSW wöchentlich, danach alle 2 Wochen; [30]). Die Frequenz der Untersuchungen ist notwendig, da sich ein AV-Block III in wenigen Tagen entwickeln kann und ein bereits etablierter vollständiger AV-Block therapeutisch schlecht anspricht. Spontan reversible Veränderungen sind beschrieben, ein spezifischer prädiktiver Marker in Bezug auf eine Progression ist aber nicht bekannt. Bei verlängertem PR-Intervall bzw. inkomplettem AV-Block sollte eine Therapie mit fluorierten Steroiden, welche die Plazentaschranke passieren (z. B. Betamethason 2–4 mg/Tag), diskutiert werden, da eine Chance für (partielle oder ganze) Reversibilität besteht. Auch bei Myokarditis, Aszites oder Hydrops wird diese Behandlung empfohlen.

Eine vorbeugende Behandlung SS-A-positiver Schwangerer in der Erstgravidität wird aufgrund des geringen Risikos und der möglichen Komplikationen durch diese (hoch dosierte) Steroidtherapie nicht empfohlen. Da bei Geburt auch unvollständige Formen beschrieben wurden, z. B. ein erstgradiger Herzblock, der während der Kindheit eine Progredienz zeigen kann, sollte postnatal ein kindliches EKG erfolgen. Kürzlich haben 2 klinische Studien keinen Effekt auf die Rezidivreduktion eines kardialen NLS durch die Gabe von IVIG gezeigt. Im Rahmen einer retrospektiven Fall-Kontroll-Studie wurde ein möglicher protektiver Effekt durch mütterliche Einnahme von Hydroxychloroquin auf ein Rezidiv beschrieben (OR 0,28; 95%-KI 0,12–0,63; p=0,002; [32]).

Antiphospholipidsyndrom

aPl sind mit rezidivierenden Aborten und anderen Schwangerschaftskomplikationen assoziiert [33]. In einer bevölkerungsbasierten Untersuchung hatten aPl-positive Frauen signifikant häufiger eine (Prä-)Eklampsie (OR 2,3) und eine Plazentainsuffizienz (OR 4,53; [34]). Das Risiko ist sowohl vom klinischen (gynäkologische oder thrombembolische Ereignisse) als auch vom serologischen Phänotyp (aCl, LA, β2Glyc-AK) abhängig. Eine retrospektive Studie mit 109 (behandelten) Schwangerschaften bei Frauen mit APS zeigte eine signifikante Assoziation von Komplikationen mit 3-fach positiven aPl (LA plus aCl plus β2Glyc-AK; OR 4,1) mit vorangegangenen Thrombosen und Schwangerschaftskomplikationen (OR 12,1) sowie mit einem bekannten SLE (OR 6,0; [35]). Insbesondere ein positives LA scheint prädiktiv zu sein: Innerhalb einer prospektiven Beobachtungsstudie hatten 39% der LA-positiven Frauen eine Schwangerschaftskomplikation im Vergleich zu 3% der LA-negativen

---

Die kardiale Form des NLS ist in der Regel irreversibel

Die Mehrheit der überlebenden Kinder mit komplettem AV-Block benötigt einen Schrittmacher

Bei Frauen mit SS-A/SS-B-AK werden serielle fetale Echokardiographien empfohlen

Ein positives LA ist prädiktiv für Schwangerschaftskomplikationen

Tab. 1 Management bei Frauen mit Antiphospholipidsyndrom und Kinderwunsch (Schwangerschaftssprechstunde Düsseldorf)

Patientinnen ohne Thrombose in der Vorgeschichte	
Rezidivierende frühe Aborte	ASS 75–100 mg/Tag (vor Konzeption) Allein oder ASS plus LMWH in prophylaktischer Dosis ab positivem Schwangerschaftstest, z. B. wenn unter ASS allein erneut Abort
Später Abort (>10. SSW) oder vorangegangene Frühgeburt (<34. SSW) bei Präeklampsie oder Plazentainsuffizienz	ASS 100/Tag (vor Konzeption) Plus LMWH in prophylaktischer Dosis ab positivem Schwangerschaftstest
Patientinnen mit Thrombose in der Vorgeschichte (hämostaseologische Mitbehandlung!)	
Mit vorheriger Cumarin-Therapie	Umstellung auf LMWH in effektiver Dosierung Plus ASS 100 mg/Tag vor der Konzeption oder spätestens bei positivem Schwangerschaftstest
Ohne vorherige Cumarin-Therapie	ASS 100 (vor Konzeption) Plus LMWH in prophylaktischer Dosis ab positivem Schwangerschaftstest, LMWH-Dosis in der 16. bis 20. SSW evtl. erhöhen
In der Schwangerschaft: Kontrolle von Blutdruck, Proteinurie, ab 16. bis 20. SS-Woche monatlich sonographische Überprüfung des fetalen Wachstums und der Plazentadurchblutung (im letzten Trimester ggf. 1- bis 2-wöchentlich). Postpartal adäquate Thromboseprophylaxe (4 bis 6 Wochen lang LMWH), dann Therapie nach Indikation (APS). Zudem: Osteoporoseprophylaxe (Kalzium, Vitamin D) bei LMWH-Therapie.	

Frauen (p<0,001) [27]. Frauen mit mehreren aPl bzw. mit positivem LA sowie Frauen mit einem vorangegangenen thrombembolischen Ereignis haben demnach das höchste Risiko für eine Schwangerschaftskomplikation.

Die Therapie in der Schwangerschaft ist weiterhin mehr oder weniger empirisch. Niedrig dosiertes ASS sollte von allen aPl-positiven Frauen eingenommen werden, um das Risiko von Aborten und Präeeklampsien zu reduzieren [33]. Die Gabe von ASS vor Konzeption war in einigen Fallserien prädiktiv für einen erfolgreichen Verlauf. Je nach klinischer Vorgeschichte wird ein individualisiertes Vorgehen empfohlen (◘ **Tab. 1**). Es besteht Konsens über die Kombination von ASS und Heparin bei Frauen mit vorangegangenen Spätaborten, obwohl die meisten Daten zu dieser Subgruppe aus Beobachtungsstudien stammen. Andererseits war in einigen Studien eine Monotherapie mit ASS bei Frauen mit frühen Aborten ausreichend. In jedem Fall sollten die betroffenen Frauen über die verschiedenen therapeutischen Möglichkeiten informiert werden und die Entscheidung gemeinsam mit der Patientin und dem Gynäkologen (ggf. Hämostaseologen) getroffen werden. Eine systematische Literaturrecherche zur Anwendung von niedermolekularem Heparin bei fast 2800 Schwangerschaften beschrieb Blutungsereignisse und Hautreaktionen in jeweils 2% und osteoporotische Knochenfrakturen in 0,04%. Die Autoren fanden keinen Fall von HIT II [36]. Eine Kontrolle der Thrombozyten wird dennoch empfohlen. Ein Monitoring der Anti-Faktor-Xa-Aktivität ist bei effektiver Dosierung über die Anti-Faktor-Xa-Aktivität anzuraten (Ziel 0,35–0,7 Anti-Faktor-Xa U/ml 3 h nach der Injektion). Frauen mit persistierend hohen aPl sollten auch postpartal mit Heparin behandelt werden (◘ **Tab. 1**).

Schwangerschaft bei Nierenbeteiligung

Die Rate an erfolgreichen Schwangerschaftsausgängen bei Lupusnephritis ist abhängig von der Nierenfunktion und der Aktivität der Nephritis. Eine Metaanalyse (37 Studien, 2751 Schwangerschaften) zeigte bei Frauen mit Nierenbeteiligung gehäuft eine Präeklampsie und insbesondere bei aktiver Nierenbeteiligung signifikant mehr Frühgeburten [21]. Das Risiko für einen renalen Schub variiert, ist aber am höchsten bei aktiver Nephritis in der Frühschwangerschaft, während Frauen mit früherer Nierenbeteiligung und längerer Remission das geringste Risiko haben. Günstig ist eine Planung bei inaktiver Nephritis (mindestens 6 Monate), Proteinurie <3 g/Tag, normaler Nierenfunktion und normalem Blutdruck. Eine Mycophenolat-Therapie ist kontraindiziert. Eine Azathioprin-Therapie kann bzw. sollte zur Remissionserhaltung fortgesetzt werden [37, 38]. ACE-Hemmer müssen spätestens zur Konzeption abgesetzt werden. Die Gabe von ASS ist möglicherweise von Vorteil durch die günstige Auswirkung auf das Präeklampsierisiko.

Niedrig dosiertes ASS sollte von allen Antiphospholipidantikörper-positiven Frauen eingenommen werden

Es besteht Konsens über die Kombination von ASS und Heparin bei Frauen mit vorangegangenen Spätaborten

Das Risiko für einen renalen Schub ist am höchsten bei aktiver Nephritis in der Frühschwangerschaft

Tab. 2 Antirheumatische Therapie in der Schwangerschaft und Stillzeit

Medikament	Absetzen vor Konzeption	Einfluss auf Fertilität	Teratogenität	Schwangerschafts-verlauf	Stillen
Paracetamol[a]	Nein	Nein	Nein	Ungestört	Ja
NSAR (vorzugsweise Diclofenac, Ibuprofen)	Nein	Ovulationshem-mung?	Nein	Ab 27. SSW vor allem Risiko Konstriktion Ductus arteriosus ⇑ **Erlaubt bis 32. SSW**	Ja
Prednison/ Prednisolon	Nein	Nein	(?) Erstes Trime-non: Dosis <15 mg/ Tag wählen	Dosisabhängig: Diabetes, Hypertonie, Frühgeburten Osteoporoseprophy-laxe!	Ja
Methotrexat	3 bis 6 Monate vor Konzeption, Folsäuresubsti-tution!	Nein	Human: Fehlbildungen beschrieben	Abortiv wirksam	Nein
Leflunomid	2 Jahre oder Auswaschver-fahren, Spiegel-bestimmung	Nein	Tierversuch: Fehlbildungen	?	Nein
Antimalaria-mittel	Nein	Nein	Human: keine Fehlbildungen bei normaler Dosis	Ungestört	Ja
Sulfasalazin	Nein	Männer: rever-sible Oligosper-mie	Nein	Ungestört, parallel Folsäuresubstitution!	Ja
Cyclosporin A	Nein	Nein	Nein	2,5–5,0 mg/kg/Tag (Beachte: Blutdruck)	Wahr-schein-lich unbe-denklich
Azathioprin	Nein	Nein	Nein	Selten Neugeborenen-zytopenie, daher bis 2 mg/kg KG/Tag	Wahr-schein-lich unbe-denklich
Mycophenol-säure	6 bis 8 Wochen vor Konzeption	Nein	Teratogen, vor allem im ersten Trimester		Nein
Cyclophospha-mid	3 bis 6 Monate vor Konzeption (nicht einheit-lich)	Amenorrhö und irreversible Infertilität sowie Oligo- und Azoospermie möglich	Teratogen, vor allem im ersten Trimester	Bei Verabreichung im zweiten/dritten Trimester Neugebore-nenzytopenie möglich, intrauterine Wachs-tumsstörung	Nein

[a]Analgetikum der Wahl in der Schwangerschaft, evtl. in Kombination mit Codein.

Bei SLE sollte eine Schwangerschaft geplant werden, um bereits vor Konzeption eine Risikoein-schätzung zu treffen (◘ **Infobox 1**) und das bestmögliche Management zu planen bzw. in einigen seltenen Situationen auch abzuraten (◘ **Infobox 2**). Bewährt hat sich eine interdisziplinäre Betreu-ung zwischen Gynäkologen und Rheumatologen. Bei aktivem SLE sollte eine Schwangerschaft post-poniert und die Erkrankung zunächst stabilisiert werden.

Antirheumatika während der Schwangerschaft und Stillzeit

Vor Konzeption sollte die Medikation auf ihre Notwendigkeit und ihre Sicherheit in Bezug auf eine Gravidität hin überprüft werden. In der Beratung sind Risiken der Therapie und einer unzureichend behandelten rheumatischen Erkrankung sorgfältig gegeneinander abzuwägen. Grundsätzlich soll-

Bewährt hat sich eine interdiszipli-näre Betreuung zwischen Gynäkolo-gen und Rheumatologen

In der Gravidität sollte möglichst mit länger erprobten Medikamen-ten behandelt werden

---

Infobox 1 Planung einer Schwangerschaft bei systemischem Lupus erythematodes

Checkliste vor Konzeption
- Alter?
- Vorangegangene Schwangerschaften bzw. Schwangerschaftskomplikationen?
- Irreversibler schwerer „damage"?
- SLE-Aktivität aktuell und in den letzten 6 bis 12 Monaten?
- Begleiterkrankungen (APS, Hypertonie, Diabetes etc.)?
- Aktuelle medikamentöse Therapie (Kontraindikationen?)
- Nikotin?
- Labor: Blutbild inklusive Thrombozyten
- Kreatinin/Kreatininclearance, Urinstatus (ggf. 24-h-Urin)
- Komplement (C3 und C4 oder CH50)
- DNS-AK, ENA-AK (SS-A/SS-B-AK), Antiphospholipid-AK, Lupus-Antikoagulans

Empfehlung zu Untersuchungen in der Schwangerschaft
  (Frequenz richtet sich nach Schwere/Aktivität der rheumatischen Erkrankung, Vorgeschichte früherer Schwangerschaftskomplikationen und dem klinischen Verlauf)
- Rheumatologische Kontrollen: bei unkomplizierter Schwangerschaft 1-mal pro Trimenon, 3 und 6 Monate postpartal inklusive Labor (Blutbild, Kreatinin, Leberwerte, Komplement, DNS-AK), Urin, Blutdruck
- Gynäkologische Kontrollen: monatlich bis 20. bis 24. SSW, danach z. B. alle 2 Wochen
- SSA/SSB-positive Frauen: serielle fetale Echokardiographien (16. bis 26. SSW wöchentlich; danach bis 32. SSW 2-wöchentlich)
- aPl-positive Frauen/APS-Patientinnen: s. ◘ **Tab. 1**

Infobox 2 Kontraindikationen für eine Schwangerschaft bei systemischem Lupus erythematodes

- Chronische Niereninsuffizienz (Kreatinin >2,8 mg/dl)
- Vorangegangene schwere Präeklampsie trotz Therapie mit ASS und Heparin
- Zerebraler Insult in den letzten 6 Monaten
- Schwerer SLE-Schub in den letzten 6 Monaten
- Schwere pulmonale Hypertonie (PAP >50 mmHg oder symptomatisch)
- Schwere restriktive Lungenerkrankung (FCV <1 l)
- Herzinsuffizienz

---

te in der Gravidität möglichst mit länger erprobten Medikamenten behandelt werden. Anzustreben sind eine Monotherapie und eine möglichst niedrige Dosis.

Kortison

Bei einer aktiven entzündlich rheumatischen Erkrankung sind Kortikosteroide die Therapie der ersten Wahl in der Schwangerschaft [39]. Auch intraartikuläre Steroidinjektionen sind möglich. Prednison wird in der Leber in das aktive Prednisolon umgewandelt, Prednisolon wird in der Plazenta weitgehend enzymatisch inaktiviert. Dexamethason und Betamethason passieren ungehindert die Plazenta und sind im Bedarfsfall bei fetaler Therapie einsetzbar. Eine Metaanalyse ergab eine Assoziation mit Spaltbildungen nach Therapie im ersten Trimenon, was allerdings in mehreren neuen Untersuchungen nicht bestätigt wurde. Eine sichere Dosis lässt sich nicht angeben, das Risiko scheint bei 10–15 mg Prednisolon/Tag sehr gering zu sein. Wenn es die Erkrankungsaktivität erfordert, sind höhere Dosierungen möglich, allerdings erhöhen Dosen >20 mg/Tag das Risiko für mütterliche Komplikationen (Hypertonie, Diabetes, Osteoporose) und für Frühgeburten. Zusätzlich ist eine Osteoporoseprophylaxe sinnvoll, ggf. auch eine peripartale Stressprophylaxe bei Frauen unter Langzeittherapie. Stillen ist unbedenklich auch bei höheren Steroiddosen. Bei Dosen bis zu 10 mg/Tag lag die über die Muttermilch aufgenommene Menge unter der Nachweisgrenze.

Bei einer aktiven entzündlich rheumatischen Erkrankung sind Kortikosteroide die Therapie der ersten Wahl

DMARDs bzw. Immunsuppressiva

In der Schwangerschaft kontraindiziert sind Methotrexat, Leflunomid, Mycophenolsäure und Cyclophosphamid (effektive Kontrazeption!; ◘ **Tab. 2**). Nach Absetzen von Methotrexat sollte Folsäure in höherer Dosis (1 mg/Tag) bis in die Frühschwangerschaft eingenommen werden. Bei Anwendung von Sulfasalazin wird vor Konzeption und in der Schwangerschaft begleitend Folsäure (1 mg/Tag) empfohlen. Zu Antimalariamitteln existieren weitreichende Erfahrungen in der Gravidität, es ergab sich kein erhöhtes Risiko für Fehlbildungen. Auch Langzeituntersuchungen von Kindern mit In-utero-Exposition zeigten keine Gesundheitsschäden. Bei entsprechender Indikation können Azathioprin und Cyclosporin A eingesetzt werden.

Bei Antimalariamitteln besteht kein erhöhtes Risiko für Fehlbildungen

Biologika

Monoklonale Antikörper vom Typ IgG1 sind insbesondere ab der 14. Gestationswoche plazentagängig, in der Spätschwangerschaft finden sich ähnliche mütterliche und fetale Konzentrationen. Damit ergeben sich potenzielle Risiken für das Kind im Rahmen einer Exposition in der Schwangerschaft. Bei den TNF-α-Inhibitoren scheint die Plazentagängigkeit in Abhängigkeit von der molekularen Struktur unterschiedlich zu sein und ist z. B. bei monoklonalen Antikörpern höher als bei Fusionsproteinen, am geringsten scheint sie bei Substanzen ohne Fc-Teil zu sein. Zum klinischen Einsatz liegen Informationen zu mehreren hundert Schwangerschaften aus Fallserien und Registerdaten vor [40]. Diese zeigen keine Hinweise auf ein erhöhtes Risiko bezüglich spezifischer Fehlbildungen, wenn die Therapie bis zur Konzeption weitergeführt wird. Bei Frauen mit Therapiebedarf in der Phase des Konzeptionswunsches stellen TNF-α-Inhibitoren mittlerweile wahrscheinlich eine der besten therapeutischen Optionen im Vergleich zu vielen anderen DMARDS dar. Zum Einsatz nach dem ersten Trimenon bestehen weitaus weniger Erfahrungen, insbesondere aufgrund eines potenziell erhöhten Infektionsrisikos ist dann eine sorgfältige Nutzen-Risiko-Abwägung notwendig. Bei Eintritt einer Schwangerschaft sollte die Therapie pausiert werden. Lebendimpfungen von im dritten Trimenon exponierten Kindern sollten erst nach dem sechsten Lebensmonat erfolgen. Zum Stillen existieren nur Einzelfallberichte. Untersuchungen zur Konzentration in der Muttermilch zeigten nur minimale bzw. keine nachweisbaren Mengen. Auswirkungen auf das Neugeborene wurden nicht berichtet. Große Molekülmasse und geringe orale Verfügbarkeit lassen eine Therapie in der Stillzeit daher akzeptabel erscheinen. Der Ausgang von 153 Schwangerschaften mit direkter Rituximab-Exposition umfasste 22% Aborte [40]. Unter 90 Lebendgeburten waren 24% Frühgeburten, 2 Kinder hatten eine kongenitale Fehlbildung. Elf Neugeborene hatten milde hämatologische Veränderungen. Berücksichtigen muss man, dass die Mütter meist unter schweren Erkrankungen litten und Komedikationen erhielten. Rituximab ist im Serum teils noch nach 6 Monaten nachweisbar. Es wird ein Absetzen 1 Jahr vor einer geplanten Konzeption empfohlen. Zur Sicherheit beim Stillen existieren keine Untersuchungen. Zu anderen Biologika liegen derzeit kaum Daten vor.

Bei Eintritt einer Schwangerschaft sollte die Therapie pausiert werden

Zeugung

Zu Auswirkungen einer immunsuppressiven Therapie des Vaters auf das werdende Kind liegen fast keine Informationen vor. Eine fundierte Risikobeurteilung ist daher leider nicht möglich. Männern, die ein Kind zeugen möchten, wird oft empfohlen, die Therapie abzusetzen, was zu Krankheitsverschlechterungen führen kann. Sulfasalazin kann zu einer reversiblen Oligospermie führen (Untersuchung eines Spermatogramms sinnvoll). Es gibt Fallserien zu Zeugung unter Methotrexat, Azathioprin und MMF, die keinen ernsthaften Verdacht auf eine erhöhte Fehlbildungsrate erbracht haben. Auch eine immunsuppressive Therapie des Vaters nach Transplantation ergab keinen Hinweis auf ein erhöhtes Fehlbildungsrisiko. Zur Zeugung unter Biologika sind nur 28 Schwangerschaften mit bekanntem Ausgang publiziert (26 gesunde Neugeborene; [41]).

Sulfasalazin kann zu einer reversiblen Oligospermie führen

Fazit für die Praxis

- Die günstige Prognose der meisten Schwangerschaften ist auf das verbesserte Wissen hinsichtlich der Risiken, der präventiven und therapeutischen Möglichkeiten und vor allem auf ein engmaschiges rheumatologisches und geburtshilfliches Monitoring zurückzuführen.
- Bei einer schweren Krankheitsaktivität und insbesondere bei einer aktiven Organbeteiligung bei Kollagenosen sollte auf eine Schwangerschaft wegen der Risiken für Mutter und Kind aber verzichtet und diese evtl. zu einem günstigeren Zeitpunkt geplant werden.
- Bei SLE werden neben Steroiden vor allem Antimalariamittel in der Schwangerschaft eingesetzt, bei höherer Aktivität kann z. B. Azathioprin verwendet werden.
- Bei therapiebedürftiger RA sind NSAR, Prednison, Sulfasalazin und Hydroxychloroquin die Therapien der ersten Wahl. Die aktuellen Daten zur Gabe von TNF-α-Inhibitoren bis zur Konzeption zeigen keinen Hinweis auf ein erhöhtes Risiko.
- Eine der größten Herausforderungen zur weiteren Beurteilung der Sicherheit von Medikamenten in der Schwangerschaft ist es sicherzustellen, dass der Ausgang von möglichst allen Expositionen dokumentiert wird, nicht nur die positiven oder negativen Folgen. Dafür ist die Sammlung von Schwangerschaften in (weiteren) Registern notwendig.

Korrespondenzadresse

Dr. R. Fischer-Betz
Poliklinik für Rheumatologie, Heinrich Heine Universität Düsseldorf
Moorenstr. 5, 40225 Düsseldorf
rebecca.fischer@med.uni-duesseldorf.de

Einhaltung ethischer Richtlinien

Interessenkonflikt. R. Fischer-Betz und S. Späthling-Mestekemper geben an, dass kein Interessenkonflikt besteht.

Dieser Beitrag beinhaltet keine Studien an Menschen oder Tieren.

Literatur

1. Clowse ME, Chakravarty E, Costenbader KH et al (2012) Effects of infertility, pregnancy loss, and patient concerns on family size of women with rheumatoid arthritis and systemic lupus erythematosus. Arthritis Care Res 64(5):668–674
2. Jawaheer D, Zhu JL, Nohr EA, Olsen J (2011) Time to pregnancy among women with rheumatoid arthritis. Arthritis Rheum 63(6):1517–1521
3. Hazes J, Coulie PG, Geenen V et al (2011) Rheumatoid arthritis and pregnancy: evolution of disease activity and pathophysiological considerations for drug use. Rheumatology 50:1955–1968
4. Man YA de, Dolhain RJ, Geijn FE van de et al (2008) Disease activity of rheumatoid arthritis during pregnancy: results from a nationwide prospective study. Arthritis Rheum 59:1241–1248
5. De Man YA, Bakker-Jonges LE, Dufour-van den Goorbergh DB et al (2010) Women with rheumatoid arthritis negative for anti-CCP and rheumatoid factor are more likely to improve during pregnancy, whereas in autoantibody positive women autoantibody levels are not influenced by pregnancy. Ann Rheum Dis 69(2):420–423
6. Lin HC, Chen SF, Lin HC, Chen YH (2010) Increased risk of adverse pregnancy outcomes in women with rheumatoid arthritis: a nation-wide population-based study. Ann Rheum Dis 96:715–717
7. Man YA de, Hazes JM, Heide H van der et al (2009) Association of higher rheumatoid arthritis disease activity during pregnancy with lower birth weight: results of a national prospective study. Arthritis Rheum 60:3196–3206
8. Norgaard M, Larsson H, Pedersen L et al (2010) Rheumatoid arthritis and birth outcomes: a Danish and Swedish nationwide prevalence study. J Intern Med 268(4):329–337
9. Wallenius M, Skomsvoll JF, Irgens LM, Salvesen KA et al (2011) Pregnancy and delivery in women with chronic inflammatory arthritides with a specific focus on first birth. Arthritis Rheum 63(6):1534–1542
10. Østensen M, Fuhrer L, Mathieu R et al (2004) A prospective study of pregnant patients with rheumatoid arthritis and ankylosing spondylitis using validated clinical instruments. Ann Rheum Dis 63:1212–1217
11. Gran JT, Østensen M (1998) Spondyloarthritides in females. Baillieres Clin Rheumatol 12:695–715
12. Förger F, Oestensen M, Schumacher A, Villiger PM (2005) Impact of pregnancy on health related quality of life evaluated prospectively in pregnant women with rheumatic deseases by the SF-36 health survey. Ann Rheum Dis 64(10):1494–1499
13. Clowse ME (2007) Lupus activity in pregnancy. Rheum Dis Clin North Am 33(2):237–252
14. Kwok LW, Tam LS, Zhu T et al (2011) Predictors of maternal and fetal outcomes in pregnancies of patients with systemic lupus erythematosus. Lupus 20(8):829–836

15. Clowse ME, Magder L, Witter F, Petri M (2006) Hydroxychloroquine in lupus pregnancy. Arthritis Rheum 54(11):3640–3647
16. Clowse ME, Jamison M, Myers E et al (2008) A national study of the complications of lupus in pregnancy. Am J Obstet Gynecol 199(2):127.e1–127.e6
17. Imbasciati E, Tincani A, Gregorini G et al (2009) Pregnancy in women with pre-existing lupus nephritis: predictors of fetal and maternal outcome. Nephrol Dial Transplant 24(2):519–525
18. Chakravarty EF, Nelson L, Krishnan E (2006) Obstetric hospitalizations in the United States for women with systemic lupus erythematosus and rheumatoid arthritis. Arthritis Rheum 54(3):899–907
19. Chakravarty EF, Colón I, Langen ES et al (2005) Factors that predict prematurity and preeclampsia in pregnancies that are complicated by systemic lupus erythematosus. Am J Obstet Gynecol 192(6):1897–1904
20. Bramham K, Hunt BJ, Bewley S et al (2011) Pregnancy outcomes in systemic lupus erythematosus with and without previous nephritis. J Rheumatol 38(9):1906–1913
21. Smyth A, Oliveira GH, Lahr BD et al (2010) A systematic review and meta-analysis of pregnancy outcomes in patients with systemic lupus erythematosus and lupus nephritis. Clin J Am Soc Nephrol 5(11):2060–2068
22. Wei SQ, Qi HP, Luo ZC, Fraser WD (2013) Maternal vitamin D status and adverse pregnancy outcomes: a systematic review and meta-analysis. J Matern Fetal Neonatal Med 26(9):889–899
23. Abou-Raya A, Abou-Raya S, Helmii M (2013) The effect of vitamin D supplementation on inflammatory and hemostatic markers and disease activity in patients with systemic lupus erythematosus: a randomized placebo-controlled trial. J Rheumatol 40(3):265–272
24. Holick MF, Binkley NC, Bischoff-Ferrari HA et al (2012) Guidelines for preventing and treating vitamin D deficiency and insufficiency revisited. J Clin Endocrinol Metab 97(4):1153–1158
25. Clark CA, Spitzer KA, Laskin CA (2005) Decrease in pregnancy loss rates in patients with systemic lupus erythematosus over a 40-year period. J Rheumatol 32(9):1709–1712
26. Saavedra MA, Cruz-Reyes C, Vera-Lastra O et al (2012) Impact of previous lupus nephritis on maternal and fetal outcomes during pregnancy. Clin Rheumatol 31(5):813–819
27. Lockshin MD, Kim M, Laskin CA et al (2012) Prediction of adverse pregnancy outcome by the presence of lupus anticoagulant, but not anticardiolipin antibody, in patients with antiphospholipid antibodies. Arthritis Rheum 64(7):2311–2318
28. Shand AW, Algert CS, March L, Roberts CL (2012) Second pregnancy outcomes for women with systemic lupus erythematosus. Ann Rheum Dis 72(4):547–551
29. Clowse ME, Magder LS, Petri M (2011) The clinical utility of measuring complement and anti-dsDNA antibodies during pregnancy in patients with systemic lupus erythematosus. J Rheumatol 38(6):1012–1016
30. Buyon J (2011) Neonatal lupus. In: Lahita RG, Tsokos G, Buyon JP, Koike T (Hrsg) Systemic lupus erythematosus, 5. Aufl. Academic Press, San Diego
31. Izmirly PM, Saxena A, Kim MY et al (2011) Maternal and fetal factors associated with mortality and morbidity in a multi-racial/ethnic registry of anti-SSA/Ro-associated cardiac neonatal lupus. Circulation 124(18):1927–1935
32. Izmirly PM, Costedoat-Chalumeau N, Pisoni CN et al (2012) Maternal use of hydroxychloroquine is associated with a reduced risk of recurrent anti-SSA/Ro-antibody-associated cardiac manifestations of neonatal lupus. Circulation 126(1):76–82
33. Ruiz-Irastorza G, Crowther M, Branch W, Khamashta MA (2010) Antiphospholipid syndrome. Lancet 376(9751):1498–1509
34. Nodler J, Moolamalla SR, Ledger EM et al (2009) Elevated antiphospholipid antibody titers and adverse pregnancy outcomes: analysis of a population-based hospital dataset. BMC Pregnancy Childbirth 9:11
35. Ruffatti A, Tonello M, Visentin MS et al (2011) Risk factors for pregnancy failure in patients with anti-phospholipid syndrome treated with conventional therapies: a multicentre, case-control study. Rheumatology (Oxford) 50(9):1684–1689
36. Greer IA, Nelson-Piercy C (2005) Low-molecular-weight heparins for thromboprophylaxis and treatment of venous thromboembolism in pregnancy: a systematic review of safety and efficacy. Blood 106(2):401–407
37. Bertsias GK, Tektonidou M, Amoura Z et al (2012) Joint European League Against Rheumatism and European Renal Association-European Dialysis and Transplant Association (EULAR/ERA-EDTA) recommendations for the management of adult and paediatric lupus nephritis. Ann Rheum Dis 71(11):1771–1782
38. Fischer-Betz R, Specker C, Brinks R et al (2013) Low risk of renal flares and negative outcomes in women with lupus nephritis conceiving after switching from mycophenolate mofetil to azathioprine. Rheumatology (Oxford) 52(6):1070–1076
39. Oestensen M, Förger F (2009) Management of RA medications in pregnant patients. Nat Rev Rheumatol 5(7):382–390
40. Fischer-Betz RE, Schneider M (2010) Biologics during pregnancy and breast-feeding. Z Rheumatol 69(9):780–787
41. Puchner R, Danninger K, Puchner A, Pieringer H (2012) Impact of TNF-blocking agents on male sperm characteristics and pregnancy outcomes in fathers exposed to TNF-blocking agents at time of conception. Clin Exp Rheumatol 30(5):765–767

Gynäkologe 2013 · 46:925–940
DOI 10.1007/s00129-013-3289-5
Online publiziert: [OnlineDate]
© Springer-Verlag Berlin Heidelberg 2013

A. Strauss[1] · V. Günther[1] · D. Freytag[1] · F. Schäfer[2] · L. Sanders[1]
[1] Klinik für Gynäkologie und Geburtshilfe und Michaelis Hebammenschule, Universitätsklinikum Schleswig-Holstein, Campus Kiel, Christian-Albrechts-Universität, Kiel
[2] Bereich Mammadiagnostik und Intervention, Universitätsklinikum Schleswig-Holstein, Campus Kiel, Christian-Albrechts-Universität, Kiel

Gutartige Veränderungen der weiblichen Brust

Zusammenfassung

Unter der Begrifflichkeit „benigne Erkrankung der weiblichen Brust" ist eine Vielzahl sehr unterschiedlicher Veränderungen des Brustgewebes zu verstehen. Bezogen auf übergeordnete Kategorien lassen sich diese in Architekturstörungen der weiblichen Brust, symptomorientierte Brusterkrankungen und umschriebene Tumoren im engeren Sinn einteilen. Konkret ist dabei der Formenkreis Mastopathie von den Symptomkomplexen Mastodynie und Mamillensekretion wie auch einer Anzahl nodulärer Neubildungen abzugrenzen. Die Mehrzahl dieser gutartigen Brusterkrankungen wird als klinischer, mammographischer oder sonographischer Befund diagnostiziert. Eine möglichst exakte diagnostische Klassifizierung spielt insbesondere in Abgrenzung zum Malignom eine wichtige Rolle. Nur aus der exakten Kenntnis der unterschiedlichen Entitäten mit ihrem klinischen Erscheinungsbild, diagnostischen Optionen und nicht zuletzt ihren therapeutischen und prognostischen Konsequenzen erwächst eine befundadaptierte, häufig nur minimal eingreifende ärztliche Begleitung.

Schlüsselwörter

Fibrozystische Mastopathie · Milchgangspapillom · Hamartom · Phylloidestumor · Liponekrose

Nach Lektüre dieses Beitrags

- kennen Sie die Einteilung symptomdefinierter Brusterkrankungen.
- sind Sie mit der Vielzahl benigner Brusterkrankungen vertraut.
- können Sie mit der Patientin therapeutische Optionen, z. B. bei fibrozystischer Mastopathie, diskutieren und zum weiteren Procedere Entscheidungen treffen.
- wissen Sie, wie bei umschriebenen Mammaveränderungen vorzugehen ist.
- kennen Sie die Risiken, die mit dem Belassen einer sog. radiären Narbe verbunden sein können.

Der Formenkreis entzündlicher Erkrankungen der weiblichen Brust wird in einem zweiten Beitrag besprochen.

Architekturveränderung

Das Brustdrüsengewebe stellt einen **heterogenen Verbund** aus Binde- und Fettgewebe wie auch Drüsenstrukturen dar, deren einzelne Bestandteile sich unter zyklischem hormonellem Einfluss individuell verändern, wachsen oder differenzieren. Benigne Tumoren und/oder symptomatische Veränderungen dieser Gewebeanteile sind dabei als nicht progressive Läsionen ohne Zeichen der **Stromainvasion** zu verstehen. Zellatypien können dabei allerdings auch bei den als gutartig eingestuften Befunden auftreten.

Veränderungen der Brustdrüsenarchitektur nehmen in Abgrenzung zu umschriebenen Mammatumoren (Knotenbildung) mitunter auch größere Bezirke des Brustdrüsengewebes und dessen Stromas ein. Der diffuse klinische Charakter der Befunde stellt die bestimmende Herausforderung in der Detektion und Klassifikation von Architekturstörungen dar.

Zellatypien können auch bei als gutartig eingestuften Befunden auftreten

Der diffuse klinische Charakter der Architekturveränderungen stellt die Herausforderung in der Detektion und Klassifikation dar

Fibrozystische Mastopathie

Unter dem Begriff der fibrozystischen Mastopathie versteht man eine Vielzahl proliferativer und regressiver **Umbaureaktionen** des Brustdrüsenparenchyms vor und während der Menopause, die histologisch mit u. a. prognostisch relevanten duktalen und lobulären Epithelveränderungen einhergehen. Die Ursache wird in einer endokrinen Fehlsteuerung (Verschiebung der **Östrogen-Gestagen-Relation** zugunsten des Östrogens) gesehen [13]. Auch eine genetische Disposition wird diskutiert.

Epidemiologie

Die Mastopathie entwickelt sich vor der Menopause

Die Mastopathie stellt die häufigste benigne Brustveränderung dar und betrifft etwa 50–60% aller Frauen. Sie entwickelt sich vor der Menopause und tritt gehäuft zwischen dem 35. und 50. Lebensjahr auf, mit einer breiten Streuung nach beiden Seiten [13].

Benign breast diseases

Abstract

A heterogeneous group of breast tissue changes is encompassed by the term of benign breast disease. Superordinate classes are architectural disorders of the breast tissue (e.g., mastopathy), symptom-oriented breast disease (e.g., mastalgia), and circumscribed tumors (e.g., fibroadenoma, papilloma). The majority of benign breast diseases appear either as a clinical or mammographic finding. A precise diagnosis is imperative to differentiate and exclude breast cancer from benign conditions. Only exact knowledge of the wide range of benign breast diseases including clinical appearance, imaging, and prognosis allows for appropriate treatment selection, which can often be a minimally invasive procedure.

Keywords

Fibrocystic mastopathy · Fibroadenoma · Hamartoma · Cystosarcoma phylloides · Liponecrosis

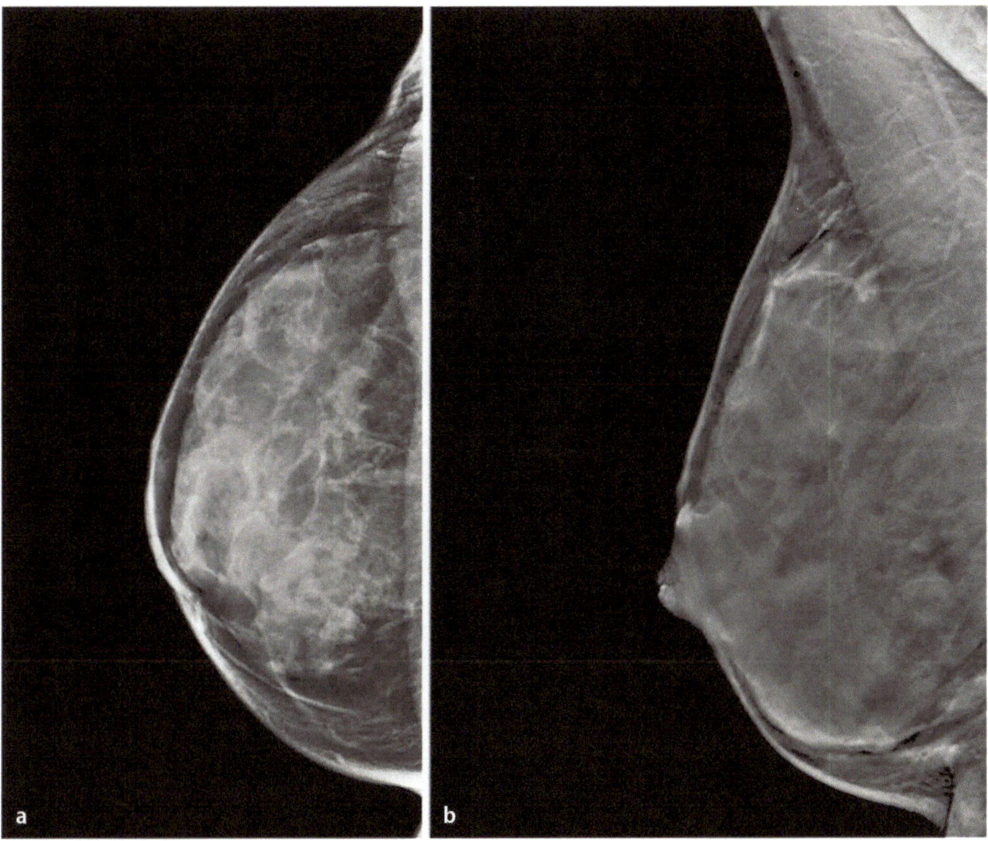

Abb. 1 ▲ Skleradenose und fibrozystische Mastopathie: Bei erheblicher fibrozystischer Mastopathie [ACR(American College of Radiology) Grad IV] *rechts oben* außen multiple disseminierte überwiegend rundlich monomorphe, mitunter auch feingranuläre und amorphe, teils teetassenartige Verkalkungen. (Histologie: Skleradenose und fibrozystische Mastopathie. B2). **a** Mammographie rechts digital cc-Projektion. **b** Mikrofokusvergrößerung rechts ml-Projektion

Ätiopathogenese und Histologie

Pathogenetisch werden durch die hormonelle Dysregulation zwei verschiedene Mechanismen in Gang gesetzt.

Zum einen kommt es durch die vermehrte Sekretion der Drüsen mit Sekretretention zu Gangektasien sowie zur Zystenbildung. Diese Zysten werden als flüssigkeitsgefüllte Hohlräume, die von Drüsenepithelzellen ausgekleidet werden, entsprechend ihrer Größe in Mikrozysten bis 3 mm und Makrozysten >3 mm unterteilt [7]. Sowohl bei einzeln als auch bei multipel vorkommenden Zysten ist das Risiko der Entwicklung eines Mammakarzinoms nicht erhöht [13].

Zum anderen führt die Östrogenwirkung zu einer vermehrten **Proliferation des Drüsenparenchyms**. Dies äußert sich z. B. als Papillomatose (lokale intraduktale Wucherungen), Hyalinose, sowie Adenose, bei der es zu einer Proliferation von Gangsegmenten, Drüsenazini, sowie von Myoepithelzellen kommt. Die sklerosierende Adenose, mit einem gering erhöhten Entartungsrisiko (RR 1,5–2), stellt eine Sonderform mit vergrößerten Drüsenläppchen, welche von einem narbigen Bindegewebe umgeben sind, dar [13]. Die Adenosebezirke neigen zur **Kalzifikation**, welches die Interpretation mammographischer Aufnahmen erschweren kann (◘ **Abb. 1**). Die begleitende Proliferation der lobulären und duktalen Epithelzellen führt zu einer epithelialen Hyperplasie, wobei man histologisch die einfache Form, verbunden mit einem leicht erhöhten Mammakarzinomrisiko (RR: 1,5–2) von der atypischen Form, mit deutlich gesteigerten Malignomraten (RR: 4–5), unterscheidet. Eine familiäre Mammakarzinombelastung stellt dabei einen zusätzlichen risikoaggravierenden Faktor dar [13]. Die Proliferation des Stützgewebes bedingt begleitend den fibrosierenden Aspekt der Veränderung [13]. Die Frage, warum die eine Brust mehr zur Adenose, die andere mehr zur Fibrose oder Zystenbildung neigt, ist bisher unbeantwortet.

Durch vermehrte Sekretion der Drüsen mit Sekretretention kommt es zu Gangektasien und Zystenbildung

Sowohl bei einzelnen als auch bei multiplen Zysten ist das Risiko für ein Mammakarzinom nicht erhöht

Die Proliferation des Stützgewebes bedingt begleitend den fibrosierenden Aspekt der Veränderung

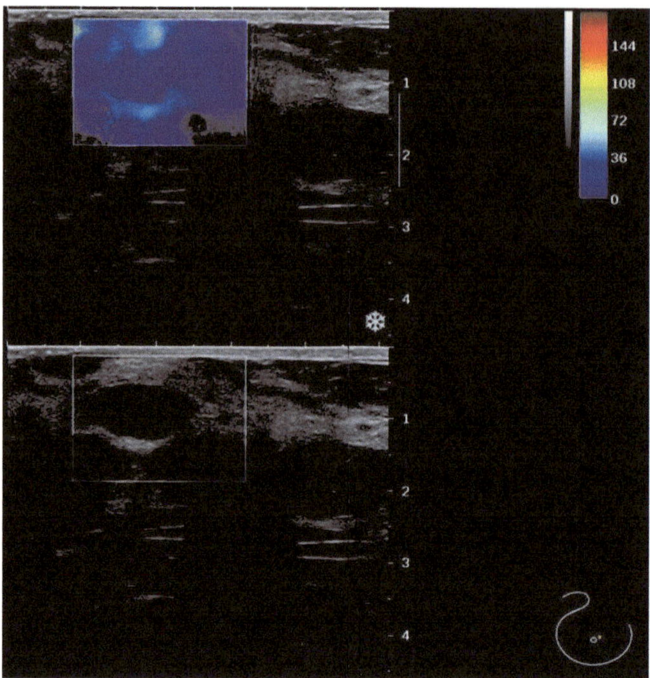

Abb. 2 ◀ Fibrozystische Mastopathie: Brustdrüsendichte ACR-Grad III, teils homogen strukturverdichtetes, mittel- bis grobfleckig mastopathisches Parenchymmuster. Die 3-D-Tomosynthese (mlo-Projektion in Kombination mit der Übersichtsmammographie cc-Projektion) zeigt einen unauffälligen Befund. Aufgrund des 3-D-Datensatzes gelingt eine überlagerungsfreie Darstellung der Parenchymstrukturen und damit eine insgesamt eine erhöhte Sensitivität zur Detektion auch kleinerer Befunde, welche ansonsten maskiert werden können. **a** Mammographie rechts digital cc-Projektion. **b** Einzelschicht 3-D-Tomosynthese rechts mlo-Projektion

Klinik

Das Krankheitsbild geht häufig mit **zyklisch betonten Schmerzen** und umschriebenen oder diffusen Verhärtungen einher, welche uni- oder bilateral in Erscheinung treten. In etwa 5–10% der Fälle tritt eine pathologische Mamillensekretion auf [13]. Die Mastopathie kann jedoch auch völlig symptomlos bleiben.

> Die Mastopathie kann auch völlig symptomlos bleiben

Diagnostik

Bei einer mastopathisch veränderten Brust ist typischerweise die Konsistenz des Gewebes erhöht und der Tastbefund klein- bis grobknotig verändert. Zysten lassen sich als rundliche, elastische Knoten palpieren. Sonographisch zeigt sich häufig ein homogen echodichter Drüsenkörper. Des Weiteren lassen sich in der Sonographie solide und zystische Strukturen, sowie Duktektasien darstellen. Das mammographische Erscheinungsbild ist geprägt durch diffuse parenchymatöse Struktur- und/oder Dichteveränderungen, sowie Verkalkungen und Zysten [2]. Bei bestimmten Fragestellungen kann auch eine **Tomosynthese** und/oder eine Magnetresonanztomographie (MRT) als weitere bildgebende Verfahren zum Einsatz kommen (◘ **Abb. 2**). Bei zweifelhaften Befunden ist eine histologische Abklärung mittels Feinnadel- bzw. Stanzbiopsie unerlässlich.

> Sonographisch zeigt sich häufig ein homogen echodichter Drüsenkörper

> Bei zweifelhaften Befunden ist eine Feinnadel- bzw. Stanzbiopsie unerlässlich

Die Befundung der mammographischen Aufnahmen erfolgt entsprechend den 6 Kategorien der BI-RADS(Breast Imaging and Reporting Data System)-Klassifikation des American College of Radiology, wobei jede Kategorie ein entsprechendes Procedere impliziert (◘ **Tab. 1**).

> Jede BI-RADS-Kategorie impliziert ein entsprechendes Procedere

Differenzialdiagnosen

Differenzialdiagnostisch sind an erster Stelle das Mammakarzinom und ein DCIS (duktales Carcinoma in situ) zu beachten. Daneben sind gutartige Befunde, wie Fibroadenome, Phylloidestumoren und Lipome, aber auch Fibrosen und Fettgewebsnekrosen abzugrenzen. Bei intrazystischen Herdbefunden muss neben einem Papillom auch an ein intrazystisches Karzinom gedacht werden.

Als weitere, klinisch besonders bedeutungsvolle Läsion ist in diesem Zusammenhang die **radiäre Narbe** zu betrachten. Ihr Erscheinungsbild entspricht makroskopisch einem malignen Brusttumor und stellt den Diagnostiker gelegentlich vor erhebliche Herausforderungen. Die strahlenförmige Läsion weist ein fibroelastisches (retrahiertes) Zentrum und davon radiär abgehende Gänge mit epithelialer Hyperplasie unterschiedlicher Ausprägung auf (◘ **Abb. 3**). Da sie eine hohe **Koinzidenz** mit malignen Tumoren (bis zu 25%) aufweist, sollte sie großzügig histologisch weiter abgeklärt werden [14].

Tab. 1	BI-RADS-Klassifikation. (Nach [12])	
Kategorie		**Malignitätsrisiko (%)**
0	Beurteilung unvollständig, weitere bildgebende Abklärung erforderlich	
1	Kein Befund, keine weiteren Maßnahmen erforderlich	0
2	Benigner Befund, aus Sicht der Onkologie keine weiteren Maßnahmen erforderlich	0
3	Wahrscheinlich benigner Befund, kurzfristige Verlaufskontrolle empfohlen	<2
4	Suspekte Veränderung, Biopsie empfohlen	2–95%
5	Hochgradiger Verdacht auf Malignität, adäquate Abklärungs-/Behandlungsmaßnahmen sind einzuleiten	>95%
6	Gesichertes Mammakarzinom, individuelle Therapieplanung erforderlich	

Therapie

Eine spezifische Therapie der Mastopathie ist im Allgemeinen nicht erforderlich, da die Beschwerden meist gut toleriert werden. Im Vordergrund der Behandlung sollte in jedem Fall ein aufklärendes Patientengespräch stehen. Bei schmerzhaften größeren Zysten kann u. U. die **Entlastungspunktion** zur Symptomverbesserung führen. Auf die Therapie der (mitunter begleitenden) Mastodynie wird an späterer Stelle eingegangen werden.

Symptomdefinierte Erkrankungen

Als Kardinalsymptome besitzen Schmerzen an/in der weiblichen Brustdrüse wie auch mamilläre Flüssigkeitsabsonderung einen Hinweischarakter auf Brusterkrankungen. Meist ergibt die symptombedingte Abklärung dabei benigne Befunde.

Mamillensekretion

Eine Mamillensekretion kann bei etwa einem Drittel aller nicht laktierenden Frauen provoziert werden [16]. Eine Mamillensekretion wird nur dann als pathologisch bezeichnet, wenn sie spontan (ohne Manipulation an der Mamille), nicht milchig (mit Blutbeimengung) und einseitig (bzw. bei beidseitiger Sekretion, wenn eine hormonelle Ursache bereits ausgeschlossen wurde) auftritt.

Epidemiologie

Eine Mamillensekretion ist bei 5–7% der Patientinnen mit Brustbeschwerden der Grund, sich ärztlich vorzustellen. Die weitere Diagnostik ergibt in etwa 90% eine benigne Ursache, in knapp 10% ist ein invasives Karzinom bzw. ein DCIS die Ursache.

Diagnostik

Von einer proliferierenden Läsion kann ausgegangen werden, wenn das Sekret serös oder blutig erscheint. Hingegen weisen gelbliche, grüne, braune oder schwarze Sekretionen auf eine **Duktektasie** hin.

Sekretion lässt sich bei der Untersuchung häufig durch **digitalen Druck** provozieren, woraufhin eine Sekretzytologie zur weiteren Diagnostik angefertigt werden kann. Bei nachgewiesenen Atypien oder Proliferationen muss eine histologische Abklärung erfolgen.

Die bildgebende Diagnostik erfolgt mittels Sonographie, Mammographie oder Galaktographie (Kontrastmitteldarstellung des Milchgangsystems – Darstellung der Unterbrechung der Gangkontinuität), welche ggf. zu einer **Stanzbiopsie** Anlass gibt.

Therapie

Die Behandlung einer pathologischen Mamillensekretion – wie z. B. Exzision des pathologischen Befundes nach Drahtmarkierung – richtet sich nach dem histologischen Ergebnis der Biopsie.

> Im Vordergrund sollte in jedem Fall ein aufklärendes Patientengespräch stehen

> Die Diagnostik ergibt in etwa 90% eine benigne Ursache, in knapp 10% ein invasives Karzinom bzw. ein DCIS

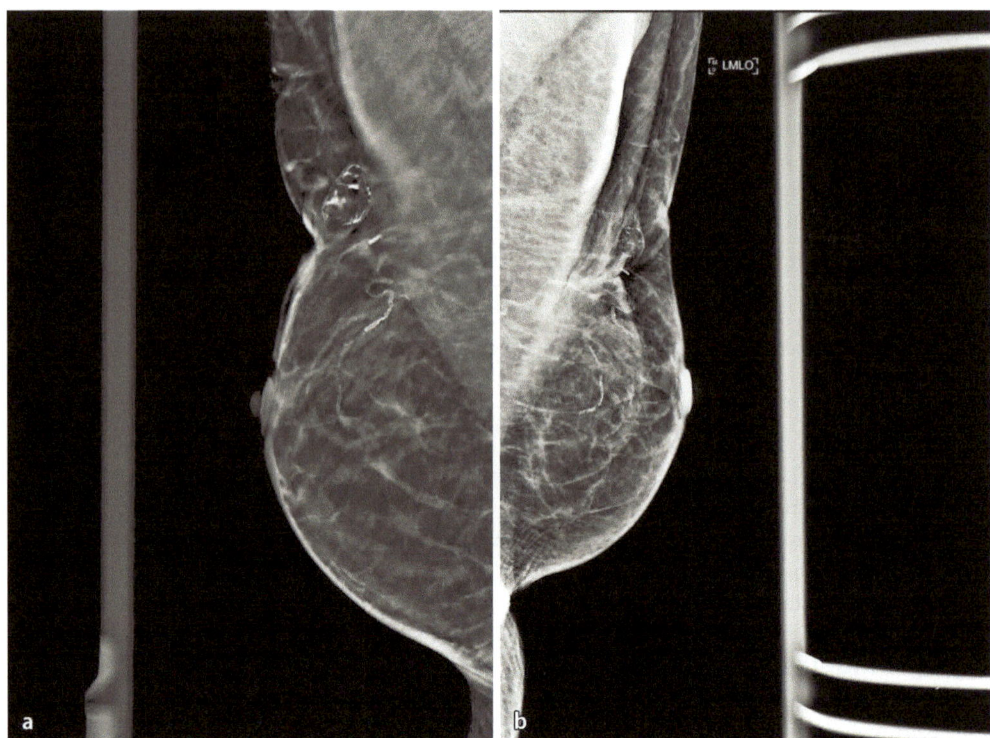

Abb. 3 ▲ Radiäre Narbe: Links zentral, 30 mm entfernt von der Mamille (bei 12 h) Nachweis einer Strukturstörung bei mastopathischen Parenchymstrukturen (ACR Grad III) die sich sowohl in der 3-D-Tomosynthese als auch in der digitalen Übersichtsmammographie in cc-Projektion abgrenzen lässt. **a** Mammographie links digital mlo-Projektion. **b** Einzelschicht 3-D-Tomosynthese links mlo-Projektion

Galaktorrhö

Als Galaktorrhö bezeichnet man eine außerhalb von Gravidität und Puerperium meist beidseitig auftretende, seröse bis milchige Mamillensekretion. Pathophysiologisch liegt meist eine Hyperprolaktinämie (80%) durch Mikro- und Makroprolaktinome, Hypothyreose sowie diverse Medikamente (u. a. Antihypertensiva, Neuroleptika, Antidepressiva) zugrunde [7]. Weitaus seltener dagegen kann eine Hyperprolaktinämie durch eine Nieren- oder Leberinsuffizienz bzw. durch eine **ektope Prolaktinsynthese** in malignen Tumoren der Leber, Lunge oder den Nieren bedingt sein [15].

Epidemiologie
Bei prämenopausalen Frauen ist von einer **Häufigkeit von 0,5–1%** auszugehen, Frauen, die geboren haben, sind häufiger betroffen [2]. Hinsichtlich des Alters findet sich eine nahezu gleichmäßige Verteilung zwischen Pubertät und Menopause [17].

Diagnostik
Eine detaillierte Anamnese einschließlich Zyklus- sowie Medikamentenanamnese ist zu erheben. Laborchemisch sind Prolaktin und die Schilddrüsenfunktion zu prüfen. Bei Verdacht auf pathologische Veränderungen im Bereich der Schädelbasis kann die weitere Abklärung mittels MRT erfolgen [15].

Differenzialdiagnosen
Differenzialdiagnostisch kommen nicht endokrin bedingte, lokale Ursachen einer pathologischen Mamillensekretion in Frage.

Therapie
Die Behandlung erfolgt entsprechend dem Beschwerdebild und den Ursachen (Medikamente, Hypothyreose, Hypophysenadenom, etc.). Meist steht dabei die Gabe von Dopaminagonisten (Bromocriptin) im Vordergrund [15].

Pathophysiologisch liegt meist eine Hyperprolaktinämie zugrunde

Im Vordergrund der Therapie stehen meist Dopaminagonisten (Bromocriptin)

Mastodynie

Die Mastodynie ist durch Schmerzen, Spannungsgefühl und **Berührungsempfindlichkeit** der Mammae charakterisiert. Mastodyniebeschwerden sind die am häufigsten angegebenen klinischen Symptome im Bereich der Brustdrüse. Zu differenzieren sind zyklusabhängige und zyklusunabhängige Formen. Weiterhin ist der intramammäre Schmerz von dem extramammären Schmerz, welcher nicht in der Brust selbst entsteht (z. B. durch Cholezystitis oder Angina pectoris), zu unterscheiden [16].

Ätiopathogenese

Größenprogredienz von Zysten, Zystenruptur oder Entzündungen sind häufige Ursachen für die zyklusunabhängige Mastodynie [8]. Die Ursachen der zyklusabhängigen Mastodynie sind dagegen bisher nicht vollständig geklärt (**Ödembildung** als Ausdruck hormoneller Dysregulation; [9]).

Klinik

Die prämenstruelle Mastodynie ist durch Spannungs- und Schweregefühl, besonders im oberen äußeren Quadranten gekennzeichnet. Zudem kommt es häufig zu z. T. druckdolenter Knotenbildung oder zu vergrößerten Lymphknoten in der Axilla.

Die zyklusunabhängige Mastodynie ist hingegen durch Brennen und Ziehen sowie punktförmiges Schmerzerleben charakterisiert.

Diagnostik

Neben Anamnese, Inspektion und Palpation kann mithilfe eines von der Patientin geführten **Schmerzkalenders** die zyklusabhängige von der zyklusunabhängigen Mastodynie unterschieden werden. Die Mammographie/Sonographie sind die bildgebenden Verfahren der Wahl, um ein Mammakarzinom auszuschließen. Auffällige Befunde sind (selten) einer Feinnadelpunktion bzw. einer Stanzbiopsie zuzuführen.

Eine endokrinologische Abklärung ist nur dann zu empfehlen, wenn zusätzlich zur Mastodynie ein anderes Problem im Vordergrund steht, z. B. Infertilität, Mamillensekretion oder Schilddrüsenerkrankungen.

Therapie

In etwa 20% der Fälle wird eine **Spontanremission** beobachtet. Menopause, Schwangerschaft, Mammaoperation oder der Beginn einer oralen Kontrazeption können die Mastodynie ad hoc beenden. Medikamentös stehen **dopaminerge Substanzen** (auch Agnus castus, Mönchspfeffer), Gestagene und abgeschwächte Androgene wie Danazol (aufgrund seines Nebenwirkungsprofils kaum noch eingesetzt) zur Verfügung. Die Therapie der zyklusunabhängigen Mastodynie ist insgesamt weniger erfolgreich als die der zyklusabhängigen Form. Bei lokalen Schmerzen kann eine umschriebene Injektion mit Lidocain und Prednisolon erfolgen.

Benigne Tumoren

Palpable Knoten und bildgebende Zufallsbefunde führen am häufigsten zur Diagnose benigner umschriebener Mammatumoren.

Fibroadenome

Fibroadenome sind endokrin abhängige gutartige Tumoren der Brust, die aus epithelialen und mesenchymalen Anteilen aufgebaut isoliert oder multipel (7%) auftreten. Dabei nehmen die zellreichen, juvenilen Fibroadenome, auch als **Riesenfibroadenome** bezeichnet eine Sonderstellung ein. Durch ihre starke **Wachstumstendenz** und ihr z. T. enormes Volumen können diese die Brust u. U. deutlich größen- und/oder formverändern [7].

Epidemiologie

Unter den benignen Erkrankungen der Brustdrüse ist das Fibroadenom der häufigste Mammatumor. Fibroadenome sind in jedem Lebensalter zu finden, treten aber vorwiegend bei jüngeren Frauen auf.

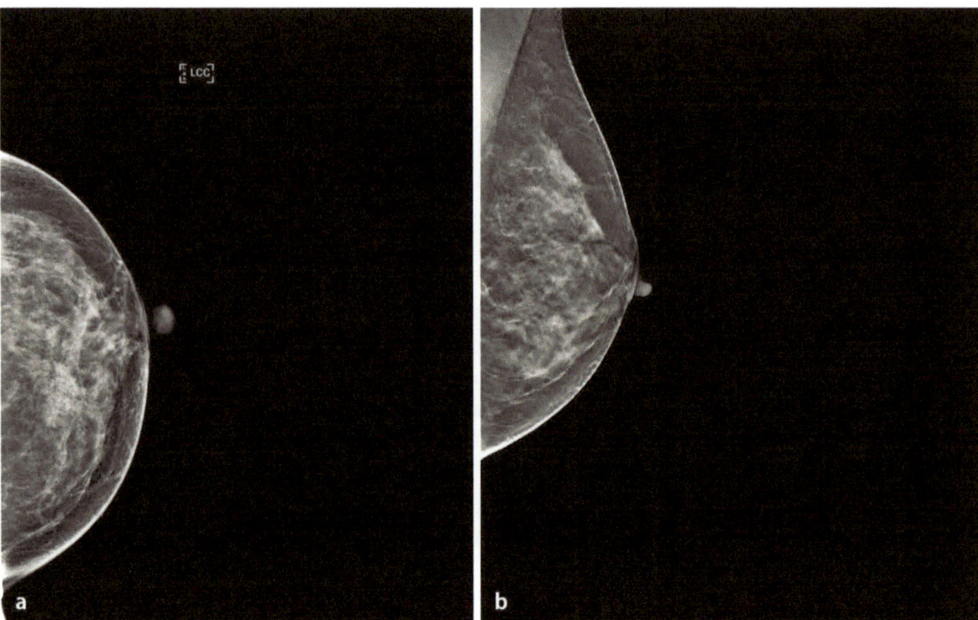

Abb. 4 ▲ Fibroadenom: sonographisch ovalärer Befund glatt berandet, echoarm mit homogenen Binnenechos, dorsale Schallverstärkung umgeben von sog. Pseudokapsel (*unten*). Im *oberen* Anteil Scherwellenelastographie mit dem Befund homogen *blau* dargestellt (sehr weiches Gewebe). Das Elastizitätsmaximum beträgt in diesem Fall 20 kPa und spricht ebenso wie die homogene Herddarstellung in der Scherwellenelastographie eindeutig für einen benignen Befund (Histologie: juveniles Fibroadenom B2)

Unter oraler Kontrazeption werden weniger Fibroadenome beobachtet

Nach experimentellen Studien begünstigt ein relatives Östrogenübergewicht die Tumorentstehung

Die Altersverteilung zeigt zwei Gipfel: 20–24 und 40–44 Jahre. Bei jungen Frauen wird eher das zellreiche, ab der 4. Lebensdekade eher das zellarme, fibröse Fibroadenom gefunden. Unter oraler Kontrazeption werden weniger Fibroadenome beobachtet. Postmenopausale Frauen weisen unter **Östrogensubstitution** (ohne Gestagen) ein erhöhtes Risiko für die Entstehung eines Fibroadenoms auf [10]. Experimentellen Untersuchungen zufolge ist die Tumorentstehung durch ein relatives Östrogenübergewicht bei gleichzeitig vermindertem Progesteron begünstigt [7].

Histologie

Makroskopisch imponieren Fibroadenome als runde, knollige, grau-weißliche Tumoren. Mikroskopisch ist eine mesenchymale und epitheliale Komponente zu differenzieren. Entsprechend der Wuchsform und Faseranordnung kann ein perikanikuläres von einem intrakanikulärem Fibroadenom unterschieden werden.

Unterschieden werden peri- und intrakanikuläre Fibroadenome

Klinik

Fibroadenome sind meist symptomlos und lassen sich je nach Lokalisation und Größe in der klinischen Untersuchung als derbe, scharf abgrenzbare, **verschiebliche Knoten** tasten. Die mittlere Größe bei Diagnosestellung beträgt 2–3 cm was einer Wachstumszeit von etwa 3–36 Monaten entspricht [7].

Diagnostik

Sonographisch zeigen sich Fibroadenome als homogene, echoarme, glatt begrenzte ovale Herdbefunde, die auch gelappt oder lobuliert sein können (◘ **Abb. 4**). In der Mammographie stellt sich der Tumor meist als ovale, glatt begrenzte **Verschattung** dar. Pathognomonisch sind die groben popcornartigen Verkalkungen. Bei nicht eindeutigen Befunden sollte zur Sicherung der Diagnose und zur weiteren Therapieplanung die sonographisch gesteuerte Stanzbiopsie erfolgen [2].

Pathognomonisch sind grobe popcornartige Verkalkungen

Differenzialdiagnosen

Die Abgrenzung zu einer einfachen oder komplexen Zyste gelingt meist mittels Ultraschall. Additiv kann eine **elastographische Herduntersuchung** die diagnostische Abgrenzung nicht zuletzt vom Karzinom oder, bei schnell wachsenden Prozessen, vom Phylloidestumor erleichtern.

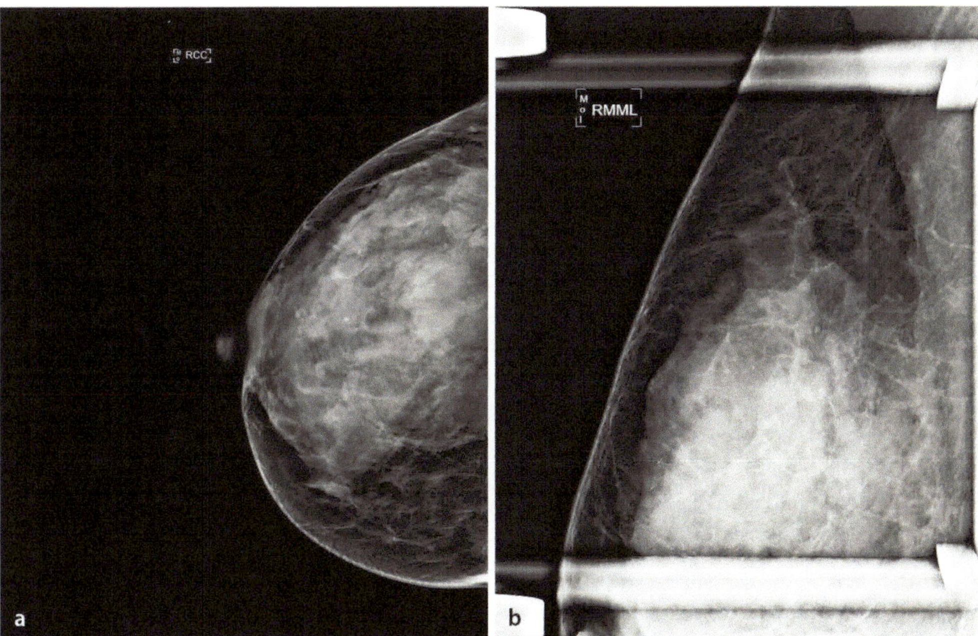

Abb. 5 ▲ Milchgangspapillom: bräunliche einseitige Sekretion aus der Mamille *links*. Sonographisch *links* perimamillär mit einer Mamillendistanz von 20 mm bei 8 h echoarme intraduktale Raumforderung in einem deutlich aufgeweiteten Milchgang (Histologie: sklerosiertes Milchgangspapillom). **a** Sonographie links Mamma mit intraduktaler Raumforderung 11×6 mm. **b** Sonographie links Mamma zweite Ebene

Therapie

Bei Patientinnen mit histologisch gesicherter Diagnose eines Fibroadenoms ist ein konservatives Vorgehen mit regelmäßigen klinischen und sonographischen Kontrollen möglich. Bei rascher Größenprogredienz oder Malignitätsverdacht sollte eine operative Exzision erfolgen.

> **Bei rascher Größenprogredienz oder Malignitätsverdacht sollte operativ exzidiert werden**

Prognose

Maligne entarten können 0,2% der Fibroadenome [11]. Histologisch besteht dabei meist ein **Carcinoma in situ** (65% lobulär, 35% duktal).

Milchgangspapillome

Beim Milchgangspapillom handelt es sich um solitäre oder multiple intraduktale papilläre Proliferation von gelappter oder rundlicher Form, welche das **Lumen eines Milchgangs** unterschiedlich stark ausfüllen und ausdehnen kann. Der Altersgipfel liegt zwischen 40 und 50 Jahren.

Histologie

Sie zeichnen sich durch ein baumartiges, fibrovaskuläres Stroma aus, welches von Drüsenepithel und stromaseitig von Myoepithel bedeckt ist. Häufig finden sich dabei epitheliale Hyperplasien, Atypien dagegen sind selten vorhanden.

> **Häufig sind epitheliale Hyperplasien, Atypien dagegen sind selten**

Klinik

Papillome fallen häufig durch eine seröse oder blutige **Mamillensekretion** auf. Meist erreichen sie nur eine Größe von wenigen Millimetern und sind daher als Tumor schwer/nicht abgrenzbar. Selten kann dagegen ein größeres Papillom aus der Milchgangsöffnung prolabieren und auf diese Weise klinisch eindrucksvoll in Erscheinung treten.

> **Selten prolabiert ein größeres Papillom aus der Milchgangsöffnung**

Diagnostik

Neben der Sekretzytologie sind Mammographie sowie Galaktographie (Gangabbruch, Einengung des Lumens, Kontrastmittalaussparung) diagnostisch, aber auch therapieplanerisch wegweisend. Wesentliches bildgebendes Verfahren bleibt allerdings die Ultraschalldiagnostik (◘ **Abb. 5**; [2]).

> **Wesentliches bildgebendes Verfahren ist nach wie vor der Ultraschall**

Differenzialdiagnosen

- DCIS
- Invasives Mammakarzinom

Therapie

Bei entsprechender Klinik, auffälliger **Sekretzytologie** und bildgebendem Verdacht ist die lokale Exzision des betroffenen Milchgangsegments, vom perimamillären **Randbogenschnitt**, nach präoperativer Sondierung und Kontrastmitteldarstellung (Methylenblau) indiziert.

Prognose

Die Wahrscheinlichkeit einer malignen Entartung eines Milchgangspapilloms ist mit 5–17% zu erwarten [12]. Rezidive treten langfristig betrachtet in etwa 10% auf [7].

Phylloidestumoren

Das Cystosarcoma phylloides, auch Phylloidestumor, ist ein seltener epithelial-mesenchymaler Tumor der erwachsenen Frau. Phyllon, die altgriechische Bezeichnung für Blatt, verdeutlicht die makroskopische Form des Tumors mit seinem blattförmigen Aufbau wie auch seinen **fingerförmigen Ausläufern** in das umgebende Drüsengewebe [1].

Epidemiologie

Der Phylloidestumor ist bezogen auf alle Mammatumoren mit 0,3% selten. Das durchschnittliche Erkrankungsalter liegt in der 4. Lebensdekade. Benigne phylloide Tumoren treten etwas früher als maligne Varianten auf. Eine **Rezidivbildung** wird bei Phylloidestumoren häufig beobachtet, wobei die Rezidive im Allgemeinen durch einen höheren Malignitätsgrad als beim Primärtumor gekennzeichnet sind. Das Risiko einer malignen Entartung primär benigner Phylloidestumoren liegt bei 30% [2].

Histologie

Der Phylloidestumor zeigt strukturell und histogenetisch eine enge Verbindung zum Fibroadenom und entsteht aus dem Stromagewebe der **terminalen duktulolobulären Einheit**. Nach histologischen Kriterien werden die phylloiden Mammatumoren in benigne, maligne oder Borderline-Tumoren klassifiziert, wobei der Anteil der malignen Phylloidestumoren etwa 25–30% beträgt, derjenige der benignen 60–70% [3].

Klinik

Phylloide Tumoren sind makroskopisch knollige, groblamelläre Geschwülste von palpatorisch weicher Konsistenz und weiß-gelblicher bis grau-roter Farbe. Charakteristisch sind eine Pseudokapsel sowie eine durch schnelles Tumorwachstum u. U. erreichte enorme Größe der Brust, welche darüber hinaus formverändernd eine erhebliche Asymmetrie zur Gegenseite bewirken kann.

Diagnostik

Inspektorisch lassen große, zum Teil unregelmäßig geformte Tumoren die Diagnose vermuten. Der Phylloidestumor tastet sich zumeist glatt begrenzt, rundlich oder lobuliert. Ein rasches Tumorwachstum ist ein Hinweis auf einen Phylloidestumor. Mammographisch zeigt sich der Befund als überwiegend homogene Verschattung, zum Teil scharf begrenzt, mit oder ohne **Halosaum**. In der Sonographie erscheinen die Tumoren echoarm mit dorsaler Schallverstärkung sowie ggf. mit zystischen Hohlräumen innerhalb des soliden Tumorgewebes [3]. Zur histologischen Sicherung hat eine **Hochgeschwindigkeitsstanzbiopsie** zu erfolgen. Diese ist der Feinnadelpunktion aufgrund der sehr unterschiedlich ausgeprägten Stromaveränderungen der hier zu untersuchenden Tumoren in ihrer diagnostischen Treffsicherheit deutlich überlegen.

Differenzialdiagnosen

Alle nodulär wachsenden (v. a. benigne) Raumforderungen, insbesondere Fibroadenom, Hamartom, Karzinom.

Therapie

Der Tumor wird mit einem ausreichenden **Sicherheitssaum** ausgeschält. Bei hoher Rezidivrate oder fehlender Resektionsmöglichkeit im Gesunden ist im Einzelfall sogar die Ablatio mammae zu erwägen. Eine adjuvante Therapie ist bislang nicht etabliert.

Hamartome

Hamartome (griechisch ἁμαρτία, Fehler, Verfehlung) sind benigne tumorförmige Fehlbildungen von **organoider Differenzierung**, die pseudokapsulär begrenzt sind und aus variablen Anteilen von Fett-, Bindegewebs- und Drüsenstrukturen (Adenolipom, Adenofibrolipom) zusammengesetzt sind (**„Mamma in der Mamma"** ; [4]).

Klinik

Hamartome können eine Größe von bis zu 10 cm erreichen. Sie imponieren als glatt begrenzter, weicher und schmerzloser Tumor und ähneln ggf. dem **Palpationseindruck** von Lipomen.

Diagnostik

Zur präoperativen Diagnostik ist die Mammographie Methode der Wahl. Pathognomonisch ist die glatt begrenzte inhomogene Läsion mit Pseudokapsel (fett- und weichteildichte Anteile), welche der Struktur der übrigen Mamma ähnelt.

Therapie

Hamartome sind durch einen kleinen Spaltraum vom übrigen Gewebe getrennt, sodass sie sich bei Bedarf problemlos enukleieren lassen. Eine erhöhte Rezidivrate ist nicht bekannt.

Lipome

Lipome sind benigne Tumoren, die ausschließlich aus Fettgewebe bestehen und daher weich imponieren. Zudem können sie von drüsigen oder fibrösen Strukturen durchsetzt sein (z. B. **Fibrolipom**).

Klinik

Es handelt sich um glatt begrenzte, ovale, gut komprimierbare und verschiebliche Raumforderungen ohne Karzinomrisiko.

Diagnostik

Mammographisch sind intramammäre Lipome in der Regel eindeutig als glatt begrenzte, ovale, transparente Rundherde mit einer **dünnen Kapsel** zu diagnostizieren, sodass sich eine weiterführende Bildgebung häufig erübrigt [3].

Therapie

Das Lipom stellt einen harmlosen Befund dar und bedarf keiner weiteren Therapie. Wird es lagebedingt oder ästhetisch als störend empfunden, ist die **lokale Exzision** möglich.

Das laktierende Adenom ist epithelialen Ursprungs und durch ein **duktulolobuläres Muster** mit Zeichen der Sekretion gekennzeichnet [5]. Ein Risiko zur malignen Entartung besteht nicht. Es entwickelt sich während der Schwangerschaft oder Stillzeit unter dem proliferativen Reiz der gesteigerten Steroidhormonaktivität. Unter den peripartalen Mammatumoren ist das laktierende Adenom mit 25% vertreten [6].

Klinik

Palpationsbefund während der Schwangerschaft oder Stillzeit: größenprogredienter, derber, mobiler Knoten.

Diagnostik

Die Sonographie ist das bildgebende Verfahren der Wahl, zumal durch die Größen- und Röntgendichtezunahme der Mammae während der Schwangerschaft die Mammographie eine deutlich ein-

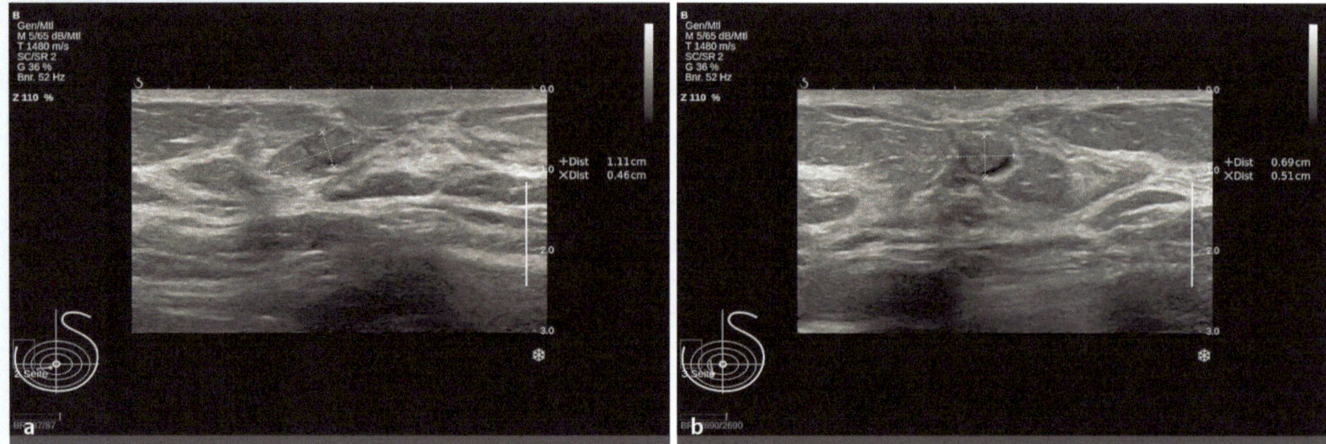

Abb. 6 ▲ Liponekrose/Ölzyste: Dichte ACR-Grad II *links*. Im Narbenbereich *links oben außen* nach brusterhaltender Chirurgie 18 mm messende transparenzerhöhte glatt berandete Läsion mit schalenartigen Verkalkungen, einem Tastbefund zuzuordnen und einer typischen Liponekrose entsprechend. Nebenbefundlich Gefäßkalk. Die 3-D-Tomosynthese (Abb. 3**b**) erlaubt eine exakte Abgrenzung der Ölzyste/Liponekrose im Narbenbereich. Aufgrund der 3-D-Technik gelingt eine überlagerungsfreie Darstellung. **a** Mammographie links digital mlo-Projektion. **b** Einzelschicht 3-D-Tomosynthese links mlo-Projektion

Laktierende Adenome zeigen die für benigne Befunde typischen Kriterien: querovale, scharf begrenzte RF, homogene Binnenechos, dorsale Schallverstärkung

geschränkte Beurteilbarkeit aufweist. Dabei zeigen laktierende Adenome die typischen Kriterien eines benignen Befundes: querovale, scharf begrenzte Raumforderung erfüllt von homogenen Binnenechos mit dorsaler Schallverstärkung. Bei diagnostischen Unklarheiten ist eine Stanzbiopsie zu erwägen. Die Komplikationsrate, insbesondere hinsichtlich des wiederholt apostrophierten Risikos der Entstehung von **Milchgangsfisteln**, ist dabei nicht erhöht [18].

Differenzialdiagnosen

Differenzialdiagnostisch ist am ehesten an ein Fibroadenom, seltener an eine Galaktozele oder eingedickte Zyste zu denken.

Therapie

Nach Ausbleiben des endokrinen Stimulus (Ende der Stillperiode) bilden sich laktierende Adenome wieder zurück. Bei Persistenz des Tumors kann die lokale Exzision erwogen werden.

Ölzysten

Fettgewebsnekrosen bilden sich auf dem Boden umschriebener, traumatisch bedingter Nekrosen des Brustdrüsengewebes (postoperativ, mechanische Alteration, aktinisch), in deren Umgebung sich zumeist eine deutliche Entzündungsreaktion zeigt **Lipophages Granulom**; [7]). Als Ölzyste bezeichnet man eine zystische Läsion, die lipidreiches, nekrotisches Material enthält. Ein gehäuftes Vorkommen wird bei Frauen mit ptotischen Brüsten beobachtet, da der intramammären Zug über eine gestörte Trophik zur Nekrosenentstehung prädisponiert.

Ölzysten sind häufiger bei ptotischen Brüsten, der intramammären Zug disponiert zur Nekrosenentstehung

Klinik

Ölzysten sind als schlecht verschiebliche, derbe, teils druckdolente Knoten in dichtem Gewebe zu palpieren. Die axillären Lymphknoten können vergrößert und schmerzhaft sein.

Diagnostik

Mammographisch imponieren Ölzysten als transparente Läsionen umgeben von einer glatt begrenzten Kapsel. Im Verlauf können die typischen **eierschalenartigen Verkalkungen** auftreten. Sonographisch erscheinen diese Tumoren echoarm selten auch echoreich und weisen ein variables dorsales Schallverhalten auf (◻ **Abb. 6**). In bildgebend nicht eindeutigen Fällen sollte eine bioptische Abklärung erfolgen.

Therapie

Eine Ölzyste bedarf keiner Therapie.

Fazit für die Praxis

- Im klinischen Alltag werden benigne Brusterkrankungen entdeckt als Zufallsbefund in der Früherkennungsdiagnostik oder bei der Abklärung von zum Teil für die Patientin erheblich angstbesetzten Beschwerden, wie palpable Läsionen, Mastodynie oder Mamillensekretion.
- Eine exakte Diagnosestellung ist insbesondere im Hinblick auf das weitere Vorgehen (Kontrolle vs. u. U. operative Therapie), aber auch auf das möglicherweise vorhandene oder zumindest von der Patientin befürchtete Malignitätsrisiko von hoher Bedeutung.
- Die exakte Kenntnis aller Entitäten dieses Formenkreises mit ihrem klinischen Erscheinungsbild, ihren diagnostischen Optionen und den damit verbundenen therapeutischen und prognostischen Konsequenzen erlaubt eine befundadaptierte, häufig nur minimal-eingreifende ärztliche Begleitung.

Korrespondenzadresse

Prof. Dr. A. Strauss
Klinik für Gynäkologie und Geburtshilfe und
Michaelis Hebammenschule,
Universitätsklinikum Schleswig-Holstein,
Campus Kiel, Christian-Albrechts-Universität
Arnold-Heller-Str. 3, Gebäude 24, 24105 Kiel
alexander.strauss@uksh.de

Einhaltung ethischer Richtlinien

Interessenkonflikt. A. Strauss, V. Günther, D. Freytag, F. Schäfer und L. Sanders geben an, dass kein Interessenkonflikt besteht.

Literatur

1. Röder K, Dittmer C, Thill M, Fischer D (2009) Maligner Phylloidestumor der Brust – eine Rarität. Senologie – Z Mammadiagnostik Ther 6-A96
2. Heywang-Köbrunner SH, Schreer I (2003) Bildgebende Mammadiagnostik – Untersuchungstechnik, Befundmuster, Differenzialdiagnose und Intervention. Thieme, Stuttgart
3. Fischer U (2010) Atlas der MR-Mammografie. Hochauflösende Mamma-MRT. Thieme, Stuttgart, 8:87
4. Kronsbein H, Bässler R (1982) Pathomorphologie und Diagnostik sogenannter Hamartome der Mamma. Pathologe 3:310–318
5. Remmele W (1997) (Hrsg) Pathologie, Bd 4, 2. Aufl. Springer, Berlin Heidelberg New York Tokio, S 202
6. Bock K, Duda VF, Hadji P et al (2001) Sonographic variability of lactating adenoma demonstrated by a longitudinal evaluation of 4 cases. Ultraschall Med 22: 176
7. Peters F (2009) Gutartige Erkrankungen der Brust, Teil II: Entzündungen und Tumoren. Gynakologe 3:210–211
8. Peters F, Diemer P, Mecks O et al (2003) Severity of mastalgia in relation to milk duct dilatation. Am J Obstet Gynecol 101(1):54–60
9. Peters F (2008) Gutartige Erkrankungen der Brust, Teil I: Mastopathischer Formenkreis. Gynakologe 11:91–914
10. Canny PF, Berkowitz GS, Kelsey JL, Livolsi VA (1988) Fibroadenoma and the use of exogenous hormones. Am J Epidemiol 127:454–461
11. Griesbaum R, Peters F (2008) Fibroadenom: Diagnostik und Therapie. Geburtshilfe Frauenheilkd 68:746–749
12. Fischer U (2003) Röntgenmammographie. Thieme, Stuttgart, S 70
13. Bässler R (1997) Mamma. In: Remmele W (Hrsg) Pathologie, Bd 4, 2. Aufl. Springer, Berlin Heidelberg New York Tokio, S 185–202
14. Ortmann O (2009) Benigne Mammaerkrankungen. In: Leidenberger F, Strowitzki T, Ortmann O (Hrsg) Klinische Endokrinologie für Frauenärzte, 4. Aufl. Springer, Berlin Heidelberg New York Tokio, S 581–596
15. Bals-Pratsch M (2009) Störungen des Prolaktinhaushalts. In: Leidenberger F, Strowitzki T, Ortmann O (Hrsg) Klinische Endokrinologie für Frauenärzte, 4. Aufl. Springer, Berlin Heidelberg New York Tokio, S 350–367
16. Sanders L et al (2007) Benigne Brusterkrankungen – Ätiologie und Klinik. Geburtshilfe Frauenheilkd 67:321–328
17. Peters F (1992) Gutartige Erkrankungen der Brust. Urban & Schwarzenberg, München
18. AWMF (2013) S3-Leitlinie, Therapie entzündlicher Brusterkrankungen in der Stillzeit. AWMF-Leitlinien-Register Nr. 015/071

Gynäkologe 2014 · 47:35–43
DOI 10.1007/s00129-013-3323-7
Online publiziert: 16. August 2013
© Springer-Verlag Berlin Heidelberg 2013

R.M. Popovici
kiz) kinderwunsch im zentrum, München

Umweltgifte und ihre hormonelle Wirkung

Zusammenfassung

Eine wachsende Zahl an Substanzen, die in vielen Bereichen des täglichen Lebens und in der Natur vorkommen, können heute als Umwelthormone bezeichnet werden. Hormonelle Wirkungen werden nur bestimmten Stoffen zugeschrieben, denen wir trotz der relativ restriktiven gesundheitspolitischen Richtlinien in Europa täglich ausgesetzt sind. Zwar sind spezifische hormonelle Störungen für einzelne Substanzen belegt, doch sind die Interaktionen der verschiedenen Substanzen, die im Einzelnen in nur sehr geringen Mengen beim Menschen nachweisbar sind, nur unzulänglich analysiert und auch nur schwer messbar. Der Artikel gibt einen Überblick über die bekanntesten Stoffgruppen mit endokriner Wirkung. Ihre individuelle Wirkweise, ihr Vorkommen und einige der bisher nachgewiesenen Effekte im Tierversuch oder beim Menschen werden beschrieben.

Schlüsselwörter

Endokrine Disruptoren · Pestizide · Dioxine · Bisphenol A · Phthalate

Dieser Beitrag erschien ursprünglich in der Zeitschrift *Gynäkologische Endokrinologie* 2013, 11:213–221
DOI: 10.1007/s10304-013-0574-2

Lernziele

Nach der Lektüre dieses Beitrags
- verstehen Sie die verschiedenen Wirkmechanismen hormonell aktiver Umweltgifte,
- können Sie das mögliche Expositionsprofil von Patienten einschätzen,
- erkennen Sie die vielfältigen Effekte endokrin aktiver Umweltgifte,
- wissen Sie, welche medizinische Relevanz Umweltgifte haben.

Einleitung

Endokrine Disruptoren, auch Xenohormone oder Umwelthormone genannt, sind exogene Substanzen, welche die hormonelle Regulation von Tieren und Menschen verändern und somit potenziell auch stören können. Sie sind in der Lage, mit der Herstellung, der Ausschüttung und der Speicherung, dem Transport, dem Metabolismus und der Bindung bzw. Erkennung von Hormonrezeptoren zu interagieren und somit die Hormonwirkung zu verändern [1]. Die Substanzen können sowohl tierischer als auch pflanzlicher Herkunft (Phytoöstrogene) sein. Größere Bedenken bereiten jedoch synthetisch hergestellte hormonell aktive Substanzen, die ubiquitär vorkommen. Dies wird mit der Tatsache begründet, dass aufgrund der ständig steigenden Zahl solcher Chemikalien die Belastung der Bevölkerung zunimmt. Die Auswirkungen der hormonell aktiven Umweltgifte auf Tier und Mensch stehen im Fokus zahlreicher wissenschaftlicher Studien.

Erstmals geprägt wurde der Begriff endokriner Disruptor 1993 [2], als verschiedene hormonelle Auswirkungen von Umweltstoffen auf die Entwicklung von Tier und Mensch beschrieben wurden. Inzwischen sind die wichtigsten Substanzen bereits gut untersucht und ihre Wirkungen analysiert. Probleme bereitet aber die zunehmende Zahl an Substanzen und Metaboliten, die in ihrem Zusammenspiel verstärkte oder veränderte Effekte haben können [3]. Dies konnte mit den zur Verfügung stehenden Methoden bisher nur unzulänglich analysiert werden. Grundsätzlich überwiegt die Zahl der Substanzen mit östrogenähnlicher Wirkung. Durch ihren Einfluss auf die Synthese, die Bioverfügbarkeit und den Metabolismus der körpereigenen Hormone können endokrine Disruptoren in vielfältiger Weise die Hormonsysteme des Menschen beeinflussen. Hiervon sind unter anderem Sexualsteroide und Schilddrüsenhormone betroffen, was zu metabolischen Veränderungen führen kann, die wiederum das Auftreten von Adipositas, Herz-Kreislauf-Erkrankungen und Diabetes begünstigen. Nachfolgend werden die wichtigsten Substanzgruppen und ihre bislang im Tierexperiment und in epidemiologischen Studien nachgewiesenen Wirkungen beschrieben.

Wirkungsmechanismus endokriner Disruptoren

Eine Vielzahl an Substanzen kann durch die Interaktion mit Hormonrezeptoren eine hormonelle Wirkung auf Pflanzen, Menschen und Tiere ausüben. Zwei Gruppen von Rezeptoren sind hierbei entscheidend:

Environmental pollutants and hormonal effects

Abstract

An ever increasing number of substances which occur in many areas of daily living and also in nature can now be described as environmental hormones. Hormonal effects are only ascribed to certain substances which we are confronted with despite the relatively restrictive health political guidelines in Europe. Specific hormonal disorders are confirmed for individual substances; however, the interactions of the various substances which alone are only detectable at very low levels in humans have been insufficiently analyzed and are also difficult to measure. This article gives a review of the best known substance groups with endocrine effects. The individual mechanisms, incidence and some of the effects detected so far in animal experiments or in humans are described.

Keywords

Endocrine disruptors · Pesticides · Dioxins · Bisphenol A · Phthalates

Endokrine Disruptoren können sowohl tierischer als auch pflanzlicher Herkunft sein

Die Belastung der Bevölkerung durch synthetische hormonell aktive Substanzen nimmt zu

Grundsätzlich überwiegt die Zahl der Substanzen mit östrogenähnlicher Wirkung

Tab. 1 Endokrine Disruptoren (Modifiziert nach [4])

Endokrine Disruptoren	Art oder Quelle	Rechtsstatus	Nukleäre Rezeptoren
Organochloride (z. B. DDT)	Pestizide oder Weichmacher	1970: DDT wurde in den meisten entwickelten Ländern verboten; 2000: eingeschränkt durch die Stockholmer Konvention	ERα, AR
Dioxine (z. B. PCB, PCDD TCDD)	Umweltschadstoffe in Lebensmitteln	2000: PCB wurde verboten und andere Dioxine durch die Stockholmer Konvention beschränkt	Via AHR, PPARγ, ER
Zinnorganische Verbindungen (z. B. TBT, TPTO)	Umweltschadstoffe in Lebensmitteln	Weltweit durch die International Maritime Organization gebannt	RXR, PPARγ
PFC (z. B. PFOA, PFOS)	Weichmacher	2009: eingeschränkt durch die Stockholmer Konvention und die EU	ER, AR, PPAR
BFR (z. B. PBDE)	Flammschutzmittel	PBDE in der EU und einigen US-Bundesstaaten verboten; 2009: einige BFR durch die Stockholmer Konvention verboten	PXR, ER, TR
Alkylphenol (z. B. Octylphenol)	Tenside	Verboten für einige Anwendungen in der EU	ER, AR, CAR
BPA	Weichmacher	2009: Kanada wird das erste Land, das BPA in Babyflaschen verbietet; WHO beginnt Zugriff auf die BPA-Sicherheit	ER, AR, TR, GR
Phthalate (z. B. DEHP, DBP, DEP)	Weichmacher	Beschränkt in Kinderspielzeug in der EU (1999) und den USA (2009); 2010: Australien verbietet Produkte mit DEHP-Gehalt >1%	PPAR, CAR/PXR, GR

AHR „Aryl hydrocarbon receptor" (Rezeptor für aromatische Kohlenwasserstoffe); *AR* Androgenrezeptor; *BFR* „brominated flame retardants" (bromierte Flammschutzmittel); *BPA* Bisphenol A; *CAR* konstitutiver Androstanrezeptor; *DBP* Dibutylphthalat; *DDT* Dichlordiphenyltrichlorethan; *DEHP* Diethylhexylphthalat (Phthalsäure-di-2-ethylhexylester); *DEP* Diethylphthalat (Phthalsäurediethylester); *ER* Östrogenrezeptor; *GR* Glukokortikoidrezeptor; *PBDE* polybromierter Diphenylether; *PCB* polychlorierter Biphenylether (auch Diphenylether); *PCDD* polychloriertes Dibenzodioxin; *PFC* „polyfluorinated chemicals" (polyfluorierte Alkylverbindungen); *PFOA* Perfluoroctansäure; *PFOS* Perfluoroctansulfonsäure; *PPAR* Peroxisomproliferator-aktivierter Rezeptor; *PXR* Pregnan-X-Rezeptor; *RXR* Retinoid-X-Rezeptor; *TBT* Tributylzinnchlorid; *TCDD* 2,3,7,8-Tetrachlor-dibenzo-p-dioxin; *TPTO* Bis(triphenylzinn)-oxid; *TR* Thyroidhormonrezeptor; *WHO* World Health Organization.

- Rezeptoren der Zellmembran, die primär die Wirkung von Peptidhormonen wie Insulin übertragen und
- nukleäre Rezeptoren, die primär durch lipophile Hormone, z. B. Sexualsteroide, aktiviert werden.

Endokrine Disruptoren haben unterschiedliche Wirkmechanismen. Da sie jedoch häufig lipophile Substanzen sind, wirken sie bevorzugt über nukleäre Rezeptoren und beeinflussen damit nachfolgend die Genexpression [3]. Die meisten Defekte, die in der Fortpflanzung oder der embryonalen Entwicklung von Tieren und Menschen nachgewiesen wurden, gehen auf die Interferenz endokriner Substanzen mit dem Östrogen- (ER) oder Androgenrezeptor (AR) zurück. Ein weiterer wichtiger nukleärer Rezeptor ist der Retinoid-X-Rezeptor (RXR), der mit anderen Rezeptoren wie den Peroxisomproliferator-aktivierten Rezeptoren (PPAR) und dem Pregnan-X-Rezeptor (PXR) interagiert und Heterodimere bildet (◘ **Tab. 1,** [4]). Die Fähigkeit endokriner Disruptoren, an verschiedene Rezeptoren zu binden und die nachfolgende Transkription von Genen zu verändern, belegt die verschiedenartigen Einflüsse dieser Substanzen auf genomischer Ebene der Zellen [3].

Die meisten Defekte gehen auf die Interferenz mit dem Östrogen- oder Androgenrezeptor zurück

Ein weiterer Wirkmechanismus endokriner Disruptoren erfolgt auf der nichtgenomischen Ebene. Hier kann die Synthese und Verfügbarkeit endogener Hormone verändert werden. Die Basissubstanz der Steroide ist Cholesterin. Verschiedene Cytochrom-P_{450}(CYP)-Isoformen katalysieren die Bildung von Vorstufen der Östrogene, wobei die Aromatase (CYP2C19) ein Schlüsselenzym darstellt. Die Expression von CYP2C19 erfolgt im frühesten Embryonalalter [5] und kann durch Umweltgifte wie Dichlordiphenyltrichlorethan (DDT) und seine Analoga induziert werden. Die Zunahme der verfügbaren Östrogene kann die fetale Entwicklung verändern. Andererseits können Umweltgifte die Aromatase aber auch hemmen und eine **Östrogenmangelsituation** bewirken.

Umweltgifte wie Dichlordiphenyltrichlorethan (DDT) und seine Analoga können die Aromatase CYP2C19 induzieren

Endokrin aktive Umweltgifte

Endokrine Disruptoren finden sich in einer Vielzahl chemischer Gruppen: unter Pestiziden, Insektiziden, Kosmetika, Substanzen der Kunststoffindustrie wie auch anderer verarbeitender Industrien und unter deren Abfallprodukten. Organische Substanzen machen einen großen Teil der Umweltgifte aus, die endokrin wirksam sind. Sie sind sehr stabil, da sie gegenüber den üblichen biologischen, chemischen oder photolytischen Abbauwegen resistent sind und über viele Jahre in tierischem und menschlichem Fettgewebe gespeichert werden. Andere Substanzen können trotz ihrer Kurzlebigkeit starke Effekte haben, wenn sie in einer **kritischen Entwicklungsphase** einwirken. Die verschiedenen Substanzen können in unterschiedliche Kategorien eingeteilt werden (◘ **Tab. 1**).

Endokrin wirksame Umweltgifte sind zum großen Teil organische Verbindungen

Pestizide

Pestizide werden sowohl im Pflanzenschutz als auch in Form von Insektiziden in der Schädlingsbekämpfung verwendet. Diverse chemische Stoffe werden als Pestizide verwendet. Sie sind weitverbreitet und ihre Wirkungen auf den Menschen sind vielfältig. Am bekanntesten ist die Gruppe der Organochlorpestizide. Obwohl Organochlorverbindungen wie DDT in allen westlichen Ländern verboten und 1975 durch Organophosphate und Carbamate ersetzt wurden, kann man sie noch heute in der Muttermilch und im Fettgewebe beim Menschen nachweisen [4]. Sie können östrogenähnliche, antiöstrogene und antiandrogene Effekte haben. Im Jahr 1940 wurde bei Männern, die mit DDT als Pflanzenschutzmittel in der Agrarindustie arbeiteten, eine deutlich **reduzierte Spermienzahl** festgestellt [6]. Der Effekt von Chlordecon, ebenfalls eine östrogenisierende Substanz, führte bei Männern zu **Libidoverlust** und verminderter Spermienzahl [7].

Trotz ihres Verbots lassen sich Organochlorverbindungen wie DDT noch heute in der Muttermilch und im Fettgewebe nachweisen

Diese Untersuchungen scheinen die These zu stützen, dass die weltweit abnehmende Spermienproduktion beim Menschen auf eine Kontamination durch endokrin wirksame – insbesondere östrogenisierende – Substanzen zurückzuführen ist [8]. Eine spätere Studie zeigte jedoch eine von der geographischen Lage abhängige große Variabilität der Spermienzahl und -qualität beim Menschen sowie gleichbleibende bzw. sogar zunehmende Spermienzahlen und Seminalplasmavolumina [9]. Trotz der umstrittenen Hypothesen über die weltweite Spermienzahl beim Menschen wurde in Tierexperimenten nachgewiesen, dass der Zeitpunkt der individuellen Exposition endokriner Disruptoren entscheidend ist. Insbesondere wenn diese Substanzen in der Pränatalperiode einwirken, können testikuläre Veränderungen hervorgerufen werden [10].

Insbesondere die Einwirkung in der Pränatalperiode kann testikuläre Veränderungen hervorrufen

Ein Zusammenhang zwischen der Belastung mit organischen Chlorverbindungen und **Brustkrebs** wird vermutet, konnte jedoch durch epidemiologische Studien bisher nicht bewiesen werden [11]. Weitere Studien zeigen im Zusammenhang mit einer Pestizidexposition eine erhöhte Inzidenz des metabolischen Syndroms, Diabetes und der Insulinresistenz, z. B. durch Belastung mit Epoxiden oder Oxychlordanen [12, 13].

Dioxine

Dioxine sind lipophile Substanzen, die leicht über die Nahrungskette aufgenommen werden. Sie werden weder metabolisiert noch ausgeschieden, sondern lagern sich im Fettgewebe ein. Sie fallen in der kunststoffverarbeitenden Industrie [Polyvinylchlorid (PVC)] und bei der Papierverarbeitung an.

Dioxine werden weder metabolisiert noch ausgeschieden

Das Dioxin mit der stärksten Toxizität ist Tetrachlor-dibenzo-p-Dioxin (TCDD). Es wurde als „Agent Orange" im Vietnamkrieg eingesetzt. Ferner kam es nach einem Unfall in einer Fabrik, in der Desinfektionsmittel produziert wurden, in den 1970er-Jahren zum Austritt großer Mengen dieses Dioxins. Die Giftwolke kontaminierte den italienischen Ort Seveso. Zu den akuten Vergiftungserscheinungen gehören die sog. **Chlorakne**, Übelkeit, Gewichtsabnahme und eine Schädigung der Leber. Studien an Vietnamveteranen und verschiedenen weiteren exponierten Populationen weisen auf eine erhöhte Krebsinzidenz [13], Degeneration des zentralen Nervensystems, Schädigung des Immunsystems, Schilddrüsenerkrankungen [14] und embryonale Entwicklungsstörungen beim Menschen [15] hin.

Eine Dioxinexposition wird mit einer frühen Menarche, Pubertas praecox und Veränderungen des Menstruationszyklus, d. h. mit kürzeren Zyklen und Zwischenblutungen, in Verbindung gebracht [16]. Mehrere Studien zeigten eine Assoziation der Serumdioxinkonzentration mit der Prävalenz von Endometriose [17, 18].

Dioxine werden nicht nur über die Nahrung, sondern auch durch die Inhalation von Gas und Staubpartikeln aufgenommen. Die am weitesten verbreiteten Dioxine sind die polychlorierten Dibenzodioxine (PCDD), die polychlorierten Dibenzofurane (PCDF) sowie die polychlorierten Biphenylether (PCB). Sie stellen in den asiatischen Ländern, insbesondere in China, eine große Umweltbelastung dar [19].

Kunststoff

Plastikprodukte sind aufgrund ihrer Robustheit, der vielfältigen Verarbeitungseigenschaften und der niedrigen Kosten im Alltag sowie in der Medizin äußerst verbreitet. Die Kunststoffproduktion lag 2010 bei >300 Mio. Tonnen [20]. Insbesondere die endokrinen Wirkungen verschiedener Komponenten und Zusatzstoffe in der Plastikproduktion sind noch immer umstritten. Einige dieser Substanzen, die im Folgenden aufgeführt sind, zeigen jedoch sowohl im Tierversuch als auch beim Menschen entsprechende Effekte.

Polyfluorierte Alkylverbindungen

Polyfluorierte Alkylverbindungen [„polyfluorinated chemicals" (PFC)] sind synthetische fluorierte organische Substanzen, die bei der Verarbeitung von Leder, Papier, Textilien und Kunststoffen verwendet werden. PFC sind in der Umwelt weitverbreitet. Sie wurden in der Leber sowie an Plasmaproteine gebunden nachgewiesen, werden jedoch nicht im Fettgewebe gespeichert.

Die Nachkommen von Mäusen, die PFC ausgesetzt waren, weisen eine Wachstumsretardierung sowie eine erhöhte neonatale Mortalitätsrate auf [21, 22]. Ferner wurden bei erwachsenen langzeitexponierten Ratten ein **verändertes Sexualverhalten** sowie verminderte Testosteron- und erhöhte Östradiolwerte nachgewiesen [23]. Untersuchungen am Menschen ergaben eine inverse Korrelation zwischen der PFC-Konzentration im Nabelschnurblut und dem Geburtsgewicht sowie dem Kopfumfang [24].

Alkylphenole

Alkylphenole sind oberflächenaktive Stoffe (Tenside), die in Waschmitteln, Weichmachern, antistatischen Substanzen, Emulsionsspaltern und Lösungsmitteln Verwendung finden. Sie werden häufig in Abwässern nachgewiesen [25]. Alkylphenole werden auch PVC und Styropor zugesetzt und entweichen der festen Komponente [26]. Sie haben östrogenähnliche und antiandrogene Eigenschaften und führen zur Proliferation von Brustkrebszellen in vitro [27]. In einer spanischen Studie wurde Nonophenyl im Fettgewebe aller untersuchten Frauen nachgewiesen, wobei die gemessenen Nonophenylwerte signifikant mit dem Body-Mass-Index der Probandinnen korrelierten [28]. In-vitro- und In-vivo-Untersuchungen belegen, dass Alkylphenole die Proliferation maligner Keimzelltumoren des Hodens induzieren. Vermittelt wird diese Wirkung über den nichtgenomischen ERα36-Phosphoinositid-3-Kinase-Signaltransduktionsweg [29].

Bisphenol A

Das Monomer Bisphenol A (BPA; ◘ **Abb. 1**) findet in der Kunststoffindustrie u. a. bei der Herstellung von Polycarbonat(PC)-Flaschen und Polystyrengranulat Verwendung. Zudem wird es zur Oberflächenversiegelung eingesetzt, z. B. in der Zahnheilkunde. Auch wird es als Zusatzstoff in anderen Kunststoffen wie PVC und als Brandschutzadditiv verwendet [30]. Nach der Polymerisation von BPA können sich ungebundene Monomere aus dem Polymer lösen. So gelangen sie etwa aus Babyflaschen oder der Kunststoffinnenverkleidung von Dosen in die Nahrung. Deshalb ist beim Menschen mit

---

Studien weisen auf eine Erhöhung der Krebsinzidenz durch Dioxine hin

Dioxine werden auch inhalativ aufgenommen

Untersuchungen am Menschen ergaben eine inverse Korrelation zwischen der PFC-Konzentration im Nabelschnurblut und dem Geburtsgewicht sowie Kopfumfang

Alkylphenole induzieren die Proliferation maligner Keimzelltumoren des Hodens in vitro und in vivo

Bisphenol-A-Monomere gelangen u. a. aus Babyflaschen oder der Kunststoffinnenverkleidung von Dosen in die Nahrung

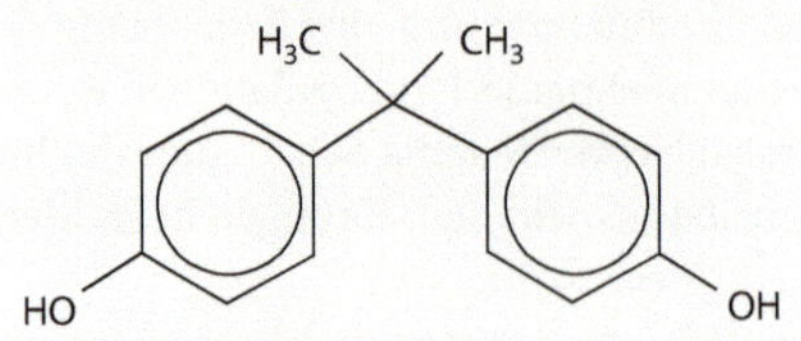

Abb. 1 ◄ Chemische Struktur von Bisphenol A (BPA)

einer hohen Exposition zu rechnen. Entsprechend kann BPA im menschlichen Blut, Gewebe und in der Muttermilch nachgewiesen werden [4].

In einer US-amerikanischen Studie wurden in 95% der Urinproben einer Referenzpopulation biologisch aktive Konzentrationen von BPA nachgewiesen [31]. Östrogenisierende Eigenschaften von BPA wurden erstmals 1936 beschrieben [32]. Seither wurden zahlreiche Studien an Mäusen und Ratten durchgeführt, welche die östrogenen Eigenschaften bestätigen. Aufgrund der unterschiedlichen Wirkdosis bei Tier und Mensch kann von diesen Ergebnissen nicht direkt auf die Risiken für den Menschen rückgeschlossen werden. Experimentelle Untersuchungen an Nagern wurden jedoch mit niedrigen Dosen, d. h. unterhalb der vorgegebenen Sicherheitsstandards von 0,5 mg/kg/Tag, und über einen langen Zeitraum durchgeführt [33]. Die chronische BPA-Exposition führte zu urogenitalen Fehlbildungen an Penis und Urethra, zu verminderten Spermienkonzentrationen, Pubertas praecox bei weiblichen Tieren sowie zu Störungen des zentralen Nervensystems und des Verhaltens. Die Gefahren der BPA-Belastung des Menschen sind damit zwar nicht bewiesen, jedoch zeigten Untersuchungen am Menschen eine Assoziation von BPA-Serumkonzentrationen mit Hyperandrogenämie bei der Frau [34], erniedrigten Spiegeln des freien Thyroxins beim Mann [35] und Adipositas sowie kardiovaskulären Erkrankungen [36]. Bei höheren Konzentrationen wurde auch eine Korrelation mit Diabetes mellitus festgestellt [36]. Die Studie von Lang et al. an >1400 erwachsenen Probanden führte dazu, dass Kanada 2008 als erstes Land weltweit BPA aus der Produktion von Babyflaschen verbannte. Seit 2011 ist dies auch in Deutschland der Fall.

Phthalate

Weltweit werden Phthalsäureester als Weichmacher für harte Polymere wie PVC eingesetzt. In großen Mengen werden sie seit 1930 produziert. Phthalatester finden sich in fast allen Gegenständen des täglichen Gebrauchs, so etwa in Farben und Lösungsmitteln, Spielsachen, Kosmetikprodukten, aber auch im medizinischen Instrumentarium, hier v. a. in Infusionsschläuchen und Transfusionsbeuteln [20]. Das am häufigsten verwendete Phthalat ist Diethylhexylphthalat (DEHP). Es bindet noch weniger an die Polycarbonate des Kunststoffs als BPA und wird damit noch leichter in die Umgebung abgegeben. Deshalb finden sich Phthalate in fast allen Wohnräumen und Nahrungsmitteln, v. a. in Milch- und Fleischprodukten. Sie werden aber auch über direkten Hautkontakt mit Kosmetika oder über medizinische Produkte direkt in den Blutkreislauf aufgenommen. Sie passieren die Plazentaschranke und werden später über die Muttermilch, Spielsachen oder Schnuller übertragen [37]. Im menschlichen Körper werden sie über einen 2-stufigen Prozess schnell metabolisiert: In einem ersten Schritt wird der Phthalsäurediester zum Phthalsäuremonoester hydrolisiert. In der zweiten Phase kommt es zu einem Konjugationsprozess, der zur urinären Exkretion der konjugierten Metaboliten führt. Diese Metaboliten werden zur Messung der Exposition im Urin herangezogen [38]. DEHP führt bei Nagern über eine starke Peroxisomproliferation zur Entwicklung von Lebertumoren [20]. Beim Menschen konnte dieser Prozess bislang nicht beobachtet werden.

Experimentelle Studien mit niedriger DEHP-Konzentration zeigen Veränderungen der Sertoli-Zellen von Ratten in vitro [39]. In vivo wurden eine Reduktion des Hodenvolumens und testikuläre Schäden bei neugeborenen Ratten beobachtet [40]. Andere hormonell induzierte Wirkungen sind die testikuläre Dysgenesie und eine permanente Feminisierung, gemessen an der verkürzten anogenitalen Distanz [41].

Auch beim Menschen wurde eine inverse Korrelation der anogenitalen Distanz mit der Phthalatkonzentration im Urin festgestellt [42]. In epidemiologischen Studien war ferner die maternale Urinkonzentration von DEHP-Metaboliten mit einem höheren Risiko des Maldescensus testis bei neugeborenen Knaben assoziiert [37]. Neuere Untersuchungen aus den USA zeigen eine positive Korrelation zwischen der Phthalatexposition bei Frauen und der Prävalenz von **Diabetes** [43]. Auch können Phthalate im Hausstaub das Risiko von **Lungenerkrankungen** wie Asthma bei Kindern erhöhen [44].

Zahlreiche Studien an Mäusen und Ratten belegen die östrogenen Eigenschaften von Bisphenol A

Seit 2011 darf Bisphenol A in Deutschland nicht mehr in der Produktion von Babyflaschen verwendet werden

Phthalate finden sich in fast allen Wohnräumen und Nahrungsmitteln

Im menschlichen Körper werden Phthalate über einen 2-stufigen Prozess schnell metabolisiert

Beim Menschen und bei Ratten wurde eine inverse Korrelation der anogenitalen Distanz mit der Phthalatkonzentration im Urin festgestellt

Fazit für die Praxis

- Immer mehr Studien zeigen eine Korrelation zwischen der Exposition hormonell aktiver Substanzen und Veränderungen in der fetalen Entwicklung sowie der weiblichen und männlichen reproduktiven Organe. Des Weiteren wurde eine Assoziation mit metabolischen Erkrankungen und zahlreichen weiteren Folgeerscheinungen gezeigt.
- Der häufigste beschriebene hormonelle Effekt der Umweltgifte ist eine östrogenähnliche Wirkung.
- Effekte einzelner Stoffe können schon bei relativ geringen Konzentrationen nachgewiesen werden. Im Alltag wirkt aber eine Kombination dieser Stoffe, die teils über Jahre in der Umwelt persistieren, auf den Menschen ein.
- Kliniker werden zunehmend Fragen zu belastenden Umweltgiften beantworten müssen. Sie können den Patienten aufklärend zur Seite stehen.

Korrespondenzadresse

PD Dr. R.M. Popovici
kiz) kinderwunsch im zentrum
Bayerstr. 3, 80335 München
roxana.popovici@kiiz.de

Einhaltung ethischer Richtlinien

Interessenkonflikt. R.M. Popovici gibt an, dass kein Interessenkonflikt besteht.
Dieser Beitrag beinhaltet keine Studien an Menschen oder Tieren.

Literatur

1. Bretveld RW, Thomas CM, Scheepers PT et al (2006) Pesticide exposure: the hormonal function of the female reproductive system disrupted? Reprod Biol Endocrinol 4:30
2. Colborn T, Saal FS vom, Soto AM (1993) Developmental effects of endocrine-disrupting chemicals in wildlife and humans. Environ Health Perspect 101:378–384
3. Waring RH, Harris RM (2005) Endocrine disrupters: a human risk? Mol Cell Endocrinol 244:2–9
4. Casals-Casas C, Desvergne B (2011) Endocrine disruptors: from endocrine to metabolic disruption. Annu Rev Physiol 73:135–162
5. You L (2004) Steroid hormone biotransformation and xenobiotic induction of hepatic steroid metabolizing enzymes. Chem Biol Interact 147:233–246
6. Singer P (1949) Occupational oligospermia. J Am Med Assoc 140:1249
7. Guzelian PS (1982) Comparative toxicology of chlordecone (Kepone) in humans and experimental animals. Annu Rev Pharmacol Toxicol 22:89–113
8. Sharpe RM, Skakkebaek NE (1993) Are oestrogens involved in falling sperm counts and disorders of the male reproductive tract? Lancet 341:1392–1395
9. Fisch H, Goluboff ET, Olson JH et al (1996) Semen analyses in 1,283 men from the United States over a 25-year period: no decline in quality. Fertil Steril 65:1009–1014
10. Main KM, Skakkebaek NE, Toppari J (2009) Cryptorchidism as part of the testicular dysgenesis syndrome: the environmental connection. Endocr Dev 14:167–173
11. Salehi F, Turner MC, Phillips KP et al (2008) Review of the etiology of breast cancer with special attention to organochlorines as potential endocrine disruptors. J Toxicol Environ Health B Crit Rev 11:276–300
12. Park SK, Son HK, Lee SK et al (2010) Relationship between serum concentrations of organochlorine pesticides and metabolic syndrome among non-diabetic adults. J Prev Med Public Health 43:1–8
13. Frumkin H (2003) Agent Orange and cancer: an overview for clinicians. CA Cancer J Clin 53:245–255
14. Spaulding SW (2011) The possible roles of environmental factors and the aryl hydrocarbon receptor in the prevalence of thyroid diseases in Vietnam era veterans. Curr Opin Endocrinol Diabetes Obes 18:315–320
15. Ngo AD, Taylor R, Roberts CL, Nguyen TV (2006) Association between Agent Orange and birth defects: systematic review and meta-analysis. Int J Epidemiol 35:1220–1230
16. Mendola P, Buck GM, Sever LE et al (1997) Consumption of PCB-contaminated freshwater fish and shortened menstrual cycle length. Am J Epidemiol 146:955–960
17. Gerhard I, Runnebaum B (1992) The limits of hormone substitution in pollutant exposure and fertility disorders. Zentralbl Gynakol 114:593–602
18. Mayani A, Barel S, Soback S, Almagor M (1997) Dioxin concentrations in women with endometriosis. Hum Reprod 12:373–375
19. Chan JK, Wong MH (2012) A review of environmental fate, body burdens, and human health risk assessment of PCDD/Fs at two typical electronic waste recycling sites in China. Sci Total Environ (im Druck)
20. Halden RU (2010) Plastics and health risks. Annu Rev Public Health 31:179–194
21. Fuentes S, Colomina MT, Vicens P et al (2007) Concurrent exposure to perfluorooctane sulfonate and restraint stress during pregnancy in mice: effects on postnatal development and behavior of the offspring. Toxicol Sci 98:589–598

22. Luebker DJ, York RG, Hansen KJ et al (2005) Neonatal mortality from in utero exposure to perfluorooctanesulfonate (PFOS) in Sprague-Dawley rats: dose-response, and biochemical and pharamacokinetic parameters. Toxicology 215:149–169

23. Shi Z, Ding L, Zhang H et al (2009) Chronic exposure to perfluorododecanoic acid disrupts testicular steroidogenesis and the expression of related genes in male rats. Toxicol Lett 188:192–200

24. Apelberg BJ, Witter FR, Herbstman JB et al (2007) Cord serum concentrations of perfluorooctane sulfonate (PFOS) and perfluorooctanoate (PFOA) in relation to weight and size at birth. Environ Health Perspect 115:1670–1676

25. Soares A, Guieysse B, Jefferson B et al (2008) Nonylphenol in the environment: a critical review on occurrence, fate, toxicity and treatment in wastewaters. Environ Int 34:1033–1049

26. Soto AM, Justicia H, Wray JW, Sonnenschein C (1991) p-Nonyl-phenol: an estrogenic xenobiotic released from „modified" polystyrene. Environ Health Perspect 92:167–173

27. Sonnenschein C, Szelei J, Nye TL, Soto AM (1994) Control of cell proliferation of human breast MCF7 cells; serum and estrogen resistant variants. Oncol Res 6:373–381

28. Lopez-Espinosa MJ, Freire C, Arrebola JP et al (2009) Nonylphenol and octylphenol in adipose tissue of women in Southern Spain. Chemosphere 76:847–852

29. Ajj H, Chesnel A, Pinel S et al (2013) An alkylphenol mix promotes seminoma derived cell proliferation through an ERalpha36-mediated mechanism. PLoS One 8:e61758

30. Bonefeld-Jørgensen EC, Long M, Hofmeister MV, Vinggaard AM (2007) Endocrine-disrupting potential of bisphenol A, bisphenol A dimethacrylate, 4-n-nonylphenol, and 4-n-octylphenol in vitro: new data and a brief review. Environ Health Perspect 115(Suppl 1):69–76

31. Calafat AM, Kuklenyik Z, Reidy JA et al (2005) Urinary concentrations of bisphenol A and 4-nonylphenol in a human reference population. Environ Health Perspect 113:391–395

32. Dodds EC (1936) The pharmacological action and clinical use of drugs with a camphor- and coramine-like action: (section of therapeutics and pharmacology). Proc R Soc Med 29:655–657

33. Richter CA, Birnbaum LS, Farabollini F et al (2007) In vivo effects of bisphenol A in laboratory rodent studies. Reprod Toxicol 24:199–224

34. Takeuchi T, Tsutsumi O, Ikezuki Y et al (2004) Positive relationship between androgen and the endocrine disruptor, bisphenol A, in normal women and women with ovarian dysfunction. Endocr J 51:165–169

35. Sriphrapradang C, Chailurkit LO, Aeplakorn W, Ongphiphadhanakul B (2013) Association between bisphenol A and abnormal free thyroxine level in men. Endocine (im Druck)

36. Lang IA, Galloway TS, Scarlett A et al (2008) Association of urinary bisphenol A concentration with medical disorders and laboratory abnormalities in adults. JAMA 300:1303–1310

37. Meeker JD, Sathyanarayana S, Swan SH (2009) Phthalates and other additives in plastics: human exposure and associated health outcomes. Philos Trans R Soc Lond B Biol Sci 364:2097–2113

38. Frederiksen H, Skakkebaek NE, Andersson AM (2007) Metabolism of phthalates in humans. Mol Nutr Food Res 51:899–911

39. Li LH, Jester WF Jr, Orth JM (1998) Effects of relatively low levels of mono-(2-ethylhexyl) phthalate on cocultured Sertoli cells and gonocytes from neonatal rats. Toxicol Appl Pharmacol 153:258–265

40. Arcadi FA, Costa C, Imperatore C et al (1998) Oral toxicity of bis(2-ethylhexyl) phthalate during pregnancy and suckling in the Long-Evans rat. Food Chem Toxicol 36:963–970

41. Foster PM (2006) Disruption of reproductive development in male rat offspring following in utero exposure to phthalate esters. Int J Androl 29:140–147 (Diskussion: 181–185)

42. Swan SH, Main KM, Liu F et al (2005) Decrease in anogenital distance among male infants with prenatal phthalate exposure. Environ Health Perspect 113:1056–1061

43. James-Todd T, Stahlhut R, Meeker JD et al (2012) Urinary phthalate metabolite concentrations and diabetes among women in the National Health and Nutrition Examination Survey (NHANES) 2001–2008. Environ Health Perspect 120:1307–1313

44. Bornehag CG, Nanberg E (2010) Phthalate exposure and asthma in children. Int J Androl 33:333–345

Gynäkologe 2014 · 47:111–123
DOI 10.1007/s00129-013-3304-x
Online publiziert: 31. Januar 2014
© Springer-Verlag Berlin Heidelberg 2014

Redaktion
A. Schwenkhagen, Hamburg
P. Husslein, Wien

A. Strauss · L. Sanders · C. Strauss
Klinik für Gynäkologie und Geburtshilfe und Michaelis Hebammenschule, Universitätsklinikum
Schleswig-Holstein, Campus Kiel, Christian-Albrechts-Universität, Kiel

Entzündliche Erkrankungen der weiblichen Brust

Zusammenfassung

Entzündliche Erkrankungen der weiblichen Brust beruhen in der überwiegenden Anzahl der Fälle auf bakteriologischen Infektionen des Brustdrüsengewebes. Diese können im Zusammenhang mit Geburt und Laktation oder zeitlich und ätiologisch unabhängig vom Wochenbett auftreten. Die lokalen Entzündungserscheinungen bestimmen dabei wesentlich die Symptomatik. Durch Fortschreiten des Infektionsprozesses durch eitrige Einschmelzung kann eine für die Patientin äußerst schmerzhafte, ggf. mit Allgemeinsymptomen verbundene, Abszesserkrankung entstehen. Die Behandlung der unterschiedlichen Mastitisformen kombiniert lokale physikalische Maßnahmen mit (je nach Befund) systemischer Antibiotika- und ggf. Schmerztherapie. Nach Abszessbildung stößt das konservative Regime allerdings an seine Grenzen, und die Öffnung und Drainage des eitrigen Abszessinhaltes gewinnt zentrale therapeutische Bedeutung. Dabei steht mit der Abszessdrainage durch sonographisch geführte Punktion eine Alternative zur breiten Abszesseröffnung über operative Inzision und Gegeninzision zur Verfügung. Die vorteilhafte prozessuale und postinterventionelle Bilanz spricht gemeinsam mit der hohen Patientinnenakzeptanz für den breiten Einsatz der minimal-invasiven Brustabszessdrainage als neuen „standard of care".

Schlüsselwörter

Mastitis puerperalis · Non-puerperale Mastitis · Brustabszess · Minimal-invasive Abszessdrainage · Chirurgische Inzision

Nach Lektüre dieses Beitrags

— **kennen Sie die Definition einer Mastitis non-puerperalis.**

— **sind Sie mit dem komplizierten Verlauf einer Brustentzündung sowie mit Entstehung und Spezifika der Therapie des Mammaabszesses vertraut.**

— **wissen Sie, wie sich das Risiko einer peripartalen Brustentzündung verringern lässt.**

— **ist Ihnen klar, welche Therapie bei einer Wochenbettmastitis angezeigt ist.**

— **vermögen Sie, die Symptome und Diagnostik der Mastitis puerperalis richtig einzuschätzen.**

Entzündliche Veränderungen der weiblichen Brust stellen für die Patientin zwar eine stark beeinträchtigende, histologisch allerdings stets benigne Erkrankungsgruppe dar. Sie beruhen überwiegend auf traumatisch-lymphogener oder kanalikulärer bakteriologischer Keimaszension in das Brustdrüsengewebe. Unabhängig von der Genese der Entzündungserkrankung wird der Ausprägungsgrad ihrer Symptomatik wie auch ihre Behandlung durch den Lokalbefund bestimmt.

Mastitis puerperalis

Eine Mastitis puerperalis tritt bei etwa 1% aller Wöchnerinnen auf. Betroffen sind meist (2-mal häufiger) Erstgebärende jugendlichen Alters (Milchstau, Stilltechnik, Hospitalismus; ◘ **Tab. 1**). Eine Mastitis puerperalis entsteht meist 8–15 Tage post partum. In 80% der Fälle ist die Entzündung einseitig.

Ätiopathogenese

Zur bakteriellen Infektion des Brustdrüsengewebes kommt es durch **Keimaszension** entlang der Milchgänge ausgehend vom Bereich der mütterlichen Brustwarze [1]. Die Keimbesiedlung der Mamille erfolgt dabei während des Stillvorgangs aus dem oropharyngealen Keimreservoir des Säuglings (Tröpfchenübertragung der Erreger auf das Kind von der Mutter, medizinischem Personal und Angehörigen/Besuchern). Von dort erfolgt v. a. eine lymphogene Ausbreitung, begünstigt durch **Rhagaden**, seltener eine retrograd kanalikuläre (gestaute Milchgänge) bzw. sehr selten hämatogene Ausbreitung [2]. Als Erreger kommen in 95% **Staphylococcus-aureus-Stämme** infrage. Staphylococcus epidermidis (4%), Streptokokken (3%), Pseudomonas aeruginosa (<1%), Proteus mirabilis, Escherichia coli, Klebsiellen, Bacteroides fragilis oder Anaerobier sind nur in Ausnahmefälle als infektiöses Agens beteiligt. Mischinfektionen sind unüblich. Zur Keimvermehrung und damit der Entstehung einer floriden Infektion können mangelnde Hygiene beim Stillen und/oder ein Milchstau

---

Inflammatory diseases of the female breast

Abstract

Inflammatory diseases of the female breast are usually caused by a bacterial infection of breast glandular tissue. Inflammation of the breast can be categorized in relation to the temporal coherence with pregnancy, childbirth and lactation (puerperal mastitis) and alternatively non-puerperal breast infection. The local signs of inflammation essentially determine the symptoms. Progression of the infection process by purulent confluence of breast tissue leads to a painful local abscess accompanied by generalized symptoms, such as severe pain and fever. Treatment of mastitis combines local physical therapy with the administration of antibiotics and analgesics. If an abscess is present, drainage of the pus is mandatory. Abscess evacuation can be achieved either by sonography-guided puncture (minimally invasive approach) or by conventional surgical incision. Due to advantageous process and post-interventionell reasons the minimally invasive breast abscess drainage technique is commonly accepted by patients and is therefore to be regarded the new standard of care.

Keywords

Mastitis puerperalis · Mastitis non-puerperalis · Breast abscess · Minimally invasive abscess drainage · Surgical incision

Betroffen sind meist jugendliche Erstgebärende

Die Keimbesiedlung der Mamille erfolgt aus dem oropharyngealen Keimreservoir des Säuglings

Zur floriden Infektion können mangelnde Hygiene beim Stillen und/oder ein Milchstau beitragen

Tab. 1	Abgrenzung Milchstau – Mastitis (◻ **Abb. 1**)
Milchstau	Schmerzhaft gespannte, teilweise knotige Brust
	Diskrete Rötung, lokale Überwärmung
	Gehäuft bei akzessorischem Brustdrüsengewebe (erschwerter Milchabfluss im vorderen Axillarbereich)
Mastitis puerperalis	Starke Schmerzen bei überwärmter, geschwollener Brust
	Starke Rötung und Spannung der Haut („peau d'orange")
	Axilläre Lymphknotenschwellung (Lymphadenitis)
	Fieber mit ausgeprägtem Krankheitsgefühl (Schüttelfrost)

beitragen [1]. Bei ungebremstem Fortschreiten einer Mastitis puerperalis kann über proteolytische Einschmelzung des Entzündungsherdes ein puerperaler Mammaabszess entstehen.

Klinik

Nach häufig vorausgehendem **Milchstau** finden sich neben u. U. hohem Fieber (>39°C) – gelegentlich als einziges (spätes) Symptom – die klassischen lokalen Entzündungszeichen: Eine Brust (unilaterales Auftreten) ist deutlich gerötet, überwärmt, ödematös vergrößert und schmerzempfindlich („rubor, calor, tumor, dolor"). Das Entzündungsareal findet sich bevorzugt im oberen äußeren Brustquadranten. Pathologische (eitrige) Mamillensekretion und axilläre Lymphknotenschwellung können zusätzlich beobachtet werden. Die klinische Symptomatik der Mastitis manifestiert sich meist 1–2 Wochen nach der Geburt und damit erst nach Klinikentlassung [3].

Die Mastitissymptomatik manifestiert sich meist 1–2 Wochen nach der Geburt und damit erst nach Klinikentlassung

Diagnostik

Vorrangig sind die Inspektion und Palpation des Lokalbefundes. Laborchemisch zeigt sich ein Anstieg der Entzündungsparameter (Leukozyten, C-reaktives Protein, CRP). Sonographisch findet sich eine Auflockerung des Drüsengewebes ggf. mit **Duktektasie**. Eine bakteriologische Diagnostik bzw. eine Resistenzbestimmung ist für die klassische Erkrankungsform entbehrlich, da sich aus den Befunden (nahezu immer Staphylococcus aureus) weder diagnostische noch therapeutische Konsequenzen ergeben [4].

Differenzialdiagnostisch kommen bei scharf begrenzten, **schmerzhaften Rötungen** mit Überwärmung der Haut der weiblichen Brust während der Stillzeit das (inflammatorische) Mammakarzinom (◻ **Abb. 2**), aber auch Brustveränderungen, wie M. Paget, Erysipel, Neurodermitis, paraneoplastische Dermatose und Dermatomyositis, infrage [4, 5].

Eine bakteriologische (Resistenz-) Diagnostik ist für die klassische Erkrankungsform entbehrlich

Therapie

Bei Milchstau fördert Wärmeapplikation mit Ausstreichen (ggf. Abpumpen) der Brust den Milchfluss. Oberstes Prinzip ist die möglichst vollständige Entleerung der Brust. Die manifeste Mastitis wird ebenfalls vorwiegend durch die systematische Entleerung der Brust (ggf. Abpumpen) sowie analgetische und antipyretische Maßnahmen therapiert. Besonders im Anfangsstadium sind **kühlende Umschläge** zur Kontrolle der Entzündungssituation und symptomatischen Symptomlinderung erfolgreich. Eine antibiotische Therapie bereits zu diesem Zeitpunkt geht mit dem Risiko der Mikroabszessbildung einher. Dagegen ist in einem fortgeschritteneren Entzündungsstadium die Antibiotikaverordnung (penicillinasefestes Penicillin, Cephalosporin, Clindamycin, Makrolid) über 7–10 Tage erforderlich (◻ **Tab. 2**; [1]).Falls trotz konservativer Behandlung keine Besserung der Symptomatik eintritt, ist in der Regel vom Fortschreiten der Infektion in Richtung einer Abszedierung auszugehen. Ursächlich kann eine zu spät begonnene oder ungenügend konsequent durchgeführte antiphlogistische Therapie sein. Eine beginnende **Einschmelzung** des Entzündungsareals kann ggf. durch Wärmeapplikation unterstützt werden [6]. Abstillen ist dagegen nicht erforderlich (Prolaktinhemmer ≠ Routinetherapeutikum), da beim Säugling oral häufig die identische Keimbesiedlung wie bei der Mutter nachzuweisen ist (Übereinstimmung nach einer Woche bei 80% aller gestillten Kinder). Eine kindliche Gesundheitsbeeinträchtigung kann aufgrund der geringen bakteriellen Besiedlungsmenge ausgeschlossen werden. Eine frühzeitige orale

Oberstes Therapieprinzip ist die möglichst vollständige Entleerung der Brust

Abstillen ist nicht erforderlich, denn oft ist die Keimbesiedlung von Mutter und Säugling identisch

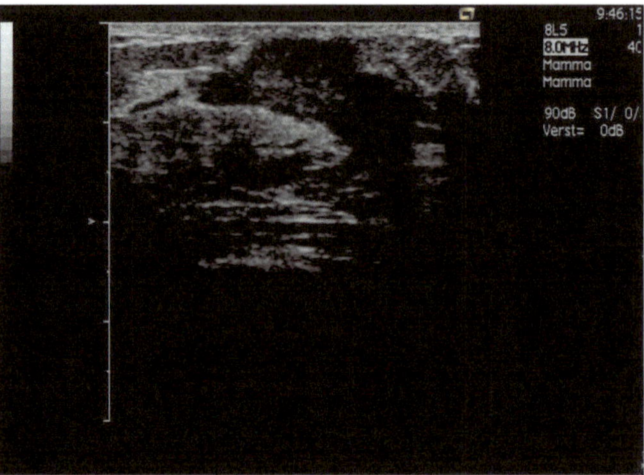

Abb. 1 ◀ Milchstau: sonographische Differenzialdiagnose zur Mastitis puerperalis. Unregelmäßig, aber scharf begrenzte, unmittelbar retromamilläre Raumforderung mit echoarmen, homogenen Binnenstrukturen ohne echoreiche Abszesskapsel

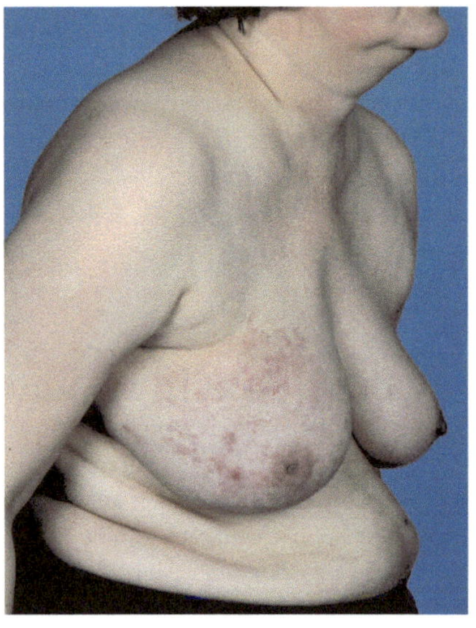

Abb. 2 ◀ Inflammatorisches Mammakarzinom: Differenzialdiagnose zur Mastitis non-puerperalis (wie auch zur Brustentzündung der Wöchnerin oder zum Mammaabszess)

antimykotische Prophylaxe des Säuglings kann bei Antibiotikatherapie der Mutter erwogen werden (Nystatingel/-suspension).

Prävention

- Hygienische Stillbedingungen herstellen (gewaschene Hände, saubere/frische Stilleinlagen)
- Brustwarzenpflege betreiben (u. a. mit Antrocknen der letzten Milch auf der Mamille: hilft, Rhagaden zu vermeiden)
- Unterschiedliche Stillpositionen unterstützen die vollständige Brustentleerung (beim Saugen werden durch das kindliche Kinn verschiedene Quadranten der Brust massiert)
- An beiden Brüsten nacheinander und dies in wechselnder Reihenfolge anlegen (unterstützt Leertrinken beider Brüste)

Mastitis non-puerperalis

- Etwa 0,1–2% aller gynäkologischen Patientinnen
- Mastitis non-puerperalis häufiger als Mastitis puerperalis
- 60% der Patientinnen <30 Jahre – zweiter Häufigkeitsgipfel perimenopausal
- Rezidive trotz entsprechender Therapie häufig(er)

Tab. 2 Medikamentöse Therapieoptionen der Mastitis

	Wirkstoff	Dosierung	Behandlungsdauer
Mastitis puerperalis			
Antibiotikum	Dicloxacillin	2–4 g/Tag (4–6 Einzeldosen)	7–10 Tage
	Flucloxacillin	3×1 g/Tag p.o.	7–10 Tage
	Cefuroximaxetil	2×500 mg/Tag	7–10 Tage
Alternativ bei Unverträglichkeit	Erythromycin	2×500 mg/Tag p.o.	7–10 Tage
Antiphlogistikum/Analgetikum	Paracetamol	3×500 mg/Tag	
	Ibuprofen	2–4×300–600 mg/Tag	
Prolaktinhemmer	Lisuridhydrogenmaleat	2×1/2–1 Tbl. (0,2 mg/Tag)	Bis zur Abheilung (nur in Ausnahmefällen ausgeprägten Muttermilchüberschusses)
Mastitis non-puerperalis			
Antibiotikum	Ofloxacin	2×200 mg/Tag	7–10 Tage
	Clarithromycin	2×250 mg/Tag	7–10 Tage
	Clindamycin	2–3×600 mg/Tag i.v oder p.o.	7–10 Tage
Antiphlogistikum/Analgetikum	Paracetamol	3×500 mg/Tag	
	Ibuprofen	2–4×300–600 mg/Tag	
Prolaktinhemmer	Lisuridhydrogenmaleat	2×1/2–1 Tbl. (0,2 mg/Tag)	u. U. mehrere Wochen

Ätiopathogenese

Die non-puerperale Mastitis ist in der Regel eine **bakteriologische Mischinfektion** des Brustdrüsengewebes (40% Staphylococcus aureus, 40% koagulasenegative Staphylokokken, 10–20% Anaerobier, <5% Escherichia coli, <5% Proteus mirabilis, <5% Enterokokken und B-Streptokokken, Lactobazillen, Fusobakterien, Mykoplasmen, u. a.) auf kanalikulärem oder lymphogenem Weg [7]. Infektionsbegünstigend können sich u. a. ein Sekretstau der mamillennahen Drüsenausführungsgänge, eine **Hyperprolaktinämie** (20%), diverse Medikamente, endokrine Faktoren, Stress, Traumata (Brusthautverletzungen als Keimeintrittspforten) und nicht zuletzt Rauchen (60% der Brustentzündungspatientinnen sind Raucherinnen) auswirken. Bei komplizierten Verläufen (Rezidiv, Fistelbildung) beträgt der Anteil an Raucherinnen 90%. Eine granulomatöse Entzündung des Brustdrüsengewebes, die Plasmazellmastitis, Begleitmastitis oder eine spezifische Mastitis stellen abakterielle Varianten der non-puerperalen Brustentzündung dar, welche hinsichtlich ihrer Erkennung wie auch ihrer Behandlung Sonderstellungen einnehmen [1].

Abakterielle Varianten der non-puerperalen Mastitiden nehmen hinsichtlich ihrer Erkennung wie auch ihrer Behandlung Sonderstellungen ein

Klinik

Die Entzündung tritt meist einseitig und mamillennah auf. Die Lokalsymptomatik mit unilateraler Rötung, Schwellung und Schmerzen, verbunden mit **Temperaturerhöhung/Fieber**, mäßigem Krankheitsgefühl und infektionstypischen Laborwertveränderungen wirkt sich dabei diagnostisch wegweisend aus. Die Komplikation einer Milchgangsfistel, entstanden bei der Ersterkrankung, unterhält die lokale Entzündungsbereitschaft des Brustdrüsengewebes, sodass langwierige, chronisch-rezidivierend Verläufe resultieren [8].

Eine bei der Ersterkrankung entstandene Milchgangsfistel unterhält die lokale Entzündungsbereitschaft

Diagnostik

Die Diagnose einer non-puerperalen Mastitis erfolgt ebenso wie bei der puerperalen Entzündungsform so gut wie ausschließlich anhand ihres klinischen Erscheinungsbildes (◘ **Abb. 3**). **Sonographie** und laborchemische Bestimmungen (bisher unentdeckte Hyperprolaktinämie in 20% der Fälle) runden das Spektrum der diagnostischen Optionen ab. Eine Erhöhung der Entzündungsparameter (Leukozyten, CRP) findet sich nur bei ausgeprägten Prozessen (bereits abszedierte Entzündung). Die

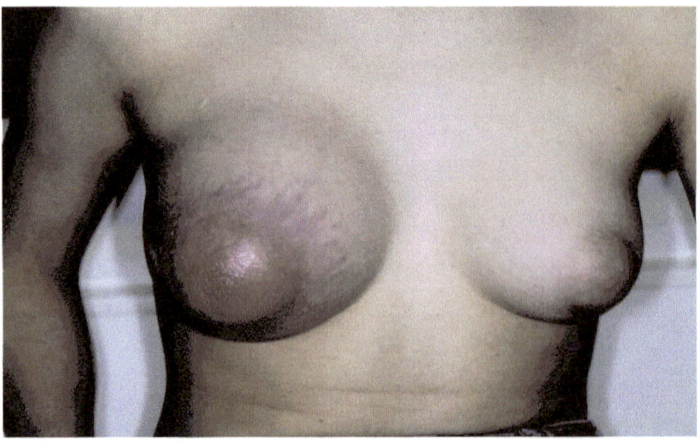

Abb. 3 ◄ Befund bei ausgedehntem rechtsseitigem Brustabszess: Schwellung, Rötung, Überwärmung, ausgeprägte Schmerzhaftigkeit

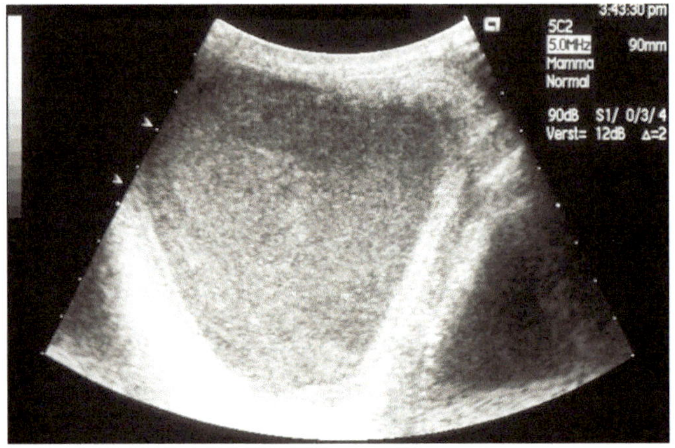

Abb. 4 ◄ Sonographisches Erscheinungsbild des non-puerperalen Mammaabszesses: Glatt begrenzte Raumforderung mit echoreichem Randsaum (Abszesskapsel) erfüllt von homogenen echoarmen Binnenechos als Ausdruck der Eiteransammlung (Abszesshöhle)

Ergebnisse bakteriologischer Untersuchungen des Mamillensekrets oder des (Abszess-)Eiters einschließlich **Keimresistenzbestimmungen** modifizieren u. U. das therapeutische Vorgehen.

Differenzialdiagnostisch sind aus dem entzündlichen Formenkreis spezielle Formen der Brustentzündung wie eine Begleitmastitis, granulomatöse Mastitis, Plasmazellmastitis oder die spezifische Mastitis abzugrenzen. Neben dem inflammatorischen Mammakarzinom (◘ **Abb. 2**) können Hauterkrankungen wie M. Paget, Erysipel, Neurodermitis, paraneoplastische Dermatose oder Dermatomyositis ein vergleichbares Erscheinungsbild verursachen [4, 5].

Therapie

Die Therapie des Frühstadiums der Mastitis non-puerperalis fußt auf **systemischer Antibiotikatherapie** (◘ **Tab. 2**) unter Einbeziehung des anaeroben Spektrums, welche nach Vorliegen der Keimresistenzbestimmung ggf. eine entsprechende Umstellung zu erfahren hat. Ergänzend sind symptomatische und resorptive Behandlungsmaßnahmen (u. a. Kühlung der Brust) einzuleiten. Eine Ergänzung der medikamentösen Therapie durch Prolaktinhemmer ist in Abhängigkeit der Entzündungsätiologie ausgewählten Fällen vorbehalten. Durch ihren Einsatz erscheint eine Reduktion von Rezidiven um 10% erreichbar [1]. Die komplizierten Mastitisverläufen zugrundeliegende Fistel ist gemeinsam mit dem zugehörigen Milchgang (häufig sonographisch darstellbar) chirurgisch zu exzidieren. Rezidivierende Entzündungsverläufe sind trotz erfolgreicher Therapie des akuten Mastitisgeschehens nicht selten.

Prävention

- Akzidentelle Verletzungen (Tierkratzer, -bisse) wie auch intendierte Läsionen (Piercing) der Brust vermeiden
- Rauchen vermeiden/beenden
- Ausreichende Behandlungsdisziplin (Langwierigkeit)

Die komplizierten Mastitisverläufen zugrundeliegende Fistel ist mit dem zugehörigen Milchgang zu exzidieren

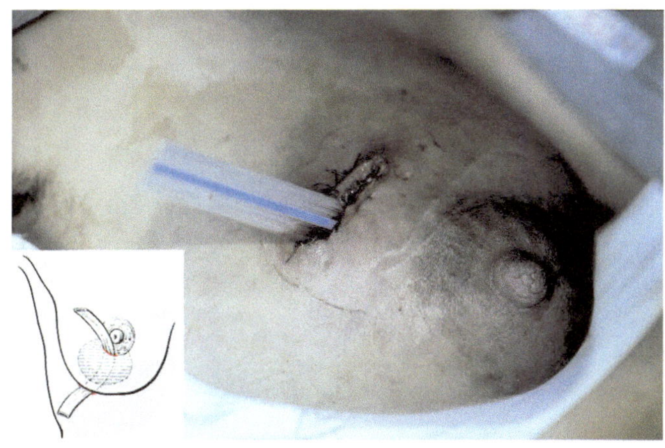

Abb. 5 ▶ Chirurgisches Prinzip und postoperativer Situs einer chirurgisch-operativen Brustabszessbehandlung: breite Inzision und Lascheneinlage (hier ohne Gegeninzision)

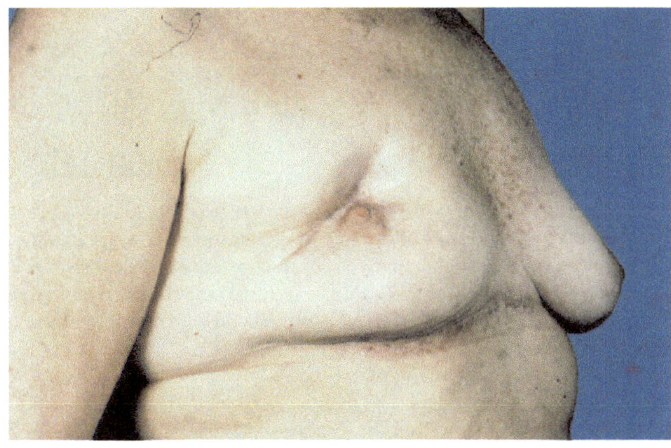

Abb. 6 ▶ Ästhetisch wenig zufriedenstellendes Langzeitergebnis einer chirurgischen Brustabszessbehandlung

Brustabszess

- Relativverhältnis non-puerperaler/puerperaler Abszess 55:45%
- einseitig
- Puerperalabszesse meist bei Erstgebärenden in jugendlichem Alter
- Rezidive trotz entsprechender Therapie möglich (Abhängigkeit von der Ätiologie)

Ätiopathogenese

Bei ungebremstem Fortschreiten (Fehlen oder Versagen der Therapie) einer Mastitis variabler Genese kommt es über **lokale Abkapselung** und proteolytisch-eitrige Einschmelzung zur Abszessbildung. Bei Versagen der konservativen Therapie führt die lokale Wärmeapplikation zur Förderung der Einschmelzung (feuchte Wärme, Kurzwelle, Mikrowelle) und damit zur Behandlungsfähigkeit als Mammaabszess [9].

Bei Versagen der konservativen Therapie fördert lokale Wärmeapplikation die Einschmelzung

Diagnostik

Die Diagnose des Mammaabszesses erfolgt durch Inspektion (Schwellung, Rötung, Peau d'orange, pathologische Sekretion), Palpation (Fluktuation, Überwärmung, ausgeprägte Schmerzhaftigkeit, ipsilaterale axilläre Lymphadenopathie), Temperaturerhöhung (spät im Krankheitsverlauf), laborchemische Untersuchung (Entzündungsparameter) und durch das typische mammasonographische Bild [10, 11]. Die Ultraschalldarstellung ist dabei nicht nur zur frühzeitigen Darstellung und Lokalisation bereits kleiner Eiteransammlungen im Brustdrüsengewebe geeignet, sie ermöglicht auch die differenzialdiagnostische Abgrenzung des Abszessbefundes von nicht abszedierenden Entzündungen wie auch von Tumorerkrankungen des Brustdrüsengewebes. Dabei stellt sich eine Abszesshöhle als scharf begrenzte, glatt berandete, von einer dicken, **echoreichen Abszessmembran** umgebenen und mit echoarmen, homogenen Binnenechos erfüllte Raumforderung dar (Blickdiagnose, ◻ **Abb. 4**; [4]).

Die Diagnose erfolgt durch Inspektion, Palpation, laborchemische Untersuchung und das typische sonographische Bild

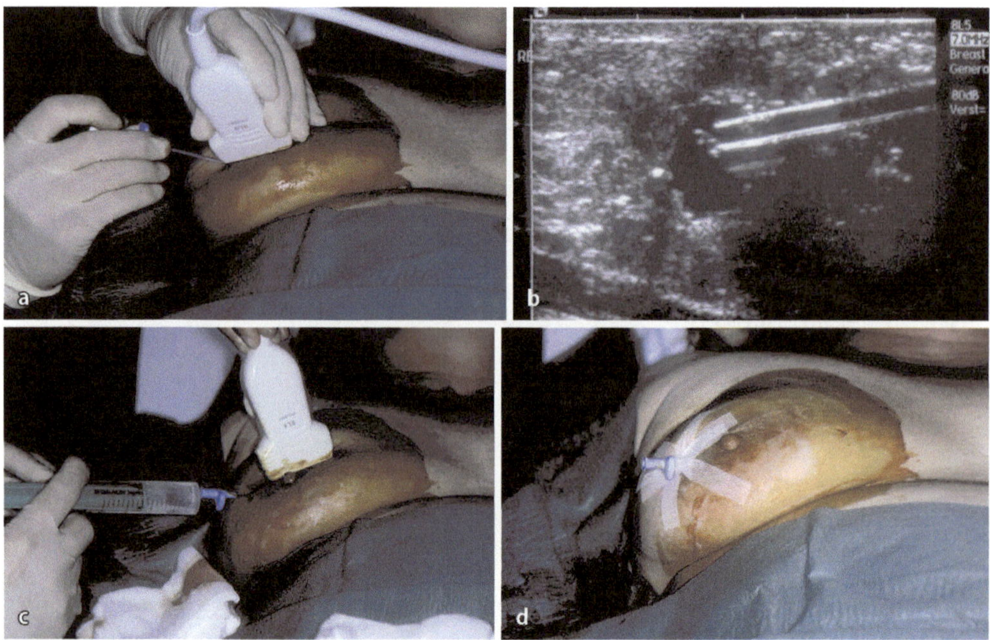

Abb. 7 ▲ Minimal-invasive Brustabszessdrainage. **a** Sonographisch gesteuerte Punktion des Abszesses mittels Venenverweilkanüle. Lokalisation der kutanen Einstichstelle aus ästhetischen Gründen am Rand des Mamillen-Areola-Komplexes. **b** Sonographische Lokalisation der Abszesshöhle mit eingebrachter Venenverweilkanüle. **c** Spülbehandlung des Abszesses zur Drainage/Verflüssigung des Eiters. **d** Atraumatische Fixierung der (Kunststoff-)Kanüle an der Brust mittels Steristrip®. Diese verbleibt für eine dauerhafte Drainage (und ggf. wiederholte Wundspülungen) in situ. (Aus [21])

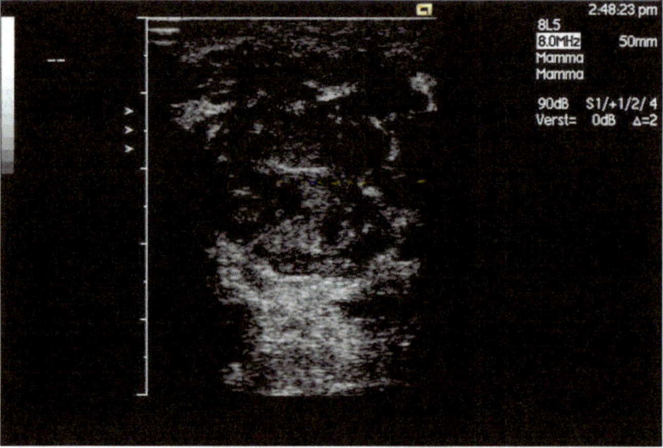

Abb. 8 ◄ Sonographisches Bild eines gekammerten non-puerperalen Brustabszesses: unregelmäßig begrenzte, intramammäre Raumforderung mit inhomogenen (echoreichen neben echoarmen) Binnenechos als Korrelat unterschiedlicher Entzündungskompartimente

Differenzialdiagnostisch ist im Rahmen der Abszesspunktion analog zu den bereits bei den Brustentzündungen aufgeführten dermatologischen Erkrankungen vor allem das inflammatorische Mammakarzinom zu beachten (**◘ Abb. 2**; [4, 5]). Klinisch kann dies einen nur schwer zu unterscheidenden Aspekt annehmen. Ein fehlendes Therapieansprechen auf drainierende Abszesseröffnungen kombiniert mit dem Versagen einer systemischen antibiotischen Therapie (>7 Tage) haben dabei als Hinweiszeichen einer möglicherweise **nichtinfektiösen Genese** des Befundes zu gelten. In diesen Fällen sind unverzüglich eine mammographische und letztlich feingewebliche Abklärung des Herdbefundes vorzunehmen.

Klinik

Ein Brustabszess stellt eine für die Patientin äußerst schmerzhafte und nur in zweiter Linie mit Allgemeinsymptomen verbundene Erkrankung dar. Mammaabszesse können während der Laktation, aber auch als non-puerperaler Abszess auftreten [12].

Differenzialdiagnostisch ist vor allem das inflammatorische Mammakarzinom zu beachten

Ein Brustabszess ist äußerst schmerzhaft und nur in zweiter Linie mit Allgemeinsymptomen verbunden

Tab. 3 Checkliste für die Praxis

Mastitis puerperalis	Mastitis non-puerperalis	Brustabszess
Infektion der laktierenden Brust vorwiegend durch Staphylococcus aureus	Entzündung der weiblichen Brust durch Mischflorainfektion	Eitrige Einschmelzung einer Brustentzündung variabler Genese
Risikofaktoren: Rhagaden, Milchstau, mangelnde Stillhygiene	Risikofaktoren: Sekretstau, Hyperprolaktinämie, Rauchen, Traumata, Medikamente, endokrine Faktoren, Stress	Risikofaktoren: Ungenügende Mastitisprophylaxe/-therapie, Rauchen, Traumata, Hyperprolaktinämie, Medikamente, endokrine Faktoren, Stress
Differenzialdiagnosen: Milchstau, inflammatorisches Mammakarzinom, M. Paget, Erysipel, Neurodermitis, paraneoplastische Dermatose oder Dermatomyositis	Differenzialdiagnosen: Inflammatorisches Mammakarzinom, granulomatöse Mastitis, Plasmazellmastitis, Begleitmastitis, spezifische Mastitis, diverse dermatologische Erkrankungen (analog zur Mastitis puerperalis)	Differenzialdiagnosen: Inflammatorisches Mammakarzinom, diverse Mastitisformen, diverse dermatologische Erkrankungen (analog zur Mastitis)
Behandlung: Entleeren und Kühlen der Brust, Analgetika, ggf. Antibiotika	Behandlung: Antibiotikatherapie, ggf. Prolaktinhemmer	Behandlung: Minimal-invasive Abszessdrainage, alternativ chirurgische Inzision und Gegeninzision, Antibiotika, Analgetika
Rezidivprophylaxe: – Stillhygiene – Brustwarzenpflege – Unterschiedliche Stillpositionen – Adaptierte Stilltechnik mit dem Ziel des Leertrinkens beider Brüste	Rezidivprophylaxe: – Verletzungsvermeidung – Rauchverzicht – Konsequente Behandlungsdisziplin	Rezidivprophylaxe: – Mastitisprophylaxe (s. dort) – Noxenverzicht (analog zur Mastitis) – Konsequente Behandlungsdisziplin

Therapie

„Ubi pus, ibi evacua". Dieser Hippokrates zugeschriebenen medizinischen Anweisung folgte auch die Brustabszessbehandlung bis in die jüngste Vergangenheit. Eine Abszessspaltung mit Entleerung des Eiters durch **Inzision und Gegeninzision** mit Draineinlage in Allgemeinanästhesie stellt nach geltender chirurgischer Lehrmeinung den operativen Goldstandard jeglicher Abszessbehandlung dar (**Abb. 5,** [13]). Das Verfahren ist durch seine Invasivität mit nicht unerheblichem Schmerz und potenzieller perioperativer Morbidität verbunden. Zudem ist das ästhetische Ergebnis durch zwei Narben, die im Bereich von Drainagekanülen/-laschen durch sekundäre Heilung entstehen, häufig wenig zufriedenstellend (**Abb. 6**).

Aus der technischen Fortentwicklung **hochauflösender Mammasonographie** lassen sich über den diagnostischen Aspekt hinaus jüngst aber auch therapeutische Ansätze zur Mammaabszesstherapie gewinnen. So ist die sonographisch geführte Drainage des Mammaabszesses in Lokalanästhesie mit Wundhöhlenspülung nicht nur als evidenzbasierte Behandlungsalternative, sondern der bisher üblichen chirurgischen Behandlung überlegen aufgrund

- ihrer geringeren Invasivität,
- ihres günstigeren ästhetischen Ergebnisses,
- ihres meist ambulanten Charakters und
- der resultierenden höheren Patientinnenzufriedenheit [12, 14, 15].

Die Technik der sonographisch gesteuerten Brustabszesspunktion umfasst nach lokaler Vereisung der Punktionsstelle (Trichloräthyläther) das ultraschallgesteuerte transkutane Einbringen einer 14-Gauge-Venenverweilkanüle in die Abszesshöhle. Vorhandener Eiter entleert sich über die Drainagekanüle bzw. wird durch Spüllösung (0,9% NaCl ± Antibiotikum) verflüssigt und drainiert. Material für eine bakteriologische Kultur und die zytologische Untersuchung des Abszessinhalts kann aspiriert werden. Um einen längerfristigen Eiterabfluss zu ermöglichen und **tägliche Wundspülungen** zuzulassen, andererseits aber wiederholte Punktionen zu vermeiden, wird die weiche, offen gelassene Kunststoffpunktionskanüle in situ belassen, atraumatisch (z. B. Steristrip®) an der umgebenden Brusthaut fixiert und dick abgepolstert verbunden (**Abb. 7**). Mehrfache Punktionen (z. B. durch Dislokation der Kanüle) sind mit diesem Regime in nur einem Drittel der Fälle erforderlich.

Mehrfache Punktionen sind mit diesem Regime in nur einem Drittel der Fälle erforderlich

Begleitend wird eine orale antibiotische Therapie (z. B. Clindamycin, Flucloxacillin, Cephalosporin, Clarithromycin, Erythromycin, Cotrimoxazol, Metronidazol) begonnen und nach Erhalt der Keimresistenzbestimmung gegebenenfalls angepasst. Eine Hospitalisierung lässt sich so gut wie immer vermeiden, und besonders die stillende Wöchnerin profitiert von den Vorteilen der ambulanten Behandlung (ungestörte Logistik der Säuglingsbetreuung, Fortsetzen des Stillens in häuslicher Umgebung, Vermeidung negativer Auswirkungen von Hospitalismus).

Minimal-invasive Mammaabszessdrainage

Im Folgenden werden Behandlungscharakteristika und eigene Studienergebnisse zur minimal-invasiven Mammaabszessdrainage aufgeführt [12, 13, 16, 17]:
- Im Vergleich mit der Methode Inzision – Gegeninzision:
  - Verzicht auf Allgemeinanästhesie
  - geringe Schmerzhaftigkeit (geringerer Analgetikabedarf, weniger zentral wirksame Analgetika, höherer Anteil an Patientinnen ohne Analgetikabedarf)
  - ambulanter Behandlungscharakter (bis 88%)
  - bei Puerperalabszess Fortsetzen des Stillens im häuslichen Setting stets möglich
  - kürzere Zeitspanne einer intravenösen antibiotischen Therapie (puerperal: Flucloxacillin, Cephalosporin, Clarithromycin, Erythromycin; non-puerperal: Clindamycin, Clarithromycin, Erythromycin, Cotrimoxazol, Metronidazol)
  - Hohe Akzeptanz des Verfahrens bei den Patientinnen (Ablehnungsrate der Punktion 17% aufgrund von Voroperationen bzw. Spritzenphobie)
  - Stillen in Folgeschwangerschaften bleibt unbeeinflusst durch den Eingriff erfolgreich
  - Vorteilhafte gesundheitsökonomische Bilanz (ambulante Behandlung ohne Narkose und Operationsbedarf → geringerer Personal- und Sachmitteleinsatz)
  - Günstiges ästhetische Ergebnis
- Geringe Therapieversagerrate (10–16%)
- Nachhaltigkeit des Therapieerfolgs (Rezidivrate 5%, ausschließlich bei non-puerperaler Abszessgenese)

- Kontraindikationen:
  - inflammatorisches Mammakarzinom
  - granulomatöse Genese
  - stark septierter, sehr großer Abszess (relativ; ◘ **Abb. 8**)
  - hohe Viskosität des Abszessinhaltes (relativ)

Alternative Behandlungskonzepte, wie die intermittierend wiederholte Punktion der Abszesshöhle (keine Drainagekanüle belassen) oder die ausschließlich antibiotische Therapie, weisen deutlich niedrigere Erfolgsraten auf: u. a. verlängerte Behandlungsdauer (bis zu 7 Wochen) bei 69% aller derart behandelten Patientinnen [15, 18, 19, 20].

Prävention

- Mastitisprophylaxe durch Hygiene und (Brustwarzen-)Pflege (puerperal)
- Noxenverzicht, da Mitverursachung und Rezidivneigung der Abszessentstehung durch chronische Einwirkungen (analog zur Mastitis)
- Rezidive bei Nichtraucherinnen im Mittel 2,3 vs. 5,6 bei Raucherinnen
- Konsequente Behandlungsdisziplin

Fazit für die Praxis

Eine Checkliste für die Praxis findet sich in ◘ **Tab. 3**.

Korrespondenzadresse

Prof. Dr. A. Strauss
Klinik für Gynäkologie und Geburtshilfe und Michaelis Hebammenschule,
Universitätsklinikum Schleswig-Holstein, Campus Kiel, Christian-Albrechts-Universität
Arnold-Heller-Str. 3, Gebäude 24, 24105 Kiel
alexander.strauss@uksh.de

Interessenkonflikt. A. Strauss, L. Sanders und C. Strauss geben an, dass kein Interessenkonflikt besteht.
Dieser Beitrag beinhaltet keine Studien an Menschen oder Tieren.

Literatur

1. Peters F (2009) Brustentzündungen im Wochenbett – Puerperale Mastitis: Empfehlungen für Diagnostik und Therapie. Senol Z Mammadiagn Ther 6:227–230
2. Marchant DJ (2002) Inflammation of the breast. Obstet Gynecol Clin North Am 29:89–102
3. Hayes R, Michell M, Nunnerley HB (1991) Acute inflammation of the breast – the role of breast ultrasound in diagnosis and management. Clin Radiol 44:253–256
4. Strauss A (2008) Ultraschallpraxis Geburtshilfe und Gynäkologie. 2. Aufl. Springer, Berlin Heidelberg New York Tokio
5. Kahlert S, Bauerfeind I, Strauss A, Untch M (2004) Behandlung des Mammakarzinoms in der Schwangerschaft – Erfahrungen aus der Universitätsfrauenklinik Großhadern und Internationale Datenlage. Zentralbl Gynakol 126:159–166
6. Eryilmaz R, Sahin M, Hakan Tekelioglu M, Daldal E (2005) Management of lactational breast abscesses. Breast 14:375–379
7. Strauss A, Middendorf K, Müller-Egloff S et al (2003) Sonographisch gesteuerte Mammaabszesspunktion als minimal-invasive Alternative zur chirurgischen Inzision. Ultraschall Med 24:393–398
8. Berghof S, Peters F (2008) Empfehlungen einer Arbeitsgruppe der deutschen Gesellschaft für Senologie – Die non-puerperale Mastitis. Senol Z Mammadiagn Ther 5:27–31
9. Ulitzsch D, Nyman MK, Carlson RA (2004) Breast abscess in lactating women: US-guided treatment. Radiology 232:904–909
10. Hansen PB, Axelsson CK (2003) Treatment of breast abscess. An analysis of patient material and implementation of recommendations. Ugeskr Laeger 165:128–131
11. Christensen AF, Al-Suliman N, Nielsen KR et al (2005) Ultrasound-guided drainage of breast abscesses: results in 151 patients. Br J Radiol 78:186–188
12. Strauss A, Middendorf K, Müller-Egloff S et al (2005) Der Brustabszess – Inzision und Gegeninzision noch zeitgemäß? Gyn Prakt Gyn 10:218–227
13. Middendorf K, Müller-Egloff S, Heer IM et al (2003) Sonographisch gesteuerte Mammaabszesspunktion als minimal-invasive Alternative zur chirurgischen Inzision. Onkologie 26 (Suppl 2):61
14. Karstrup S, Solvig J, Nolsoe CP et al (1993) Acute puerperal breast abscesses: US-guided drainage. Radiology 188:807–809
15. Garg P, Rathee SK, Lal A (1997) Ultrasonically guided percutaneous drainage of breast abscess. J Indian Med Assoc 95:584–585
16. Strauss A, Heer IM, Müller-Egloff S, Middendorf K (2006) Abszesse der weiblichen Brust – ein therapeutischer Paradigmenwechsel. Senologie 3:57–64
17. Strauss A, Sanders L (2010) Minimalinvasive Mammaabszessbehandlung – ein Paradigmenwechsel. Speculum Z Gynakol Geburtshilfe 28:6–11
18. Blaivas M (2001) Ultrasound-guided breast abscess aspiration in a difficult case. Acad Emerg Med 8:398–401
19. Imperiale A, Zandrino F, Calabrese M et al (2001) Abscesses of the breast – US-guided serial percutaneous aspiration and local antibiotic therapy after unsuccessful systemic antibiotic therapy. Acta Radiol 42:161–165
20. Schwarz RJ, Shrestha R (2001) Needle aspiration of breast abscesses. Am J Surg 182:117–119
21. Strauss A (2004) Ultraschallpraxis Geburtshilfe und Gynäkologie. Springer, Berlin Heidelberg New York Tokio, S 366

Gynäkologe 2014 · 47:191–206
DOI 10.1007/s00129-013-3307-7
Online publiziert: 14. März 2014
© Springer-Verlag Berlin Heidelberg 2014

F. Voigt[1] · F. Faschingbauer[2] · U. Dammer[2] · C. Gräf[1] · T. Kupec[1] · M. Vasku[1] · E. Raabe[2] ·
S. Kehl[2] · N. Maass[1] · M.W. Beckmann[2] · T.W. Goecke[1]
[1] Frauenklinik, RWTH Aachen, Aachen
[2] Frauenklinik, Universitätsklinikum Erlangen

Sonographie in der Gynäkologie

Teil 1: Normalbefunde

Zusammenfassung

Eines der am häufigsten angewendeten diagnostischen Verfahren in der gynäkologischen Praxis oder Klinik ist die transvaginale Sonographie. Entsprechende Geräte sind fast überall vorhanden, und es lässt sich bei relativ hohem Patientinnenkomfort in kurzer Zeit ein detaillierter Überblick über das innere Genitale gewinnen. Uterus und Ovarien unterliegen während der reproduktiven Phase zyklischen Veränderungen durch die hormonelle Stimulation; dies hat ein sehr breites sonomorphologisches Spektrum an „Normalbefunden" zur Folge. Während sich der „Anfänger" zu Beginn über jedes „gefundene" Ovar freut, kann es auch für erfahrene Ultraschallanwender herausfordernd bleiben, z. B. zystische Strukturen an den Ovarien korrekt einzuordnen. Der Vorteil des Gynäkologen im Vergleich zum die Computertomographie (CT)/Magnetresonanztomographie (MRT) durchführenden Radiologen besteht im unmittelbaren Patientenkontakt und in der Möglichkeit der Anamneseerhebung bei der Untersuchung. („Tut das weh?") Diese Informationen dürfen neben der sonomorphologischen Beschreibung in keinem Ultraschallbefund fehlen.

Schlüsselwörter

Uterus · Ovar · Prämenopause · Postmenopause · Frühschwangerschaft

Lernziele

Nach der Lektüre dieses Beitrags
- sind Sie in der Lage, den sonographischen Normalbefund von Uterus und Ovarien, einschließlich deren zyklischer Veränderungen, zu erkennen.
- können Sie die Lage eines Intrauterinpessars (IUP) beurteilen.
- sind Sie mit den sonographischen Strukturen einer Frühschwangerschaft vertraut.
- kennen Sie den Normalbefund einer Niere und können Aszites sowie Pleuraerguss darstellen.
- können Sie den Aufbau eines Ultraschallbefunds, einschließlich der Befundformulierung eines Ultraschalls in der Frühschwangerschaft, erklären.

Im vorliegenden Beitrag wird zu Aspekten der allgemein-gynäkologischen Sonographie Stellung genommen. Teil 1 befasst sich vornehmlich mit Normalbefunden. In Teil 2 werden pathologische Befunde in den Vordergrund gestellt werden. Subspezialisierte Bereiche wie die geburtshilfliche/pränataldiagnostische Ultraschalluntersuchung finden hier aufgrund der Komplexität genau wie die Mammasonographie oder der Ultraschall in der Urogynäkologie keine Erwähnung.

Einleitung

Seit der Einführung der **Echtzeitbildgebung** in den 1970er Jahren hat die Sonographie im klinischen Alltag des Gynäkologen erheblich an Bedeutung gewonnen. Mittlerweile gehört der gynäkologische Ultraschallbefund nahezu routinemäßig neben der vaginalen Tastuntersuchung zum Aufnahmebefund jeder Patientin einer gynäkologischen Abteilung. Zentrales Untersuchungsverfahren hierbei ist die transvaginale Sonographie (TVS), eine semiinvasive endosonographische Methode, die durch die direkte Nähe des Schallkopfes zu den Organen des inneren Genitale eine hervorragende Bildqualität mithilfe hochfrequenter Sektorschallköpfe (5–10 MHz) ermöglicht.

Neben dem inneren Genitale (Uterus, Tuben, Ovarien) wird im Rahmen der gynäkologischen Ultraschalluntersuchung routinemäßig der Douglas-Raum (Excavatio rectouterinum) mitbeurteilt. Die Darstellung gelingt am besten mithilfe der TVS bei entleerter Harnblase, damit der Schallkopf möglichst nah an die zu untersuchenden Organe herangeführt werden kann. Bei Virgo intacta oder atropher Vagina (z. B. Z. n. Radiatio, Kolpokleisis, Atrophie im Senium) kann die Untersuchung des inneren Genitale auch transabdominell erfolgen. Hierbei kann eine gefüllte Harnblase die Untersuchung erleichtern.

Durch die direkte Nähe des Schallkopfes zu den Organen des inneren Genitale ergibt sich eine hervorragende Bildqualität

Die TVS gelingt am besten bei entleerter Harnblase

Sonography in gynecology · Part 1: normal findings

Abstract
One of the most commonly used diagnostic procedures in gynecological and clinical practice is transvaginal sonography. Appropriate equipment is available practically everywhere and a detailed view of the internal genitals can be obtained with relatively high patient comfort relatively quickly. During the reproductive phase the uterus and ovaries are subject to cyclic alterations by hormonal stimulation which results in a very broad sonomorphological spectrum of normal findings. Inexperienced practitioners are pleased in the beginning with every ovary "found" which can still be a challenge for those experienced in sonography, e.g. to correctly assign cystic structures on the ovaries. The advantage for gynecologists compared to radiologists carrying out computed tomography (CT) and magnetic resonance imaging (MRI) lies in the direct contact with the patient and the possibility of immediate response during the examination. ("Does that hurt?") This information should always be available in ultrasound examination reports in addition to the sonomorphological description.

Keywords
Uterus · Ovary · Premenopause · Postmenopause · Early pregnancy

Tab. 1 Korrelation zwischen Schallkopffrequenz, Eindringtiefe und Auflösung beim diagnostischen Ultraschall. (Nach [1])

Schallkopffrequenz (MHz)	Eindringtiefe (cm)	Tiefenauflösung (mm)	Laterale Auflösung (mm)
3,5	14	0,5	1,7
5	10	0,35	1,2
7,5	6,7	0,25	0,8
10	5	0,2	0,6

Praxistipp. Zur Erhöhung des Patientinnenkomforts bei atropher oder sehr trockener Scheide 5–10 min vor der TVS 5–10 ml anästhesierendes Gel (z. B. Instillagel®) in die Scheide einbringen.

Technische Hinweise

Die diagnostische Sonographie nutzt Ultraschallfrequenzen zwischen 1 und 20 MHz und macht sich das unterschiedliche Reflexionsverhalten der Organe zunutze. Aufgrund des großen Dichteunterschieds zwischen Schallkopf-Luft-Haut/Untersuchungskondom muss der Schallkopf mit einem Gel versehen werden (akustische Ankopplung). Das im Rahmen der gynäkologischen Sonographie am häufigsten angewendete Abbildungsverfahren ist der **„B-Mode"** („brightness": Helligkeit). Hier werden einzelne Lichtpunkte verschiedener Intensität auf dem Bildschirm abgebildet. Je stärker das reflektierte Signal vom Zielorgan ist, desto heller ist der Lichtpunkt. Wichtigste Komponente für ein kontrastreiches, detailliertes Ultraschallbild ist das Auflösungsvermögen (minimaler Abstand zweier getrennt darstellbarer Punkte; ◘ Tab. 1).

Je höher die Frequenz des verwendeten Schallkopfes ist, desto besser sind die Auflösung und desto geringer die Eindringtiefe. Die Wahl der Schallkopffrequenz richtet sich nach der Entfernung des Zielorgans vom Schallkopf. Zu Beginn jeder Untersuchung müssen zur **Bildoptimierung** folgende Parameter an die individuellen Gegebenheiten angepasst werden:
- „Preset",
- Bildausschnitt,
- Graustufenverstärkung und
- Fokuspunkt.

„Preset". Jedes Gerät verfügt über eine Reihe vom Hersteller hinterlegter, applikationsspezifischer Voreinstellungen. Diese sollten, vor eigener Bildoptimierung, entsprechend angewählt werden (z. B. Zervix, Uterus, Uterus nah, Ovar, Follikel …).

Bildausschnitt. Generell sollte das zu untersuchende Organ ca. zwei Drittel des Bildschirmausschnitts einnehmen. Hierzu eignet sich v. a. die größenverstellbare **Zoombox**. Der Inhalt der Box wird vom Gerät in einer größeren Auflösung erfasst. Im Gegensatz dazu führt der Lesezoom (in der Regel ein Drehknopf) nur zu einer digitalen Vergrößerung, ohne die Bildpunkte zu verändern. Der Vorteil des Lesezooms ist, dass dieser auch noch nach Erstellung des Bildes angewendet werden kann.

Graustufenverstärkung. Die Verstärkung sollte so gewählt werden, dass Flüssigkeit schwarz oder nahezu schwarz abgebildet wird. Hierfür wird der Knopf zur Anwahl des B-Bilds entsprechend gedreht, sodass das Bild nicht überstrahlt erscheint, aber auf der anderen Seite kein Informationsverlust durch ein „zu dunkles Bild" entsteht. Um ein über die gesamte Bildtiefe gleichmäßiges Bild zu erhalten, kann ein **Tiefenausgleich** mithilfe der horizontal angelegten Schieberegler zur selektiven Signalverstärkung vorgenommen werden („time gain control"). Bei den modernen Geräten geschieht dies automatisch, sodass Letzteres nur noch im Einzelfall notwendig wird.

Fokuspunkt. Die Ultraschallwellen werden in einem Punkt gebündelt, um so einen Ort der maximalen Auflösung zu erreichen. Mithilfe elektronischer Fokussierung kann durch einen Kippschalter der Fokuspunkt während der Untersuchung variiert werden. Der Fokus sollte für das optimale Bild auf den unteren Rand des diagnostisch relevanten Bereichs gelegt werden.

Die diagnostische Sonographie nutzt Ultraschallfrequenzen zwischen 1 und 20 MHz

Wichtigste Komponente ist das Auflösungsvermögen

Die Wahl der Schallkopffrequenz richtet sich nach der Entfernung des Zielorgans vom Schallkopf

Das zu untersuchende Organ sollte ca. zwei Drittel des Bildschirmausschnitts einnehmen

Flüssigkeit sollte schwarz oder nahezu schwarz abgebildet werden

Mithilfe elektronischer Fokussierung kann der Fokuspunkt während der Untersuchung variiert werden

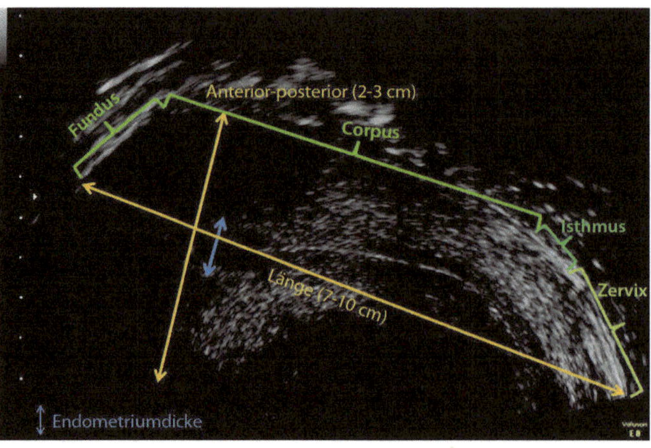

Abb. 1 ◄ Sagittalschnitt durch den Uterus bei der transvaginalen Sonographie. In dieser Ebene erfolgen die Messung von Länge und Höhe *(anterior-posterior)* der Gebärmutter sowie der (koventionsgemäß) doppelten Endometriumdicke

Uterus

Anatomie

Die Gebärmutter (Uterus, lat. uterus: Leib, Mutterleib; gr. métra: Gebärmutter) zählt zu den intraperitonealen Organen und liegt daher in einer vom Peritoneum (Tunica serosa; Perimetrium) umkleideten Falte (Lig. latum uteri). Die weiteren nach dem Perimetrium folgenden, sonographisch darstellbaren Wandschichten des Uterus sind Myometrium und Endometrium. Bei einer nichtschwangeren Frau im gebärfähigen Alter beträgt die Länge des Uterus etwa 7–9 cm. Die durchschnittliche anterior-posteriore Dicke beträgt 3–4 cm, die Breite bei 4–5 cm [2]. Bei fehlender hormoneller Stimulation durch die Ovarien in der Prämenarche oder Postmenopause ist der Uterus deutlich kleiner (atroph).

Der Uterus gliedert sich in 2 Hauptabschnitte, die sonographisch differenzierbar sind (◘ **Abb. 1**):
- Corpus uteri (oberer, breiterer Teil) und
- Cervix uteri.

Das Corpus uteri kann wiederum in Fundus, Cavum und Isthmus unterteilt werden; Letzteres wird im Fall einer Schwangerschaft auch **„unteres Uterinsegment"** genannt. Hier erfolgt in der Regel die Uterotomie bei einer Sectio; dieses Segment ist für den Geburtshelfer bei Z. n. nach Sectio und einer erneuten Schwangerschaft von besonderem Interesse (Stichwort „dünnes unteres Uterinsegment" oder „Placenta praevia/acreta"). Die Cervix uteri ist in der Regel 2–4 cm lang und kann in einen inneren Muttermund zum Isthmus uteri hin und einen äußeren Muttermund (Portio) unterteilt werden. Zur anatomischen Beschreibung (und auch in den Ultraschallbefund) gehört eine Aussage zur Lage der Gebärmutter. Die Längsachse des Corpus uteri ist gegenüber der Achse der Zervix leicht nach vorn geneigt: **Anteflexio uteri**. Dadurch legt sich der Uterus nach vorn auf die Harnblase. Somit kann bei entsprechender Blasenfüllung die Achsenstellung verändert sein. Die Achse der Cervix uteri ist gegenüber der Achse des Vaginalkanals ebenfalls nach vorn geknickt: Anteversio uteri. Als Normvariante (bei ca. 10% der Frauen) kann eine Retroflexio und/oder Retroversio vorliegen. Dies kann allerdings auch Ausdruck von Adhäsionen im kleinen Becken sein (Retroflexio uteri fixata), z. B. durch Verwachsung des Fundus uteri mit dem Rektum. Lageveränderungen des Uterus (Positio uteri) können hinweisgebend auf pathologische Strukturen im kleinen Becken sein (z. B. Raumforderungen, Adhäsionen).

Merke.
- *Versio uteri*: Neigung der Gebärmutter in der Sagitalebene in Bezug zur Vagina (ante, retro).
- *Flexio uteri*: Abknickung des Corpus uteri gegenüber der Zervix (ante, retro).
- *Positio uteri*: Lage der Gebärmutter in der Frontalebene (rechts, links, unten, Deszensus).

Die Länge des Uterus beträgt bei einer nichtschwangeren Frau im gebärfähigen Alter etwa 7–9 cm

Zur anatomischen Beschreibung gehört eine Aussage zur Lage der Gebärmutter

Die Achse der Cervix uteri ist gegenüber der Achse des Vaginalkanals nach vorn geknickt

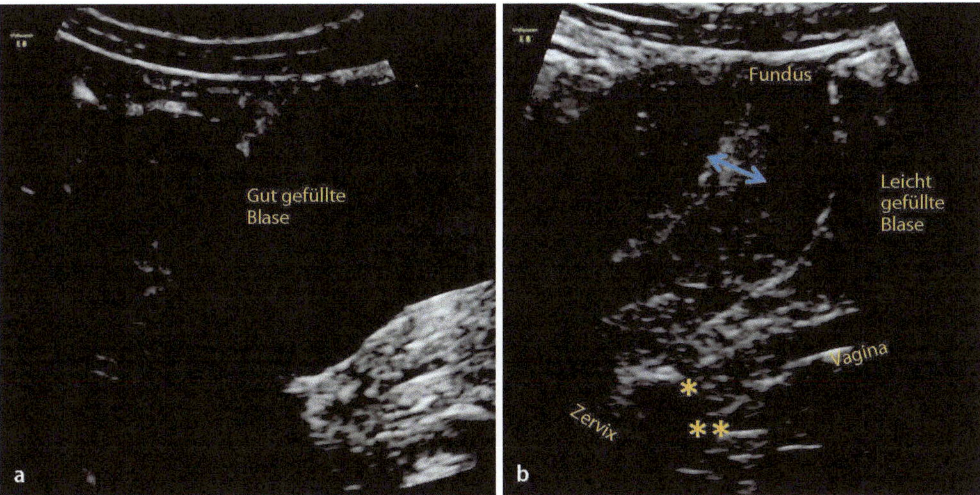

Abb. 2 ▲ Abdominaler Sagittalschnitt durch Uterus und Blase: Darstellung bei gut gefüllter Blase **(a)** und leicht gefüllter Blase **(b)**. *Asterisk* vorderes Scheidengewölbe, *Doppelasterisk* hinteres Scheidengewölbe

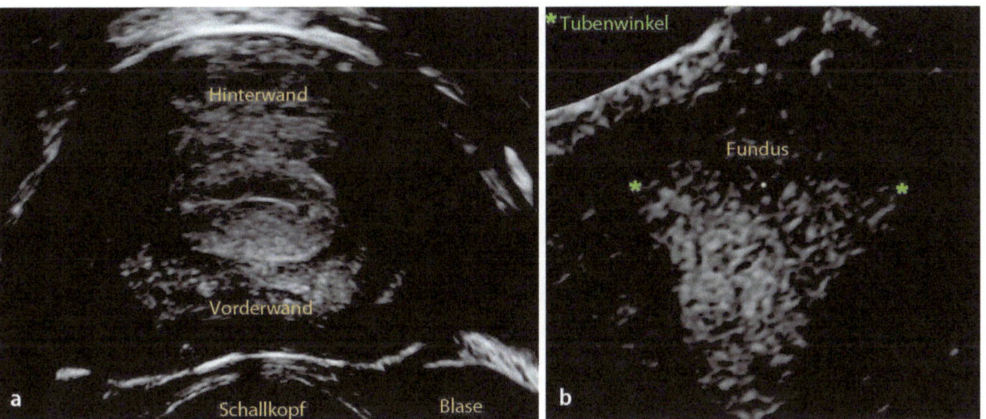

Abb. 3 ▲ a Transversalschnitt, **b** Frontalschnitt durch den Uterus

Darstellung

Untersuchungsparameter

Die Darstellung des Uterus gelingt am leichtesten mithilfe der TVS bei entleerter Harnblase auf einer Untersuchungsliege mit **leicht erhöhtem Becken** (z. B. durch ein Keilkissen) oder auf dem gynäkologischen Stuhl. Beide Positionen erlauben das Absenken des Schallkopfes. Zunächst erfolgen das Eingehen mit der Vaginalsonde unter sonographischer Sicht in sagittaler Orientierung und das Vorschieben bis in das vordere Scheidengewölbe. Je nach Position der Gebärmutter muss ein wenig nach rechts oder links gefächert werden, bis sich das typische Bild des Uterus im Längsschnitt darstellt (◘ **Abb. 1**). Wie das Ultraschallbild auf dem Bildschirm erscheint (Vaginalsonde oben oder unten, Harnblase rechts oder links) ist nicht festgelegt, sollte aber innerhalb einer Institution gleich gehandhabt werden. Bei der Uterussonographie von abdominal kann eine gefüllte Blase bei kleiner Gebärmutter (Mädchen, Frau im Senium) als Schallfenster hilfreich sein. Zwar verlängert sich die Wegstrecke, es kommt aber durch die Flüssigkeit zu keinem Schallverlust. Bei (normal-)großem Uterus kann eine gefüllte Harnblase jedoch hinderlich sein. Dies ist in ◘ **Abb. 2a** zu erkennen: Der Uterus rückt durch die gut gefüllte, steigende Harnblase etwas weiter von der Bauchdecke weg, sodass die Sicht durch Darmschlingen eingeschränkt sein kann. Bei nur leicht gefüllter Blase (◘ **Abb. 2b**) sinkt der Uterus in das Blasendach hinein und kommt so mit dem Fundus schallkopfnäher an der Bauchdecke zu liegen.

Die Bildschirmdarstellung sollte innerhalb einer Institution gleich gehandhabt werden

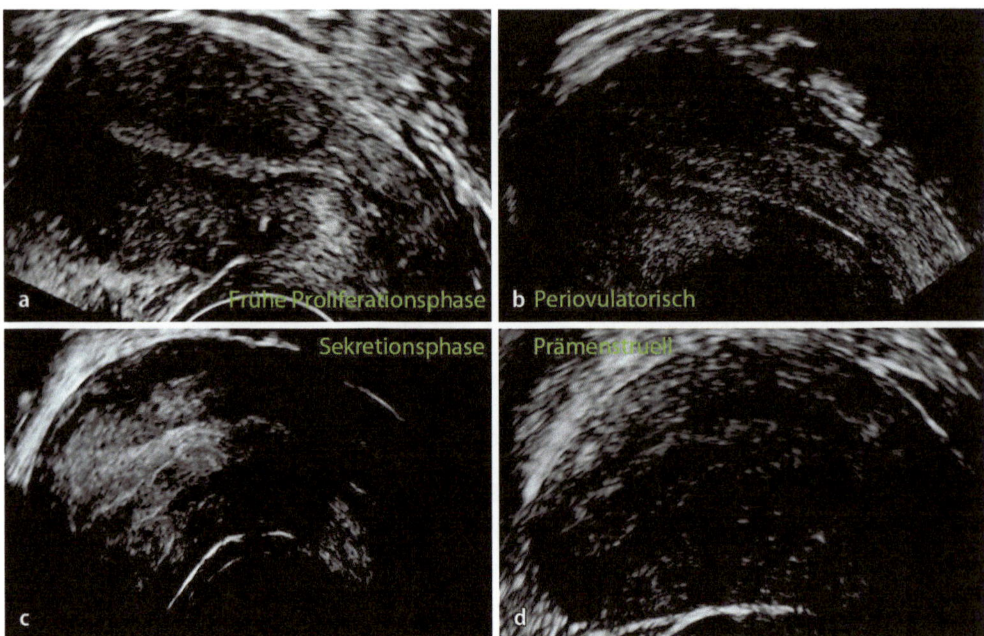

Abb. 4 ▲ Veränderungen des Endometriums während des Menstruationszyklus. **a** Frühe Proliferationsphase; **b** Zyklusmitte; **c** Sekretionsphase; **d** unmittelbar prämenstruell. (Adaptiert nach [3])

Myometrium

Das Myometrium stellt sich homogen und echoarm im Vergleich zum Endometrium dar. Postmenopausal kann es zu Kalkeinlagerung kommen. Bei Vorliegen von Myomen oder Adenomyosis uteri imponiert das Myometrium inhomogen (s. Teil 2 dieses Beitrags). Zur Beurteilung des gesamten Organs, und um mögliche gestielte Myome nicht zu übersehen, muss das gesamte Myometrium sagittal von rechts nach links, und transversal von oben nach unten durchgeschwenkt werden, bis die Organgrenzen sicher verschwunden sind. Neben dem Sagittalschnitt durch den Uterus kann durch Drehen der Sonde um 90° ein **Transversalschnitt** erzeugt werden (◘ **Abb. 3a**). Aufgrund der unmittelbaren Nähe zum Schallkopf kann das Endometrium durch die hohe Bildauflösung hier besonders gut vom Myometrium differenziert werden. In ◘ **Abb. 3b** ist ein **Frontalschnitt** sichtbar, der bei normaler Position des Uterus nur über eine 3D-Rekonstruktion dargestellt werden kann.

Endometrium

Das cavumausfüllende Endometrium ist echoreich und gut vom Myometrium abgrenzbar. Es unterliegt während der reproduktiven Phase **zyklischen Veränderungen**. In den ersten Zyklustagen während der Menstruation findet sich meist ein inhomogenes Bild mit echoreichen und echoarmen Anteilen. In der sich an die Blutung anschließenden proliferativen Phase (◘ **Abb. 4a**) imponiert das Endometrium zunächst strichförmig (zwischen 4 und 8 mm) und echoreich, um dann unmittelbar periovulatorisch eine typische Dreischichtigkeit („Triple-line-Endometrium", ◘ **Abb. 4b**) und eine Dicke bis zu 12 mm aufzuweisen [4]. In der sekretorischen Phase verliert sich die Dreischichtigkeit, und das Endometrium wird zunehmend echoreicher (◘ **Abb. 4c**). Unmittelbar prämenstruell (◘ **Abb. 4d**) lässt sich keine Dreischichtung mehr erkennen, das Endometrium erscheint echoreich und etwas inhomogen. Die Messung der Endometriumdicke gehört zur Routinediagnostik. Hierzu erfolgt die Erfassung des Maximums in der Sagittalebene (anterior-posterior); dies beinhaltet üblicherweise beide Endometriumschichten (doppelte Endometriumdicke; ◘ **Abb. 1**; [5]).

Neben der genauen Kenntnis der Zyklusphase ist für die sonographische Beurteilung des Endometriums die Kenntnis über Einnahme von Medikamenten wie von hormonalen Kontrazeptiva, Hormonersatztherapie oder Antihormotherapie in der Onkologie (z. B. Tamoxifen) wichtig. Tamoxifen, als selektiver Östrogenrezeptormodulator, wirkt partiell agonistisch am Endometrium; dies kann zum sonographischen Bild eines zystischen Endometriums, auch „Schweizer Käse" genannt, führen (s. Teil 2 dieses Beitrags; [6]).

Das Myometrium stellt sich homogen und echoarm dar

Das gesamte Myometrium muss sagittal von rechts nach links und transversal von oben nach unten durchgeschwenkt werden

Das cavumausfüllende Endometrium ist gut vom Myometrium abgrenzbar

Die Messung der Endometriumdicke gehört zur Routinediagnostik

Die Kenntnis über die Einnahme von Medikamenten ist für die sonographische Beurteilung des Endometriums wichtig

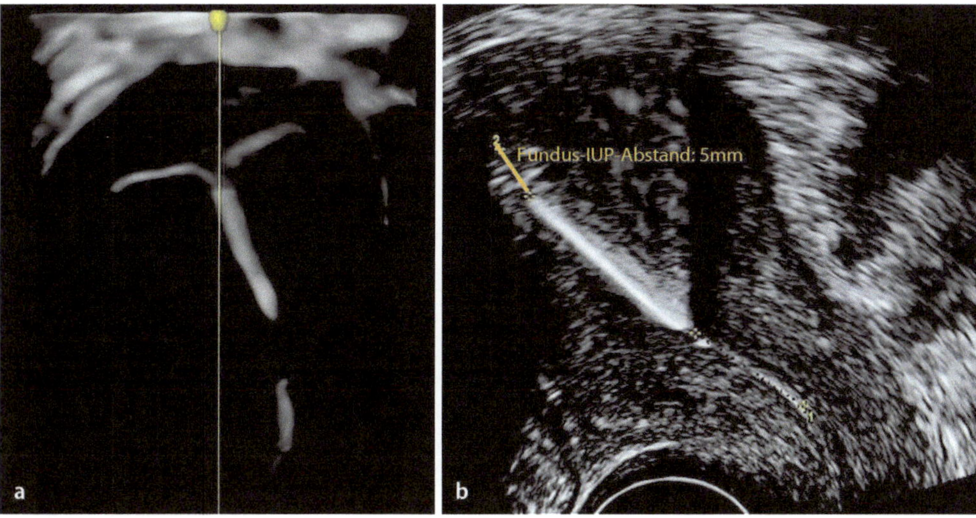

Abb. 5 ▲ Korrekte Lage einer intrauterinen Kupferspirale mit Fadennachweis. **a** Darstellung eines Intrauterinpessars *(IUP)* im Frontalschnitt mithilfe 3D-Rekonstruktion (Omniview). **b** 2D-Sagitalschnitt mit Messung des IUP-Fundus-Abstand zur Bestimmung der korrekten Lage

Tipp. Vor Beginn einer Therapie mit Tamoxifen sollte eine „Basis-TVS" erfolgen, um die Ausgangssituation des Uterus zu dokumentieren.

Merke. In der Postmenopause, bei Einnahme der „Pille" oder anovulatorischen Zyklen lassen sich zumeist keine zyklischen Veränderungen des Endometriums beobachten; zudem bleibt dieses in der Regel flach um 5 mm oder weniger.

Intrauterinpessar

Nach einer repräsentativen Befragung des Emnid-Instituts (Bielefeld) im Jahr 2011, beauftragt durch die Bundeszentrale für gesundheitliche Aufklärung (BZgA), wird das Intrauterinpessar (IUP, „Spirale") in Deutschland von rund 10% der Frauen als Verhütungsmethode eingesetzt. Aktuell kommen v. a. kupferhaltige Spiralen und das Intrauterinsystem Mirena® mit einer **kontinuierlichen Gestagenabgabe** (Freisetzung von 20 µg Levonorgestrel in 24 h) zum Einsatz. Im Gegensatz zur Kupferspirale, die sonographisch durch den starken echoreichen Reflex mit dorsaler Schallauslöschung hervorragend darstellbar ist, sind Spiralen ohne Metallanteil wie die Mirena® sonographisch schwieriger zu sehen; zumeist lediglich indirekt aufgrund der dorsalen Schallabschwächung. Vor der Einlage eines IUP muss die sonographische Untersuchung des Uterus erfolgen, um kontraindizierende anatomische Gegebenheiten wie submuköse Myome oder Uterusfehlbildungen auszuschließen. Nach Einlage des IUP muss die korrekte Position überprüft werden. Hierzu wird der Uterus mit IUP im **Sagittalschnitt** dargestellt, und die freie Endometriumstrecke zwischen der Spitze des IUP und dem Beginn des Myometrium im Fundusbereich gemessen (◘ **Abb. 5**). Hohe kontrazeptive Sicherheit besteht bei einem Abstand von 8–10 mm [7], der **Pearl-Index** der Mirena® beträgt 0,1. Die 2. sonographische Kontrolle sollte nach der ersten Menstruationsblutung erfolgen, bei unauffälligem Befund dann jährliche Kontrollintervalle.

Die Kupferspirale ist die effektivste Notfallverhütung, v. a. bei ≥5 Tagen nach dem ungeschützten Verkehr/der Ovulation sowie bei adipösen Frauen [8].

Frühschwangerschaft

Eine unbestrittene Domäne der TVS ist die Diagnostik einer Frühschwangerschaft. Ab der späten 5. SSW kann der **Gestationssack** (Chorionhöhle) im Endometrium als exzentrisch gelegene, echofreie Rundstruktur gesehen werden. Die differenzialdiagnostische Abgrenzung zum Pseudogestationssack (z. B. im Rahmen einer Extrauteringravidität, EUG) kann durch das Aufsuchen des Mittellinienechos gelingen (◘ **Abb. 6**; [9]). Nach dem Gestationssack wird als 2. Marker einer intakten

Das IUP wird in Deutschland von rund 10% der Frauen als Verhütungsmethode eingesetzt

Vor der Einlage eines IUP muss die sonographische Untersuchung des Uterus erfolgen

Die Kupferspirale ist die effektivste Notfallverhütung

Die differenzialdiagnostische Abgrenzung zum Pseudogestationssack gelingt durch das Aufsuchen des Mittellinienechos

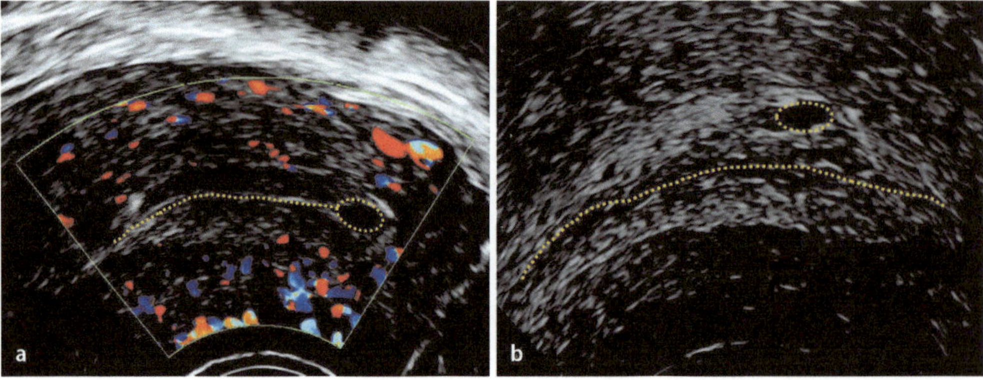

Abb. 6 ▲ Pseudogestationssack vs. Gestationssack. **a** Zentrale zystische Erweiterung im Cavum uteri in der Kontinuität des Mittellinienechos bei einer Patientin mir Extrauteringravidität. **b** Exzentrisch im Cavum uteri gelegene echofreie Rundstruktur als sonographisches Korrelat eines Gestationssacks in der 5. SSW

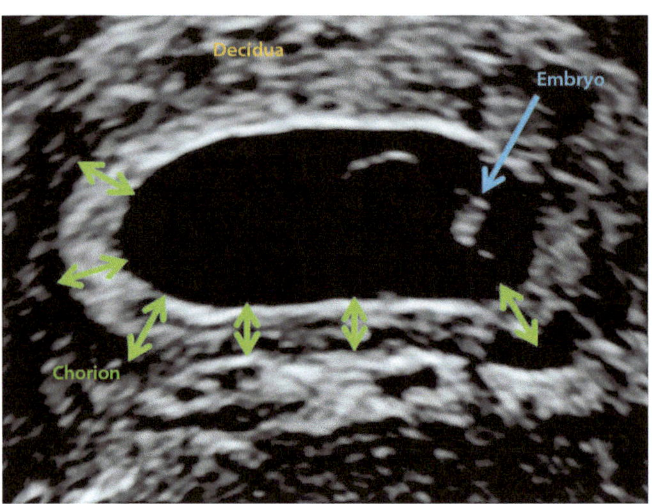

Abb. 7 ◄ Die sonographisch früheste Form des Nachweis einer Embryonalanlage in der Frühschwangerschaft gelingt am Rande des Dottersack, auch „Siegelringzeichen" genannt

Frühschwangerschaft der **Dottersack** sichtbar (ab ca. 5+0 SSW). Ab der 9. SSW beginnt die Rückbildung des Dottersacks, um die 12.–13. SSW ist er in der Regel nicht mehr sonographisch nachweisbar.

Die zweifellos wichtigste Struktur in der Frühschwangerschaft stellt die Embryonalanlage dar. Obwohl sie bei Detektion des Gestationssacks ab 4+0 SSW bereits als 2-blättrige Keimscheibe über dem Haftstiel an der Chorionhöhlenwand befestigt ist, kann sie mit der heutigen sonographischen Bildauflösung nicht dargestellt werden. Zu diesem Zeitpunkt misst die Embryonalanlage ca. 150 μm. Die Darstellung des Embryos kann ab der 6. SSW gelingen, zunächst in unmittelbarer Nähe des Dottersacks; deshalb wird das sonographische Korrelat auch **„Siegelring"** bezeichnet (◘ **Abb. 7**). Es sollte sich eine Messung der Scheitel-Steiß-Länge (SSL) anschließen. Bei einer intakten Frühschwangerschaft beträgt das Wachstum des Embryos ca. 1 mm/Tag [10]. Die zuverlässigste Bestimmung des Gestationsalters ist die SSL zwischen der 8. und 12. SSW. Vor der 8. SSW ist der Embryo zu stark C-förmig flektiert, sodass eher die Hals-Steiß-Länge gemessen wird, was zu einer Unterschätzung führt. Nach der 12. SSW ist es durch fetale Bewegungen schwierig, eine korrekte SSL zu messen; zudem wird das Wachstum zunehmend durch die biologische Variabilität mitbestimmt [11].

Mit den heute guten Ultraschallgeräten gelingt der Nachweis einer positiven Herzaktion des Embryos ebenfalls in der 6. SSW, zumeist eine Blickdiagnose im B-Bild [10, 12]. Bei positiv nachgewiesener Herzaktion sinkt das Spontanabortrisiko auf 2–5%. Es kann, wenn eine objektive Dokumentation notwendig erscheint, der **M-Mode** verwendet werden. Aufgrund der höheren Schallenergie der Dopplersonographie (v. a. Power-Dopplersonographie) sollte auf desn Einsatz in der Frühschwangerschaft verzichtet werden. Ist es dennoch unumgänglich, sollten geburtshilfliche Presets am Gerät gewählt werden, die nach dem Prinzip „as low as reasonable achievable" (ALARA) über für diese Zwecke geeignete Einstellungen verfügen.

Die zuverlässigste Bestimmung des Gestationsalters ist die SSL zwischen der 8. und 12. SSW.

Der Nachweis einer positiven Herzaktion des Embryos gelingt in der 6. SSW

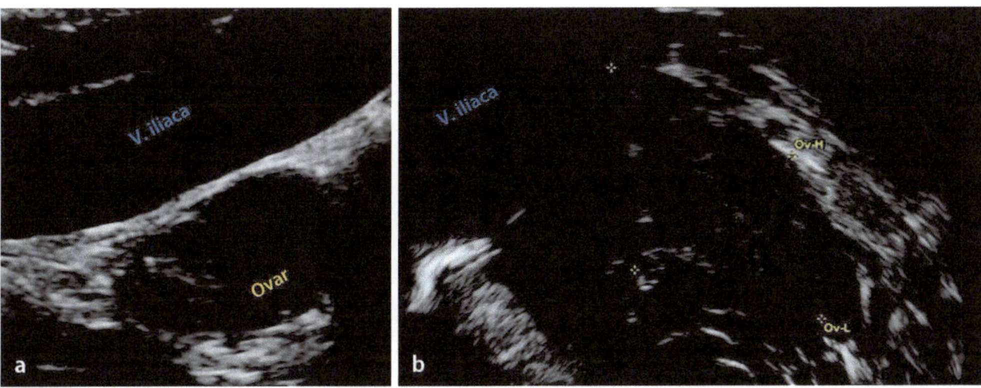

Abb. 8 ▲ Ovarien in der frühen proliferativen Phase des Zyklus. **a** Abdominalultraschall mit Darstellung der V. iliaca als Leitstruktur zum Auffinden der Ovarien; **b** dasselbe Ovar, jetzt transvaginalsonographisch dargestellt. Durch die höhere Auflösung stellen sich hier die frühen Follikel deutlicher dar. *Ov-H* Höhe des Ovar, *Ov-L* länge des Ovars

Die Diagnosestellung einer nichtintakten Frühschwangerschaft bzw. einer **„missed abortion"** ist nicht immer trivial, zumal in der Literatur unterschiedliche Grenzwerte angegeben werden. Daher werden in neuerer Literatur großzügige Grenzwerte zur Diagnosestellung „missed abortion" genannt (und damit auch der Konsequenz: Kürettage, [3]):

- „leerer" Gestationssack ohne Embryonalanlage ≥25 mm,
- Embryo ohne positive Herzaktion ≥7 mm.

Merke. Der Ultraschallbefund einer Frühschwangerschaft muss zu folgenden Punkten Stellung nehmen:

- Lage (extra-/intrauterin),
- Einling/Mehrlinge (Anzahl, Chorionizität),
- Embryonalanlage ja (Größe)/nein,
- positive Herzaktion ja/nein.

Adnexe

Als Adnexe (lat. annectere: anknüpfen) bezeichnet man die dem Uterus anhängenden Organe Eileiter und Eierstock. Beide liegen intraperitoneal im oberen und hinteren Anteil des Lig. latum uteri. Während die Eileiter nur im Ausnahmefall sonographisch darstellbar sind (v. a. bei Aszites; gute Abgrenzung zum umliegenden Gewebe) oder pathologischer Flüssigkeitsfüllung z. B. bei Hydro- oder Hämatosalpinx), können die Ovarien bei der prämenopausalen Frau bei erfahrenen Untersuchern in >90% der Fälle dargestellt werden. In der **Postmenopause** gelingt ihre Darstellung aufgrund der Organatrophie mit einer Volumenreduktion um rund 60% nur noch in ca. 50–60% der Sonographien [2]. Die Ovarien (lat. ovum: Ei) befinden sich in der Fossa ovarica, einer seichten Gewebevertiefung im kleinen Becken im Bereich der Aufzweigung der A. und V. iliaca communis. Diese können, da mit der farbcodierten Dopplersonographie leicht darzustellen, als Leitstruktur beim Auffinden der Ovarien dienen, v. a. wenn der Uterus als Orientierungspunkt entfernt wurde.

Technischer Hinweis. Beim Aufsuchen der Ovarien empfiehlt es sich eine eher geringe Verstärkung (**„gain"**) zu wählen, damit sich das Ovar vom umgebenden, zumeist echoreichen Darm, einschließlich Inhalt, besser abgrenzt.

Auch die Ovarien sollten wie der Uterus in 3 Ebenen dargestellt und vermessen werden, aus denen das Volumen abgeschätzt werden kann:

Volumen=Länge • Breite • Höhe÷2.

Die Ovarien weisen in der reproduktiven Phase ein Volumen von 7,8±2,6 cm³ auf, postmenopausal um 3,4±1,3 cm³ [2]. Das **Ovarstroma** ist eher echoarm neben echofreien Arealen: den Follikeln. Postmenopausal imponieren die Ovarien in der Regel homogen-echoarm, ohne Follikelbesatz. Wie das Endometrium unterliegen auch die Ovarien während der reproduktiven Phase zyklischen Veränderungen, die es bei der Befundung zu beachten gilt. In der ersten Woche des Menstruationszyklus

> Die Ovarien der prämenopausalen Frau können von erfahrenen Untersuchern in >90% der Fälle dargestellt werden

> Als Leitstruktur beim Auffinden der Ovarien können A. und V. iliaca communis dienen

> Die Ovarien weisen in der reproduktiven Phase ein Volumen von 7,8±2,6 cm³ auf

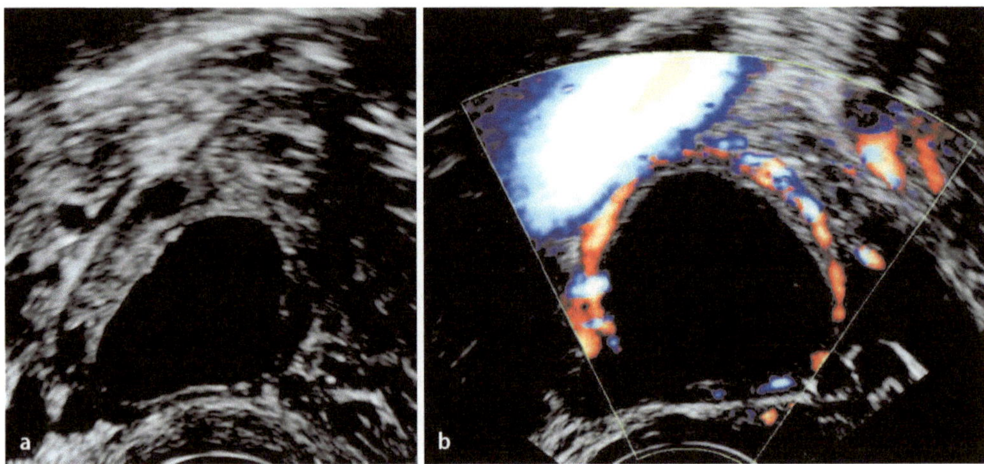

Abb. 9 ▲ Graaf-Follikel. **a** Kurz vor der Ovulation; **b** postovulatorischer umgebauter dominanter Follikel zum (in diesem Fall zystischen) Corpus luteum mit typisch ringförmiger Perfusion

Charakteristisch ist die reichliche Durchblutung

sind einige kleine Follikel zu sehen (❏ **Abb. 8**). Ab dem ca. dem 8. Zyklustag beginnt der **dominante Follikel** um ca. 1–2 mm/Tag zu wachsen, und kann schließlich zum Zeitpunkt der Ovulation eine Größe von 15–22 mm erreichen (❏ **Abb. 9**; [13]). Postovulatorisch bleibt das **Corpus luteum** sonographisch darstellbar, das zystisch oder solide imponieren kann. Charakteristisch ist die reichliche, häufig zirkuläre Durchblutung, dies kann dopplersonographisch als „ring of fire" identifiziert werden (❏ **Abb. 9**; [13]).

Merke. Der Terminus „Zyste" sollte bei einer prämenopausalen Frau erst ab einem Größendurchmesser von >23 mm und bei Persistenz in der Lutealphase gebraucht werden.

Douglas-Raum

Der bei aufgerichtetem Körper tiefstgelegene Blindsack der Peritonealhöhle bei der Frau ist der Douglas-Raum

Der bei aufgerichtetem Körper tiefstgelegene Blindsack der Peritonealhöhle bei der Frau ist die Excavatio rectouterina, im klinischen Alltag nach dem englischen Anatomen und Gynäkologen James Douglas (1675–1742) auch Douglas-Raum genannt. Hier sammelt sich bevorzugt **intraperitoneale Flüssigkeit** wie Aszites, Blut oder Eiter. Dies unterstreicht die klinische Bedeutsamkeit dieses Bereichs, zumal der Douglas-Raum im Rahmen der TVS einfach darzustellen ist. Auf der anderen Seite ist nicht jede darstellbare „freie Flüssigkeit" im Douglas-Raum pathologisch, z. B. mittzyklische Flüssigkeitsansammlung oder retrograde Menstruation (❏ **Abb. 10**).

Tipp. Blut stellt sich im Ultraschall nur echofrei dar, wenn es fließt. Extravasales Blut mit im Gang befindlichem Gerinnungsprozess kann jede Graustufe (bis echoreich) einnehmen.

Extragenitale Sonographie

Neben der bisher beschriebenen transvaginalen und transabdominellen Darstellung des Uterus und der Adnexe gibt es zahlreiche weitere Organe, die in der Beurteilung gynäkologischer Erkrankungen entscheidende Bedeutung haben. Aus diesem Grund sollten in einer Abteilung für gynäkologische Sonographie zumindest die Grundzüge der sonographischen Darstellung dieser Organsysteme bekannt sein; auch, um evtl. vorhandene begleitende pathologische Veränderungen grob orientierend beschreiben zu können und, wenn notwendig, eine weitergehende Diagnostik veranlassen zu können.

Nierensonographie

Das gynäkologische Indikationsspektrum zur Nierendarstellung ist breit gefächert

Das Indikationsspektrum zur Nierendarstellung aus gynäkologischer Indikation ist breit gefächert. Es reicht von der scheinbar banalen prä- und postoperativen Darstellung des Nierenbeckens zum Ausschluss eines operationsbedingten Harnstaus bis hin zur Beurteilung der korrekten Lage von Uretherkathetern. Auch bei großen Uterusmyomen, Uterusanomalien oder **raumfordernden Prozes-**

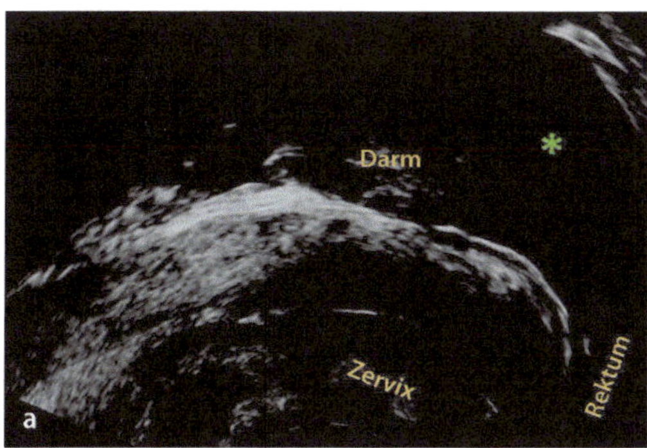
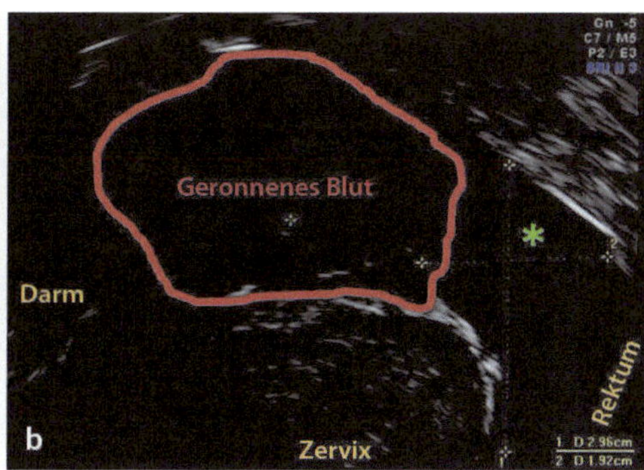

Abb. 10 ▲ Freie Flüssigkeit im Douglas-Raum *(Asterisk)*. **a** Physiologische Menge an echofreier Flüssigkeit, z. B. periovulatorisch oder im Rahmen einer Frühschwangerschaft. **b** Schwimmendes Koagel und nicht ganz echofreie Flüssigkeit als Ausdruck von (noch) nicht geronnenem Blut

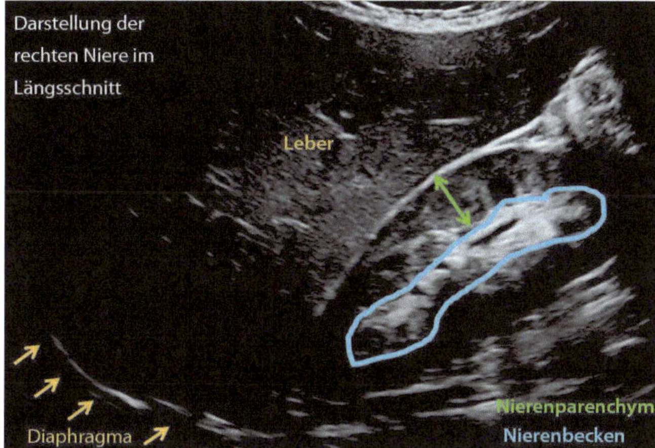

Abb. 11 ▶ Normalbefund einer rechten Niere im Längsschnitt

sen im Bereich der Adnexe sollten die Nieren mituntersucht werden. Daher sind die Kenntnis des Normalbefunds sowie die Abwägung, wann eine weiterführende Abklärung sinnvoll erscheint, für jeden Gynäkologen relevant. Auch bei der Nierenultraschalluntersuchung gilt, das Organ in 2 Ebenen darzustellen und das gesamte Organ bis zum Verschwinden durchzuschwenken, um evtl. Nierenzysten oder Doppelnierenanlagen nicht zu übersehen.

Tipp. Am einfachsten gelingt das Auffinden der Nieren, wenn die Patientin mit dem Rücken zum Untersucher auf der Liege sitzt. Um Überlagerungen durch die Rippenschatten zu minimieren, wird die Patientin gebeten, tief einzuatmen und kurz die Luft anzuhalten (Kaudalverschiebung der Nieren).

Die normale Niere weist eine Länge von 9–14 cm und eine Breite von 5–7 cm auf. Sie besteht aus einem leberisoechogenem Parenchym (1,5–2,5 cm dick) und einem zentral gelegenem, echoreichen Nierenbecken ([14]; ◧ **Abb. 11**). Im Fall eines **Harnstaus** stellt sich das Nierenbecken echofrei dar (je nach Schweregrad; s. Teil 2 des Beitrags).

> Am einfachsten gelingt das Auffinden der Nieren im Sitzen
>
> Die normale Niere weist eine Länge von 9–14 cm und eine Breite von 5–7 cm auf

Orientierende Abdomensonographie und Pleuraschall

Neben der abdominellen Darstellung von Uterus und Adnexen (◧ **Abb. 2**) gelingt die vollständige Darstellung von großen Adnexbefunden oder Myomen häufig nur von abdominal (s. Teil 2 dieses Beitrags). Daneben kann der Bauchraum nach **Aszites** abgesucht werden, der in kleinen Mengen z. B. subhepatisch aufgefunden werden kann (◧ **Abb. 12**; Doppelasterisk die subhepatischen Bauchfelltasche zwischen Leber und Niere wird auch „Morrison pouch" genannt und bildet in Rückenlage den tiefstgelegenen Punkt der Bauchhöhle). Bei ausgeprägtem/symptomatischem Aszites und nicht selten bei den onkologischen Patientinnen zu finden, wird der Ultraschall zum Auffinden einer günstigen Punktionsstelle eingesetzt. Zur besseren Vergleichbarkeit bietet es sich an, im Längsschnitt ein Bild von jedem der 4 Quadranten des Bauches zu dokumentieren.

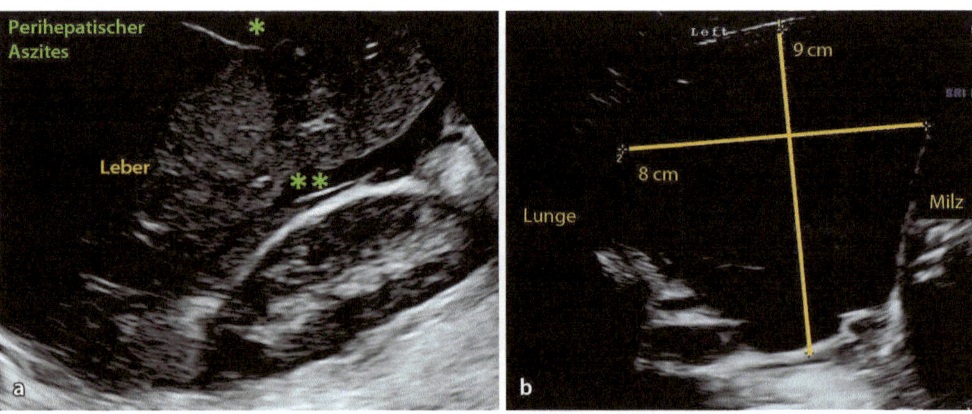

Abb. 12 ▲ **a** Kleine Aszitesmenge; **b** großer Pleuraerguss *links* (Sagitalschnitt). *Links* Kompressionsatelektase der Lunge sowie *rechts* Diaphragma und darunter gelegene Milz. Gemäß Formel (s. Text, [14]) zur Abschätzung der Ergussmenge: 1190 ml (9+8·70)

Desgleichen ist der maligne Pleuraerguss keine seltene Folge gynäkologischer Grunderkrankungen. Die Sonographie zur Beurteilung eines Pleuraergusses erfolgt am besten bei der sitzenden Patientin, evtl. unter Anheben der Arme und Verschränken hinter dem Kopf; dies erleichtert den Zugangsweg durch eine Erweiterung der Interkostalräume. Kleine Pleuraergüsse lassen sich am besten in **Exspiration** nachweisen. Eine grobe Einteilung des Pleuraergusses in wenig, mäßiggradig und ausgedehnt ist im klinischen Alltag häufig ausreichend; entscheidend bleibt die Symptomatik der Patientin. Die exakte sonographische Bestimmung der Ergussmenge ist nicht möglich und die quantitative Abschätzung schwierig. Näherungsweise kann folgende Formel genutzt werden ([15]; ▢ **Abb. 12**):

Tiefe (cm) + Breite (cm) ·70=Ergussmenge (ml).

Befundformulierung und Bilddokumentation

Neben den allgemeinen Patientendaten und dem Untersuchungsdatum ist eine Angabe zur Indikation der gynäkologischen Ultraschalluntersuchung ein wesentlicher Bestandteil des schriftlichen Befunds; insbesondere, ob Beschwerden vorliegen oder ob der Ultraschall als „Routine" oder als individuelle Gesundheitsleistung (IGeL) erfolgt. Des Weiteren sollten alle sonographisch relevanten Punkte aus der **Anamnese** der Patientin übernommen werden (z. B. Z. n. Hysterektomie, Tamoxifen-/"Pillen"-Einnahme seit …, bekannte Endometriose …), um die schnelle Orientierung und Interpretation für Dritte zu ermöglichen. Ein wichtiger weiterer Aspekt ist eine Stellungnahme zu den Untersuchungsbedingungen und der damit einhergehenden Beurteilbarkeit der entsprechenden Organe (gut, ausreichend, eingeschränkt wegen Adipositas, Darmgasüberlagerung …, [5]).

Der zusammenfassende schriftliche Befund umfasst zunächst eine **organspezifische Befundbeschreibung**. Normalbefunde müssen nicht detailliert beschrieben werden. Es ist aber dennoch zu empfehlen, neben den Maßen der untersuchten Organe auf dem Befund eine kurze Mitteilung wie „inneres Genitale ohne pathologischen Befund" zu vermerken, um somit zu dokumentieren, dass der Normalbefund als ein solcher wahrgenommen wurde. Pathologische Befunde sollten zunächst rein deskriptiv nach ihrer sonomorphologischen Merkmalen dargelegt werden, um dann in einer abschließenden **Bewertung im Gesamtkontext** (Alter der Patientin, Anamnese, klinische Symptome …) eine Verdachts-/Differenzialdiagnose zu stellen. Abschließend sollten weitergehende diagnostische oder **therapeutische Empfehlungen** formuliert werden.

Ausbildung im „gynäkologischen Ultraschall"

Die Ultraschalluntersuchung ist eine sehr untersucherabhängige Methode; dies macht eine gute und konsequente Ausbildung erforderlich. Im Rahmen der vertragsärztlichen Versorgung regelt die Ultraschallvereinbarung (2008, zuletzt gültige Fassung von 2012) die formellen Grundlagen, aber auch Anforderungen an fachliche Voraussetzungen und apparative Ausstattung, bevor die Leistung „Ultraschalldiagnostik" abgerechnet werden kann. Dies gilt nicht für die Klinik oder die Basisausbildung während der Weiterbildungszeit. Die Empfehlungen verschiedener Ultraschallgesellschaf-

---

Die Sonographie zur Beurteilung eines Pleuraergusses erfolgt am besten bei der sitzenden Patientin

Die Angabe zur Indikation der gynäkologischen Ultraschalluntersuchung ist ein wesentlicher Bestandteil des schriftlichen Befunds

Die Stellungnahme zur Beurteilbarkeit der entsprechenden Organe ist wichtig

Pathologische Befunde werden rein deskriptiv nach ihren sonomorphologischen Merkmalen dargelegt

Die Ultraschalluntersuchung ist eine sehr untersucherabhängige Methode

Tab. 2 Zu messende Parameter, einschließlich Bilddokumentation. (Adaptiert nach der Ultraschallvereinbarung und [5])

Organ	Bilddokumentation
Uterus	Sagittalschnitt mit Darstellung des Endometriumreflexes
	– Messung der doppelten Endometriumdicke
	– Messung der Uteruslänge, anterior-posterior
	Transversalschnitt
Adnexe	Beide Ovarien in 2 Ebenen
	Bei Nichtdarstellbarkeit der Ovarien Bilddokumentation der Adnexloge mit den Iliakalgefäßen
Auffällige Befunde	Darstellung und Messung in 2 Ebenen

Tab. 3 Vorschlag für einen Lernzielkatalog im Rahmen der Facharztweiterbildung für den Teilbereich „gynäkologischer Ultraschall"

Leitstruktur	Befunde
Uterus	Systematisches Durchfächern des Uterus in 2 Ebenen sowie Bilddokumentation und Messung des Uterus in der Sagittal- und Transversalebene
	Beurteilung der Endometriumdicke, -homogenität, -begrenzung unter Berücksichtigung des Menstruationszyklus bzw. Medikamenteneinnahme („Pille", Tamoxifen) oder Postmenopause
	Beschreibung intrakavitärer Strukturen (Polyp, Myom, Zyste, Gestationssack)
	Lagebeurteilung eines Intrauterinpessars
	Beurteilung des Myometriums (Myome? Adenomyosis? Verkalkung?)
	Lage- und Größenbeschreibung von Myomen
	Beschreibung von Uterusanomalien (Uterus arcuatus, didelphys …)
	Beurteilung der Lage und Vitalität einer Frühschwangerschaft
Adnexe	Durchfächern sowie Bilddokumentation und Messung der Ovarien
	Beurteilung der Binnenstruktur unter Berücksichtigung des Menstruationszyklus bzw. Pilleneinnahme/Postmenopause
	Kategorisierung von zystischen Ovarbefunden (Follikel, Corpus luteum, einfache/komplexe Ovarialzyste)
	Einschätzung von Ovarialtumoren anhand von Malignitätskriterien
Douglas	Abschätzen der Menge von „freier Flüssigkeit"
	Einordnen der „freien Flüssigkeit" in den Gesamtkontext (Zyklus, Alter, klinische Symptome)
Niere	Darstellung und Messen der Nieren
	Einschätzen von Harnstau (Gradeinteilung)
	Beschreibung von Auffälligkeiten (Zysten, Lipome …), ggf. nephrologisches Konsil
	Darstellung von Uretherkathetern im Nierenbecken
Abdomen	Transabdominelle Darstellung von Uterus und Adnexen bei Virgo intacta
	Einschätzen von Aszites und Beurteilung der Punktabilität
	Orientierender Leberschall
Pleura	Beurteilung einer Ergussbildung
	Abschätzen der Punktabilität
Leiste	Darstellen und Beurteilen der inguinalen Lymphknoten

ten hinsichtlich einer soliden Basisausbildung im gynäkologischen Ultraschall reichen von 100 bis 300 supervidierten Untersuchungen vor dem eigenständigen Schallen [16–18] sowie dann 175 bis 300 Untersuchungen/Jahr (entsprechend 5 bis 7 Sonographien/Woche), um die Expertise zu bewahren [16, 18].

Die Deutsche Gesellschaft für Ultraschall in der Medizin e. V. (DEGUM) verfügt über eine Sektion „Gynäkologie und Geburtshilfe". Das hierunter beschriebene Mehrstufenkonzept als Qualitätssicherung einer hochwertigen Ultraschalldiagnostik bezieht sich vornehmlich auf die Pränataldiagnostik; Qualitätsanforderungen oder Gedanken zur Ausbildung in der gynäkologischen Sonographie lassen sich nicht finden. In Abstimmung mit dem Board der Sektion Gynäkologie und Geburtshilfe der DEGUM existiert eine Publikation aus 2011 mit einer stichpunktartigen Übersicht der geforderten Inhalte einer gynäkologischen Basissonographie sowie einer weiterführenden gynäkologischen Ultraschalldiagnostik [5]. Konkrete Vorstellungen (außer der Empfehlung, dass erfahrene Untersucher die Ausbildung in der Basisdiagnostik übernehmen sollten), wie die Ausbildung im Bereich der gynäkologischen Sonographie erfolgen kann, lassen sich auch hier nicht finden. Im Logbuch zur Dokumentation der Weiterbildung im Rahmen der gynäkologischen Facharztweiterbildung „Frauenheilkunde und Geburtshilfe" sind 500 Ultraschalluntersuchungen (neben Gynäkologie auch Mammasonographie und geburtshilflicher Ultraschall einschließlich Dopplersonographie umfassend) während der Weiterbildungszeit gefordert, ohne dass hier ein dezidierter Lernzielkatalog formuliert ist. Ein Vorschlag für einen Lernzielkatalog im Rahmen der Facharztweiterbildung für den Teilbereich „gynäkologischer Ultraschall" ist in ◘ **Tab. 3** zu finden.

Optimalerweise erfolgt die Basisausbildung im gynäkologischen Ultraschall, einschließlich Geräteeinstellung und -bedienung, Schalltechnik, Vermittlung von theoretischem Hintergrundwissen sowie Befundformulierung und Ableiten von Konsequenzen aus dem Befund zunächst (beispielsweise für die ersten 100 Schalluntersuchungen) in kompakter Form und enger Anbindung an einen erfahrenen Ultraschalluntersucher. Dies ist in großen Frauenkliniken mit einer Ultraschallabteilung für Gynäkologie und Pränataldiagnostik bei ausreichender Personaldecke unproblematisch, kann aber in kleineren Kliniken oder bei angespannter Personalsituation schwierig zu gewährleisten sein. Hier ist es besonders wichtig, dem Weiterbildungsassistenten zu ermöglichen, **präoperative Ultraschalluntersuchungen** durchzuführen, da so der eigene Ultraschallbefund selbstständig und v. a. zeitnah mithilfe intraoperativer Fotodokumentation und postoperativer histologischer Untersuchung überprüft werden kann, und, im Fall einer Fehleinschätzung, die Patientin nicht zu Schaden kommt, da die Operationsindikation bereits im Vorfeld durch einen Facharzt gestellt worden ist. Zudem gibt es DEGUM-zertifizierte Ultraschallkurse unterschiedlichen Niveaus für Aus- und Weiterbildung, sodass während und auch nach der Facharztweiterbildung das Wissen aufgefrischt und vertieft werden kann.

Fazit für die Praxis

— Der Einsatzbereich der Sonographie in der Gynäkologie ist äußerst breit gefächert. Hierbei kommen die TVS und die transabdominale Sonographie zu Einsatz.
— Die Grundfunktionen des Ultraschallgeräts sollten dem Anwender vertraut sein: Presets, Gain, Zoom, Fokuspunkt.
— Uterus und Ovarien unterliegen in der reproduktiven Phase zyklischen Veränderungen, die sonographisch nachvollziehbar sind:
  ■ Uterus: vom strichförmigen Endometrium über die periovulatorische Dreischichtung zum inhomogen, echoreichen Endometrium kurz vor der Menses.
  ■ Ovarien: kleine Follikel in der ersten Tagen des Zyklus, dann Heranwachsen des dominanten Follikels, Corpus luteum in der Lutealphase.
— Befundformulierung: Patientendaten, Indikation, relevante Anamnese, Befundbeschreibung (auch kurz und knapp beim Normalbefund) und Befundinterpretation sowie Empfehlung zum weiteren Vorgehen.
— Die intensive Ausbildung ist schon während der Facharztweiterbildung im Rahmen einer „Ultraschallrotation" wünschenswert.

Korrespondenzadresse

Dr. F. Voigt
Frauenklinik, RWTH Aachen
Pauwelsstr. 30, 52074 Aachen
fvoigt@ukaachen.de

Einhaltung ethischer Richtlinien

Interessenkonflikt. F. Voigt, F. Faschingbauer, U. Dammer, C. Gräf, T. Kupec, M. Vasku, E. Raabe, S. Kehl, N. Maass, M.W. Beckmann und T.W. Goecke geben an, dass kein Interessenkonflikt besteht.

Dieser Beitrag beinhaltet keine Studien an Menschen oder Tieren.

Marginal notes:

Die optimale Basisausbildung erfolgt in enger Anbindung an einen erfahrenen Ultraschalluntersucher

Es werden DEGUM-zertifizierte Ultraschallkurse unterschiedlichen Niveaus für Aus- und Weiterbildung angeboten

Literatur

1. Bosselmann S (2013) Physikalische und technische Grundlagen. In: Sohn C, Holzgreve W (Hrsg) Ultraschall in Gyäkologie und Geburtshilfe. Thieme, Stuttgart, S 25–59
2. Merz E, Miric-Tesanic D, Bahlmann F et al (1996) Sonographic size of uterus and ovaries in pre- and postmenopausal women. Ultrasound Obstet Gynecol 7: 38–42
3. Lane BF, Wong-You-Cheong JJ, Javitt MC et al (2013) ACR appropriateness Criteria(R) first trimester bleeding. Ultrasound Q 29: 91–96
4. Matijevic R, Grgic O (2005) Predictive values of ultrasound monitoring of the menstrual cycle. Curr Opin Obstet Gynecol 17: 405–410
5. Grab D, Merz E, Prömpeler H et al (2011) Standards zur gynäkologischen Sonografie. Ultraschall Med 32:415–417
6. Polin SA, Ascher SM (2008) The effect of tamoxifen on the genital tract. Cancer Imaging 8:135–145
7. Strauss AA (2008) Intrauterinpessar. In: Strauss A (Hrsg) Ultraschallpraxis. Geburtshilfe und Gynäkologie. Springer, Berlin Heidelberg, S 381–384
8. Turok DK, Godfrey EM, Wojdyla D et al (2013) Copper T380 intrauterine device for emergency contraception: highly effective at any time in the menstrual cycle. Hum Reprod 28:2672–2676
9. Yeh HC (2011) Use of the double decidual sac sign and intradecidual sign. J Ultrasound Med 30: 119–120
10. Papaioannou GI, Syngelaki A, Poon LC et al (2010) Normal ranges of embryonic length, embryonic heart rate, gestational sac diameter and yolk sac diameter at 6–10 weeks. Fetal Diagn Ther 28: 207–219
11. Bottomley C, Bourne T (2009) Dating and growth in the first trimester. Best Pract Res Clin Obstet Gynaecol 23: 439–452
12. Britten S, Soenksen DM, Bustillo M, Coulam CB (1994) Very early (24–56 days from last menstrual period) embryonic heart rate in normal pregnancies. Hum Reprod 9:2424–2426
13. Brezinka C, Spitzer D (2013) Reproduktionsmedizin. In: Gembruch U, Hecher K, Steiner H (Hrsg) Ultraschalldiagnostik in Geburtshilfe und Gynäkologie. Springer, Berlin Heidelberg New York Tokio, S 801–814
14. Klapp C, Brüning F (2012) Befundung und Dokumentation, in Ultraschall in der Urologie. In: Hofmann R, Hegele A, Honacker A (Hrsg). Springer, Berlin Heidelberg New York Tokio, S 37–48
15. Dietrich CF, Braden B, Wagner TOF (2001) Thorax- und Lungensonographie. Dtsch Arztebl Int 98: A-103
16. Education and Practical Standards Committee, European Federation of Societies for Ultrasound in Medicine and Biology (2006) European Federation of Societies for ultrasound in medicine and biology. Ultraschall Med 27:79–105
17. International Society of Ultrasound in Obstetrics and Gynecology training guidelines (1996) http://www.isuog.org/StandardsAndGuidelines/Statements+and+Guidelines/Training+Guidelines/
18. American Institute of Ultrasound in Medicine (2013) Training guidelines for physicians who evaluate and interpret diagnostic abdominal, obstetric, and/or gynecologic ultrasound examinations. American Institute of Ultrasound in Medicine

Gynäkologe 2014 · 47:271–279
DOI 10.1007/s00129-013-3306-8
Online publiziert: 4. April 2014
© Springer-Verlag Berlin Heidelberg 2014

D.O. Bauerschlag[1] · E. Ruckhäberle[2]
[1] Klinik für Gynäkologie und Geburtshilfe, Uniklinik RWTH Aachen
[2] Frauenklinik, Universitätsklinikum Düsseldorf

Strategien zur Prävention des Mammakarzinoms

Nicht für die Gleichgültigen

Zusammenfassung

Die Präventionsstrategien des Mammakarzinoms können in primäre, sekundäre und tertiäre unterteilt werden. Als wesentlicher, und aktiv von der Patientin mit zu gestaltender Bestandteil der primären Prophylaxe gilt die positive Beeinflussung des Lebensstils. Die medikamentöse Prophylaxe soll Patientinnen mit erhöhtem Mammakarzinomrisiko angeboten werden. Als Standard gelten 20 mg Tamoxifen pro Tag, aber auch 60 mg Raloxifen pro Tag reduzieren die Inzidenz signifikant. Inwieweit sich der Einsatz von Aromatasehemmern zur Prävention des postmenopausalen Mammakarzinoms etablieren kann, ist abzuwarten. Die operative Prävention mit bilateraler prophylaktischer Mastektomie bzw. Salpingoovarektomie soll Patientinnen aus dem Höchstrisikokollektiv mit BRCA1- bzw. -2-Mutationen oder ausgeprägter familiärer Belastung vorbehalten sein. Grundsätzlich muss bei der Prävention beachtet werden, dass es sich bei den Ratsuchenden um gesunde Individuen handelt, sodass den Nebenwirkungen besondere Beachtung zu schenken ist.

Schlüsselwörter

Aromataseinhibitoren · Lifestyle · Tamoxifen · Mastektomie · Adipositas

Nach Lektüre dieses Beitrags

— sind Sie vertraut mit der Definition des Begriffs Prävention.
— können Sie beeinflussbare und nicht beeinflussbare Risikofaktoren erkennen und
  voneinander unterscheiden.
— sind Sie in der Lage, Strategien zur Beeinflussung der Lebensführung zu benennen.
— sind Ihnen medikamentöse und operative Präventionsstrategien geläufig.

Unter dem Begriff Prävention subsummiert werden vorbeugende Verhaltensmaßnahmen sowie Projekte und Programme, die das Auftreten einer (malignen) Erkrankung verhindern. Dabei wird unter primärer Prävention die Vermeidung bzw. **Reduktion von Risikofaktoren** für das Mammakarzinom verstanden. Zielgruppe dieser Maßnahmen sind Gesunde, also Menschen ohne subjektive Krankheitssymptome. Die primäre Prävention umfasst z. B. auch prophylaktische Eingriffe und medikamentöse Ansätze für Risikopatientinnen. Unter sekundärer Prävention sind Methoden der Mammakarzinomfrüherkennung zusammengefasst, z. B. Selbstuntersuchung der Brust, Mammographiescreening. Die tertiäre Prävention verfolgt das Ziel der Verhinderung bzw. Beseitigung von Folgeschäden oder das Wiederauftreten der Erkrankung bzw. von Metastasen. Die Prävention des Mammakarzinoms stellt sowohl unsere Patientinnen als auch die beratenden und behandelnden Ärzte vor große Herausforderungen, da die Entscheidung für präventive Maßnahmen stets mit einer Kosten-Nutzen-Abwägung und intensiver Aufklärung verbunden sind. Alle Präventionsmaßnahmen müssen immer vor dem wesentlichen Grundsatz „primum nihil nocere" bewertet werden.

Die prognostische Bedeutung der, und die wissenschaftliche Beschäftigung mit den, präventiven Strategien neben den therapeutischen Verfahren nach Diagnose eines duktalen Carcinoma in situ (DCIS) oder eines Mammakarzinoms nehmen exponentiell zu. Die theoretischen Möglichkeiten zur Prävention der prämalignen und malignen Brusterkrankungen sind vielfältig und sollen im Folgenden dem aktuellen Wissensstand entsprechend dargelegt werden. Grundsätzlich unterschieden wird zwischen Lifestyle-Interventionen sowie medikamentösen und operativen Präventionsstrategien.

Das 2005 in Deutschland eingeführte **Mammographiescreening** ergänzt die regelmäßige Früherkennungsuntersuchung beim Frauenarzt. Es ist ein qualitätsgesichertes Programm zur Früherkennung von Brustkrebs. Die kritische Einordnung der Screeningmammographie im Sinne der Sekundärprophylaxe soll an dieser Stelle nicht erfolgen, denn es wird erwartet, dass sich die Wertigkeit des deutschen Screeningprogramms erst im Lauf der nächsten Jahre zeigen wird. Der Effekt des Screenings wird international sehr kritisch diskutiert, da die Daten nahelegen, dass es bei bis zu einem Drittel der Untersuchten zu einer deutliche Überdiagnose vor allem der Vorstufen (DCIS) und der sehr frühen Karzinome kommen kann. Damit ist aber nicht zwangsläufig ein prognostischer Benefit für die Patientin verbunden [1, 2].

Das Mammakarzinom ist mit Abstand die häufigste maligne Erkrankung der Frau, pro Jahr werden >60.000 Neuerkrankungen diagnostiziert – somit erkrankt etwa jede 9. Frau [3]. Eine effek-

---

Strategies for breast cancer prevention · Not for the indifferent

Abstract

Strategies for preventing breast cancer can be subdivided in primary, secondary and tertiary interventions. One of the most promising prevention strategies is the impact of lifestyle interventions. Tamoxifen 20 mg per day remains the standard for drug prophylaxis in premenopausal and postmenopausal women with increased risk of breast cancer but raloxifen 60 mg per day also shows a significant reduction in breast cancer incidence. However, the use of aromatase inhibitors remains ambiguous and is indicated only in postmenopausal women. In high risk populations defined by BRCA1 and 2 mutations or extensive family history of breast cancer, bilateral, prophylactic mastectomy and salpingo-ovariectomy are valid options. All prophylactic measures need to be critically reviewed to ensure the patient is healthy so that the side effects are of special major interest.

Keywords

Aromatase inhibitors · Lifestyle · Tamoxifen · Mastectomy · Obesity

Zielgruppe präventiver Maßnahmen sind Gesunde, d. h. Menschen ohne subjektive Krankheitssymptome

Prävention ist stets vor dem Grundsatz „primum nihil nocere" zu bewerten

Unterschieden werden Lifestyle-Interventionen sowie medikamentöse und operative Präventionsstrategien

Mit einer Überdiagnose ist nicht zwangsläufig ein Benefit für die Patientin verbunden

Tab. 1 Beeinflussbare und nichtbeeinflussbaren Risikofaktoren für die Entwicklung eines Mammakarzinoms

Nicht beeinflussbare Faktoren	Beeinflussbare Faktoren
Persönliches Brustkrebsrisiko, Gail-Modell (http://www.cancer.gov/bcrisktool), z. B. Alter, familiäres Risiko	Stillzeit
	BMI oder „Waist-to-hip ratio" (WHR; [4])
	Lifestyle (Alkoholkonsum, Ernährung, körperliche Aktivität)
Dichte [radiographisch (ACRIII-IV)] des Brustgewebes	Einstellung eines Diabetes Typ 2
	Hormonersatztherapie

tive Prävention wäre also von durchaus großem Nutzen, zum einen für jedes Individuum selbst, zum anderen unter Betrachtung **sozioökonomischer Erwägungen** auch für die Allgemeinheit.

Ein wichtiger Punkt ist die Identifikation von Ratsuchenden, die von einer Prävention profitieren könnten. Hierzu hat sich unter anderen eine individualisierte **Risikoberechnung nach Gail** (http://www.cancer.gov/bcrisktool) etabliert. Auch das Erkennen von beeinflussbaren und nichtbeeinflussbaren Risikofaktoren (◘ **Tab. 1**) spielt eine wichtige Rolle und kann zur aktiven Einbindung der Ratsuchenden genutzt werden.

Lifestyle-Interventionen

In den letzten Jahren rückt die Lebensstilführung, als aktiv durch die Frau zu gestaltende Präventionsstrategie, immer mehr in den Vordergrund. Es gibt zahlreiche Untersuchungen, inwieweit eine gesunde Lebensstilführung das **allgemeine Krebsrisiko** beeinflussen kann. Der **World Cancer Research Fund** (WCRF; http://www.dietandcancerreport.org; „part 3, recommendations") gibt aktuelle Ratschläge, von denen im Folgenden die vorgestellt werden, die praktisch umgesetzt werden können und die den Autoren als die wichtigsten erscheinen.

Zum Thema **Körpergewicht/-fettanteil** findet sich: „Be as lean as possible within the normal range of body weight", also etwa „Seien Sie so schlank wie möglich, bleiben Sie innerhalb der Normbereiche für das Körpergewicht". Aufgeführt werden von dem WCRF die Normen, etwa ein Ziel-BMI [Bodymass-Index; Körpergewicht (kg)/Körpergröße^2 (m^2)] von 21–23. So ist für postmenopausale Frauen ein Zusammenhang zwischen Übergewicht und hormonrezeptorpositiven Mammakarzinomerkrankungen nachgewiesen. In einer Metaanalyse konnte eine Zunahme von 33% pro 5 kg/m^2 gefunden werden (nachgeschlagen in [5]).

In wahrscheinlich unmittelbaren Zusammenhang hierzu steht das Ausmaß der **körperlichen Aktivität**. Vom WCRF wird empfohlen, sich täglich 30 min lang körperlich zu bewegen (äquivalent zu einem zügigen Spaziergang). Studien hierzu wurden vorwiegend mit postmenopausalen Frauen durchgeführt, und es zeigte sich, dass körperliche Aktivität sowohl vor als auch nach der Diagnose Brustkrebs zu einer Abnahme der **brustkrebsspezifischen Sterberate** führt (nachgeschlagen in [6]). Eine mögliche Erklärung ist die Reduktion der Sexualhormone und die Erhöhung des SHBG („sex steroid/sex hormone binding globulin") mit signifikantem Einfluss auf die Östradiolkonzentration [7]. Eine gesicherte Datengrundlage gibt es für den Zusammenhang zwischen übermäßiger Alkoholaufnahme und dem Brustkrebsrisiko. So ist der Konsum von 10 g Alkohol pro Tag mit einem deutlich erhöhten Risiko für hormonrezeptorpositive Mammakarzinome vergesellschaftet, kein Einfluss zeigte sich auf die hormonrezeptornegativen [8].

Eine Empfehlung zur Einnahme von **Nahrungsergänzungsmitteln** kann für die Allgemeinheit nicht ausgesprochen werden. Zur Frage der Beeinflussung des Brustkrebsrisikos durch **Ernährung** lässt sich festhalten, dass bislang kein eindeutiger wissenschaftlicher Beleg für die präventive Wirksamkeit einer bestimmten Diät gefunden werden konnte. Grundsätzlich lässt sich im Rahmen der täglichen Aufklärung jedoch festhalten, dass sich eine an Obst und Gemüse reiche Ernährung positiv auf das Risiko auswirkt [4].

Operative Prävention

Prophylaktische operative Maßnahmen, wie die **bilaterale Salpingoovarektomie (PBSO)** und die bilaterale Mastektomie (PBM) sind vor allem Frauen aus Hochrisikokollektiven, z. B. bei genetischer Prädisposition, vorbehalten. Dies trifft vor allem insofern zu, als diese Patientinnen zu etwa 80% nicht hormonsensible Tumoren (BRCA1) entwickeln und somit einer antihormonellen Prävention

Für die Postmenopause ist ein Zusammenhang zwischen Übergewicht und hormonrezeptorpositiven Karzinomen nachgewiesen

Eine gesicherte Datengrundlage gibt es für den Zusammenhang zwischen Alkoholaufnahme und Brustkrebsrisiko

Grundsätzlich wirkt sich eine an Obst und Gemüse reiche Ernährung positiv auf das Risiko aus

Die PBM kann das Erkrankungsrisiko sowohl bei familiärer wie auch bei genetischer Prädisposition um >90% senken

nicht sicher zugänglich sind. Eine PBM kann das Erkrankungsrisiko an Brustkrebs um >90% sowohl bei familiärer als auch bei genetischer Prädisposition senken [9, 10]. Dies gilt in gleichem Maße für prä- wie postmenopausale Patientinnen. Da jedoch allgemein der Trend zu immer geringerer operativer Radikalität beim Mammakarzinom besteht, müssen Risiken und Nutzen solcher prophylaktischen Eingriffe im Einzelfall mit den Patientinnen besprochen und abgewogen werden. Die bilaterale Salpingoovarektomie (PBSO) wird empfohlen, da zum einen das Risiko für das Ovarialkarzinom um >90% reduziert wird und das Risiko, an einem Mammakarzinom zu erkranken, um etwa 50% abnimmt [11, 12]. So wird Patientinnen mit nachgewiesener BRCA-Mutation nach Verwirklichung des Kinderwunsches, jedoch spätestens bis zum 40. Lebensjahr die PBSO empfohlen.

Medikamentöse Prävention

Verschiedene medikamentöse Therapien haben in wissenschaftlichen Untersuchungen bei Anwendung im Rahmen der Primär- und Sekundärprävention viel versprechende Ergebnisse gezeigt. Zu diesen zählen SERM (selektive Östrogenrezeptormodulatoren), Aromataseinhibitoren und, im weiteren Sinne, auch die Bisphosphonate. Der Vollständigkeit halber sollen auch Trastuzumab, Metformin, Retinoide, Statine, COX(Zyklooxygenase)-2-Inhibitoren, PARP(„poly (ADP-ribose) polymerase")-Inhibitoren und verschiedene Vakzinierungen hier erwähnt werden, diese sind jedoch im klassischen Sinne nicht für die Primärprävention gedacht.

Grundsätzlich besteht bei der medikamentösen Prävention Unklarheit, welche **Zielpopulation** von dem Einsatz welcher Substanz profitiert. Trotz intensiver Forschung fehlen entsprechende Prädiktionsmarker.

Selektive Östrogenrezeptormodulatoren

Die wohl umfangreichsten Daten liegen für Medikamente vor, die direkt oder indirekt den **Östrogenrezeptor** inhibieren, also die SERM (z. B. Tamoxifen und Raloxifen) und die **Aromataseinhibitoren**. In mehreren Studien wurden Tamoxifen und Raloxifen untersucht. Unter Einnahme dieser SERM konnte die Inzidenz für ein östrogenrezeptorpositives Mammakarzinom sowohl unter Einnahme als auch über den Zeitraum von 5 Jahren darüber hinaus gesenkt werden [13]. In einer 2013 publizierten Metaanalyse [14] der SERM Chemoprevention of Breast Cancer Overview Group zu dieser Fragestellung konnte im Gesamtkollektiv von über 83.000 Frauen eine 38%ige Reduktion der Inzidenz beobachtet werden. Es mussten 42 Frauen behandelt werden, um einen Fall eines Mammakarzinoms innerhalb von 10 Jahren zu verhindern. In den ersten 5 Jahren nach Ende der Einnahme war der Effekt größer als in den weiteren 5 Folgejahren. Gleichzeitig wurde bei den Nebenwirkungen eine signifikante Häufung von thromboembolischen Ereignissen (OR 1,73; p<0,0001) und von Endometriumkarzinomen (OR 1,56; p=0,007) beobachtet. Positiv wurde die Rate der Wirbelkörperfrakturen beeinflusst, sie erfuhr eine signifikante Senkung. In der von der NSABP aufgesetzten STAR-Studie wurde Tamoxifen 20 mg gegen Raloxifen 60 mg getestet. Hier zeigte sich in der initialen Analyse von fast 20.000 Patientinnen eine äquieffektive Senkung des Brustkrebsrisikos um etwa 50% [15]. In der Langzeit-Follow-up-Auswertung stellte sich heraus, dass Tamoxifen im Vergleich zu Raloxifen eine zusätzliche 19% Senkung der Brustkrebsinzidenz erreichen kann [16]. Gleichzeitig zeigten sich unter Raloxifen weniger thromboembolische Ereignisse und Korpuskarzinome als unter Tamoxifen. Unter der Einnahme von Tamoxifen kam es zu einer Senkung des Risikos **nichtinvasiver Brustkrebserkrankungen** um 50%. Durch die Behandlung verringerte sich die Inzidenz östrogenrezeptorpositiver Tumore, jedoch zeigte sich kein Effekt auf die Inzidenz östrogenrezeptornegativer Tumore. In der größten Präventionsstudie NSABP-1 [17] wurden aber Nebenwirkungen wie ein erhöhtes Risiko für ein Endometriumkarzinom bei postmenopausalen Frauen um den Faktor 2,5 sowie höhere Raten an Schlaganfällen, Lungenembolien und tiefen Beinvenenthrombosen unter der Tamoxifenbehandlung beobachtet. Die IBIS-I-Studie [18] belegte nach 50-monatigem Follow-up eine Reduktion der Inzidenzrate um 30% durch Tamoxifen, wobei die Risikoreduktion sich sowohl auf invasive als auch auf nichtinvasive Karzinome auswirkte. Eine weitere wichtige Präventionsstudie mit dem SERM Raloxifen (MORE-Studie; [19]) ergab, dass gerade bei über 65-jährigen Patientinnen eine relative Risikoreduzierung um 70% erreicht werden kann. In einer großen Overview-Analyse unter Berücksichtigung aller oben erwähnten Studien beschreiben Cuzick et al. [14] einen hoch signifikanten präventiven Effekt von Tamoxifen (und Raloxifen) im Sinne einer Inzidenzsenkung. Bei aller Heterogenität der Studien werden insbesondere die bekannten Nebenwirkungen von Tamoxifen am Endometrium bzw. thromboembolischen Komplikationen beobachtet. Da es sich in der präventiven Situation um gesunde Frauen mit einem erhöhten Brustkrebsrisiko handelt, bedürfen diese Nebenwirkungen einer besonderen Beachtung. Neue Präventionsansätze müssen sich jedoch an der Effektivität des Tamoxifen messen lassen.

Aromataseinhibitoren

Die zweite inzwischen umfangreich untersuchte Substanzgruppe im Bereich der Primärprävention sind die Aromataseinhibitoren (AI). In insgesamt vier Studien wurden die beiden AI Anastrozol und Exemestan untersucht. In den beiden abgeschlossenen, noch nicht veröffentlichen Studien **IBIS II und NSABP B35** wurde Tamoxifen gegen Anastrozol bei DCIS-Patientinnen hinsichtlich der Senkung der Brustkrebsinzidenz getestet.

Auf dem San Antonio Breast Cancer Symposium (Dezember 2013) wurden erstmals die Daten der IBIS-II-Studie bei postmenopausalen Patientinnen mit hohem Brustkrebsrisiko vorgestellt. In der prospektiv, randomisierten und doppelblinden Untersuchung wurde die Gabe des nichtsteroidalen Aromatasehemmers Anastrozol vs. Placebo bei über 3800 Frauen mit erhöhtem Risiko für Brustkrebs überprüft. Neben vorausgegangener Brustbiopsien (lobuläres Carcinoma in situ, LCIS, oder atypische duktale Hyperplasie, ADH) sowie dem Zeitraum endogener/exogener Östrogenexpositionen (Menarche, Menopause) bzw. dem Alter bei Geburt des ersten Kindes gilt eine positive Familienanamnese als Hauptrisikofaktor. Nach einer Nachbeobachtungsphase von über 5 Jahren zeigte sich, dass das Risiko Brustkrebs zu entwickeln in der Anastrozolgruppe um 53% niedriger lag, von 5,6 auf 2,8% absolut [20]. Ähnlich gute Ergebnisse konnten mit dem Aromatasehemmer Exemestan über 60 Monate in der MAP3-Studie erreicht werden. Nach 36 Monaten traten in der Kontrollgruppe 32 Karzinome auf, in der Verumgruppe hingegen nur 11, dies entspricht einer **Reduktion der Inzidenz** von 65% (absolutes Risiko von 0,48 vs. 1,41% bei Placebo) [21]. Die AGO (Arbeitsgemeinschaft für Gynäkologische Onkologie) Mamma hat für diesen Aromatasehemmer in der Prävention den Empfehlungsgrad + vergeben. Diese Ergebnisse spiegeln die Erfahrungen aus den adjuvanten Studien zum Einsatz der Aromatasehemmer wider und unterstreichen deren Wert im Sinne der tertiären Prävention beim Mammakarzinom. Denn in allen adjuvanten Studien zu den AI konnte die Rate kontralateraler Mammakarzinome signifikant gesenkt werden. In der postmenopausalen Situation stehen somit Tamoxifen und die Aromatasehemmer Anastrozol und Exemestan zur Verfügung. In die Planung, welches Medikament eingesetzt wird, sollten die Frage nach Hysterektomie oder bekannter **Osteopenie/Osteoporose** mit einfließen. So könnte im Zustand nach Hysterektomie dem Tamoxifen der Vorzug gegeben werden, während bei bekannter Osteopenie/Osteoporose eher zum Raloxifen zu raten ist.

Bisphosphonate

Eine erweiterte Form der Tertiärprävention stellt die adjuvante Bisphosphonatgabe dar. In einer in San Antonio 2013 vorgestellten aktuellen Metaanalyse zur adjuvanten Bisphosphonattherapie zeigte sich eine 34% Reduktion von Knochenmetastasen und eine 17% Reduktion von Brustkrebsbedingten Todesfällen bei postmenopausalen Patientinnen [22]. Auch wenn in diese Metaanalyse alle Bisphosphonatstudien eingeschlossen sind, scheinen die Daten doch nur für die halbjährliche Gabe von Zoledronat 4 mg bzw. die orale Clodronatgabe gefestigt zu sein, sofern diese Medikamente bei Patientinnen mit **Niedrigöstrogenmileu** eingesetzt werden.

Metformin

In Beobachtungsstudien zum Einsatz von Metformin bei Typ-2-Diabetes oder von Patientinnen unter Einnahme von Acetylsalicylsäure [23] konnte eine Reduktion der Brustkrebserkrankungsrate beobachtet werden. In einer aktuellen Metaanalyse von Col et al. [24] zeigte sich eine 17% Senkung des Mammkarzinomrisikos bei Einnahme von Metformin. Der präventive Effekt konnte noch gesteigert werden, wenn die Einnahme über einen längeren Zeitraum erfolgte. Der positive Effekt auf das Mammakarzinomrisiko kann somit auch zur Motivation der konsequenten Einnahme genutzt werden.

Neue Präventionsansätze sind an der Effektivität von Tamoxifen zu messen

Die AGO Mamma hat für Exemestan in der Prävention den Empfehlungsgrad + vergeben

In allen adjuvanten AI-Studien wurde die Rate kontralateraler Mammakarzinome signifikant gesenkt

Eine erweiterte Form der Tertiärprävention ist die adjuvante Bisphosphonatgabe

Die Impfung könnte sich möglicherweise als geeignet für die Verhinderung des Progresses der duktalen intraepithelialen Neoplasie herausstellen

Vakzine

Die Impfung als Klassiker der Prophylaxe für vielerlei Infektionskrankheiten könnte sich als zukunftsträchtig für die Verhinderung des Progresses der duktalen intraepithelialen Neoplasie herausstellen [25]. Diese relativ neue Therapieform hat die Aufgabe, eine gezielte, immunvermittelte Antitumorantwort zu erzeugen. Einer der kritischen Schritte bei der Etablierung solcher Vakzinierungen ist die Auswahl bestimmter möglichst tumorspezifischer Antigene. Erschwerend kommt hinzu, dass maligne Tumoren häufig mit einer Immunsupression verbunden sind und damit die Wirksamkeit dieser Therapien einschränken können. Von den verschiedenen bisher im Rahmen der Vakzinierung eingesetzten Antigene, wie CEA, MUC-1, p53, hTERT, ist das wohl in diesem Zusammenhang am besten untersuchte Antigen **Her2neu**. Im Rahmen der Vakzinierungstherapie können verschiedene Antigentransportstrategien angewendet werden, z. B. die Gesamttumor-Zellvakzine, dendritische Zellvakzine, virale Vektor- und Peptidvakzine, die bei der Her2neu-Vakzinierung am häufigsten eingesetzt werden. Mit diesen Peptidvakzinen laufen derzeit Phase-II- und -III-Studien, deren Ergebnisse eine Einordnung hinsichtlich ihrer Wertigkeit erst möglich machen werden.

Ausblick

Als Ausblick in die Zukunft sei verwiesen auf Substanzen, die präklinisch und in ersten klinischen Untersuchungen eine präventive Wirkung gezeigt haben, so z. B. die COX2-Inhibitoren, Retinoide und Statine. Die zu diesen Substanzen laufenden Studien müssen vor einer abschließenden Wertung abgewartet werden.

PARP-Inhibitoren scheinen eine vielversprechende zielgerichtete Therapie Option im Sinne einer Tertiärprävention bei tripel-negativen Karzinomen, speziell bei nachgewiesener BRCA1/2-Mutation, darzustellen. Weitere Studien, wie die aktuell in Deutschland beginnende Olympia-Studie, werden die Relevanz dieser Substanz klären helfen.

Zusammenfassung

Zusammenfassend lässt sich zur Frage der medikamentösen Prävention festhalten, dass Tamoxifen, nach individueller Risikoabschätzung weiterhin Standard in der medikamentösen Prävention des Mammakarzinoms und des DCIS bei Hochrisikopatientinnen gerade auch in der Prämenopause bleibt. Zusätzlich ist Raloxifen nur für die postmenopausale Ratsuchende zugelassen, womöglich findet sich der Einsatz besonders bei nicht hysterektomierten Frauen und bestehenden Risiken für Osteoporose.

Erwartet wird, dass Aromatasehemmer aufgrund des wohl hohen präventiven Potentials und des günstigeren Nebenwirkungsprofils, eine Zulassung erfahren werden. Bei der postmenopausalen Patientin sprechen die Daten für einen präventiven Effekt in der Verhinderung von Knochenmetastasen bei adjuvanter **Bisphosphonatgabe** (Zoledronat und Clodronat). Bezüglich der anderen therapeutischen Ansätze kann noch keine Empfehlung ausgesprochen werden.

Leitlinien

Abschließend soll in einem Blick auf die Leitlinien versucht werden, eine Entscheidungshilfe für uns als Behandler an die Hand zu bekommen.

In der derzeit gültigen S3-Leitlinie Mamma [26] wird nur zwischen primärer und sekundärer Prävention unterschieden. Hierin wird angegeben, dass die medikamentöse Prävention, die auf die Verhinderung invasiver Karzinome abzielt, bei Niedrig- und Intermediärrisikopatientinnen (offen bleibt, um welche Risikokriterien es sich handelt) Anwendung finden sollte, während die prophylaktischen operativen Ansätze für Hochrisikopatientinnen gelten. Grundsätzlich werden aufgrund der aktuellen Datenlage nur Empfehlungen für postmenopausale Frauen ausgesprochen. Als Medikament der Wahl wird Tamoxifen angegeben, hingewiesen wird aber auch auf die Möglichkeit des Einsatzes von Exemestan.

In der aktuellen AGO Mamma-Leitlinie wird die medikamentöse Prävention bei Frauen mit erhöhten Risiko (in Analogie zur NSABP-P1-Studie mit einem 5-Jahres-Brustkrebsrisiko von ≥1,66%) und einem Alter >35 Jahren mit Tamoxifen und bei postmenopausalen Frauen mit Raloxifen bzw.

> Tamoxifen bleibt nach individueller Risikoabschätzung weiterhin Standard in der medikamentösen Prävention

> Der S3-LL zufolge ist die medikamentöse Prävention für Niedrig- und Intermediärrisikopatientinnen, die operative für Hochrisikopatientinnen

Exemestan sowie Anastrozol empfohlen [27]. Im Sinne einer Tertiärprävention können Tamoxifen, Aromatasehemmer und GNRH+ Tamoxifen die Raten für ein ipsi- und kontralaterales Mammakarzinom senken. Bei Frauen mit einem hohen Erkrankungsrisiko (BRCA1- und -2- sowie Rad51C-Mutationsträgerinnen, Frauen mit Zustand nach **Thoraxwandbestrahlung** bei Lymphomen, Frauen mit einem **Lebenszeitrisiko** von ≥30%) sollte eine intensivierte Vorsorge durchgeführt werden. Bei gesunden BRCA-Mutationsträgerinnen kann die PBSO und die PBM die Brustkrebsinzidenz senken, eine PBSO kann zusätzlich das Ovarialkarzinomrisiko und die Gesamtmortalität senken.

Nach den ASCO- und NCCN-Guidelines zur pharmakologischen Interventionen bei erhöhtem Brustkrebsrisiko sollte nach **Risiko-Nutzen-Abwägung** (ebenso wie in der S3-Leitlinie) bei Frauen mit erhöhtem Risiko (relatives 5-Jahres-Brustkrebsrisiko >1,66% oder diagnostiziertes LCIS) ab 35 Jahren die Einnahme von Tamoxifen 20 mg/Tag und bei postmenopausalen Frauen entweder Raloxifen 60 mg/Tag oder Exemestan 25 mg/Tag erwogen und mit der Patientin diskutiert werden.

> Im Sinne einer Tertiärprävention können Tamoxifen, Aromatasehemmer und GNRH+ Tamoxifen die Raten für ein ipsi- und kontralaterales Mammakarzinom senken.

Korrespondenzadresse

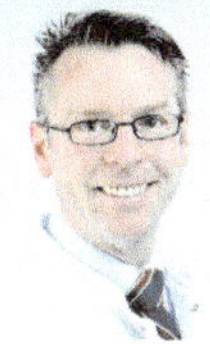

PD Dr. D.O. Bauerschlag
Klinik für Gynäkologie und Geburtshilfe, Uniklinik RWTH Aachen
Aachen
dbauerschlag@ukaachen.de

Einhaltung ethischer Richtlinien

Interessenkonflikt. D.O. Bauerschlag und E. Ruckhäberle geben an, dass kein Interessenkonflikt besteht.

Dieser Beitrag beinhaltet keine Studien an Menschen oder Tieren.

Literatur

1. Bleyer A, Welch HG (2012) Effect of three decades of screening mammography on breast-cancer incidence. N Engl J Med 367(21):1998–2005
2. Gotzsche PC, Jorgensen KJ (2012) Effect of population-based screening on breast cancer mortality. Lancet 379(9823):1297 (author reply 1298)
3. Robert-Koch-Institut, G.d.e.K.i. Deutschland (2012) Krebs in Deutschland 2007/2008, 8. Aufl. http://www.rki.de
4. Chajes V, Romieu I (2014) Nutrition and breast cancer. Maturitas 77(1):7–11
5. De Pergola G, Silvestris F (2013) Obesity as a major risk factor for cancer. J Obes 2013:291546
6. Ballard-Barbash R et al (2012) Physical activity, biomarkers, and disease outcomes in cancer survivors: a systematic review. J Natl Cancer Inst 104(11):815–840
7. Friedenreich CM et al (2010) Alberta physical activity and breast cancer prevention trial: sex hormone changes in a year-long exercise intervention among postmenopausal women. J Clin Oncol 28(9):1458–1466
8. Suzuki R et al (2008) Alcohol intake and risk of breast cancer defined by estrogen and progesterone receptor status – a meta-analysis of epidemiological studies. Int J Cancer 122(8):1832–1841
9. Hartmann LC et al (1999) Efficacy of bilateral prophylactic mastectomy in women with a family history of breast cancer. N Engl J Med 340(2):77–84
10. Meijers-Heijboer H et al (2001) Breast cancer after prophylactic bilateral mastectomy in women with a BRCA1 or BRCA2 mutation. N Engl J Med 345(3):159–164
11. Rebbeck TR, Kauff ND, Domchek SM (2009) Meta-analysis of risk reduction estimates associated with risk-reducing salpingo-oophorectomy in BRCA1 or BRCA2 mutation carriers. J Natl Cancer Inst 101(2):80–87
12. Rebbeck TR et al (2002) Prophylactic oophorectomy in carriers of BRCA1 or BRCA2 mutations. N Engl J Med 346(21):1616–1622
13. Hollander P den, Savage MI, Brown PH (2013) Targeted therapy for breast cancer prevention. Front Oncol 3:250
14. Cuzick J, Sestak I, Bonanni B et al.; SERM Chemoprevention of Breast Cancer Overview Group (2013) Selective oestrogen receptor modulators in prevention of breast cancer: an updated meta-analysis of individual participant data. Lancet 381(9880):1827–1834
15. Grady D et al (2008) Reduced incidence of invasive breast cancer with raloxifene among women at increased coronary risk. J Natl Cancer Inst 100(12):854–861
16. Vogel VG et al (2010) Update of the national surgical adjuvant breast and bowel project study of tamoxifen and raloxifene (STAR) P-2 Trial: preventing breast cancer. Cancer Prev Res (Phila) 3(6):696–706
17. Fisher B et al (1998) Tamoxifen for prevention of breast cancer: report of the National Surgical Adjuvant Breast and Bowel Project P-1 study. J Natl Cancer Inst 90(18):1371–1388
18. Cuzick J et al (2002) First results from the International Breast Cancer Intervention Study (IBIS-I): a randomised prevention trial. Lancet 360(9336):817–824
19. Cummings SR et al (1999) The effect of raloxifene on risk of breast cancer in postmenopausal women: results from the MORE randomized trial. Multiple outcomes of raloxifene evaluation. JAMA 281(23):2189–2197
20. Cuzick J et al (2013) Anastrozole for prevention of breast cancer in high-risk postmenopausal women (IBIS-II): an international, double-blind, randomised placebo-controlled trial. Lancet
21. Goss PE, Ingle JN, Alés-Martínez JE et al for the NCIC CTG MAP.3 Study Investigators (2011) Exemestane for breast-cancer prevention in postmenopausal women. N Engl J Med 364(25):2381–2391
22. Coleman R, Gnant M, Paterson A et al. on behalf of the Early Breast Cancer Trialists' Collaborative Group (EBCTCG)'s Bisphosphonate Working Group (2013) Effects of bisphosphonate treatment on recurrence and cause-specificmortality in women with early breast cancer: a meta-analysis of individualpatient data from randomised trials. SABCS 2013 S4–S07
23. Thorat MA, Cuzick J (2013) Role of aspirin in cancer prevention. Curr Oncol Rep 15(6):533–540
24. Col NF, Ochs L, Springmann V et al. (2012) Metformin and breast cancer risk: a meta-analysis and critical literature review. Breast Cancer Res Treat 135(3):639–646
25. Lazzeroni M, Serrano D (2012) Potential use of vaccines in the primary prevention of breast cancer in high-risk patients. Breast Care (Basel) 7(4):281–287
26. AWMF (2012) http://www.awmf.org/uploads/tx_szleitlinien/032-045OL_k_S3__Brustkrebs_Mammakarzinom_Diagnostik_Therapie_Nachsorge_2012-07.pdf. AWMF-Register-Nummer: 032 – 045OL, Kurzversion 3.0, Juli 2012
27. AGO (2014) Guidelines Breast Version 2014.1D; http://www.ago-online.de/fileadmin/downloads/leitlinien/mamma/maerz2014/de/2014D_02_Brustkrebsrisiko_und_Praevention.pdf

Gynäkologe 2014 · 47:359–370
DOI 10.1007/s00129-013-3305-9
Online publiziert: 20. Mai 2014
© Springer-Verlag Berlin Heidelberg 2014

G. Naumann
Frauenklinik, Helios-Klinikum Erfurt

Netzgestützte Operationstechniken in der Urogynäkologie

Zusammenfassung

Über Jahrzehnte bewährte vaginale und abdominale Operationsstrategien mit Eigengewebe zeigen zwar akzeptable Ergebnisse mit moderaten Nebenwirkungen, jedoch auch bis 30% Rezidive aufgrund der bestehenden Bindegewebsinsuffizienz. In den vergangenen Jahren etablierte Methoden mit Verwendung von alloplastischen und biologischen Netzen haben vor allem die anatomische Erfolgsrate signifikant erhöht. Doch neben nur moderaten subjektiven Verbesserungen können neue, zum Teil gravierende Nebenwirkungen, wie Netzarrosionen bis zu 20%, Schmerzsyndrome, Dyspareunie, Infektionen, Obstruktionen und Harndrangsyndrome. Aktuelle Leitlinien bestätigen den Einsatz von Netzen in der Rezidivsituation und in individuellen ausgeprägten Primärfällen; für den generellen Einsatz in der Primärsituation des Prolapses gibt es jedoch keinerlei Evidenz. Eine bessere Ausbildung der Operateure, subtile Diagnostik und individuelle umfassende Aufklärung über die geplante Operation und mögliche Alternativen sowie die Überprüfung der Materialien in randomisierten Studien vor Markteinführung helfen zu einer Verbesserung der postoperativen Ergebnisse und Absenkung von Komplikationen und Nebenwirkungen beizutragen.

Schlüsselwörter

Genitalprolaps · Sonographie · Prothesenimplantation · Urininkontinenz · Beckenbodenstörungen

Nachdem Sie diese Lerneinheit absolviert haben,

— kennen Sie die entscheidenden Abläufe der aktuellen Diagnostik und Therapie bei Genitalprolaps.
— haben Sie einen Überblick über den Einsatz von Fremdmaterialien im Bereich des Beckenbodens.
— sind Ihnen die Erfolgsraten von Prolapsrekonstruktionen mit alloplastischen Materialien geläufig.
— sind Sie mit möglichen Risiken und Nebenwirkungen von alloplastischen Meshes vertraut.
— sind Sie über Entwicklungen der Food and Drug Administration und der Arbeitsgemeinschaft für Urogynäkologie und plastische Beckenbodenrekonstruktion (AGUB) zur Etablierung von gesicherten Indikationen zum Netzeinsatz informiert.

> Die Prävalenz von Beckenbodenfunktionsstörungen mit Genitaldeszensus und Harninkontinenz liegt bei Frauen ab 50 Jahren bei bis zu 35%

Bei einer Prävalenz von bis zu 35% aller Frauen ab 50 Jahren gehören Beckenbodenfunktionsstörungen mit Genitaldeszensus und Harninkontinenz zu den häufigsten Erkrankungen der Frau überhaupt. Als **Locus minoris resistentiae** ist der weibliche Beckenboden vielfältigen Belastungen gerade während Schwangerschaft und Entbindung ausgesetzt und zeigt in der 2. Lebenshälfte zunehmend Insuffizienzzeichen mit Aufhebung der geordneten Fixation von muskulären und bindegewebigen Verankerungen und konsekutiven Verlagerungen von Scheide, Blase oder Rektum bis außerhalb der Beckenhöhle. Neben leichten Veränderungen von Blasen-, Scheiden- und/oder Rektumfunktion ohne Einschränkung der **Lebensqualität** finden sich pathologische Zustände bis hin zu gravierenden anatomischen Veränderungen mit massiven Absenkungen und entsprechenden ausgeprägten Störungen der Speicher- und Entleerungsfunktionen der Organe, die eine individuell unterschiedliche Behandlung gelegentlich schwierig gestalten lassen. Insgesamt findet sich ein komplexes Schädigungsmuster struktureller (z. B. Bindegewebsinsuffizienz, mechanische Läsionen, Hysterektomie, Altersdegeneration), biochemischer (z. B. Hormonmangel, Perfusionsdefizite, Kollagenumbau) und neurogener (z. B. Dehnungsschäden, Neuropathie, Läsionen) Ursachen.

> Es besteht ein komplexes Schädigungsmuster struktureller, biochemischer und neurogener Ursachen

Diagnostik

> Aufgabe der Diagnostik ist die Bahnung einer auf den Leidensdruck und das Senkungsausmaß abgestimmten Therapie

Aufgabe einer subtilen Diagnostik ist die Bahnung einer individuellen, auf den persönlichen Leidensdruck und das Ausmaß der Genitalsenkung abgestimmten Therapie. Die klinische Untersuchung beurteilt den Schweregrad der Lageveränderung von vorderem, mittlerem und hinterem Vaginalkom-

Mesh-assisted operation techniques in urogynecology

Abstract

The vaginal and abdominal operation strategies with autologous tissue established for decades show acceptable results with moderate side effects but an up to 30 % relapse due to the existing connective tissue insufficiency. In recent years established methods employing alloplastic and biological meshes have in particular significantly increased the anatomical success rate. However, in addition to only moderate subjective improvements, new and sometimes serious side effects, such as mesh arrosion up to 20 %, pain syndromes, dyspareunia, infections, obstructions and urinary urgency syndrome can occur. Current guidelines confirm the use of meshes in relapse situations and in individual exceptional primary cases; however, there is no scientifically-based evidence for a general application in primary prolapse situations. Improved training of surgeons, refined diagnostics and individual comprehensive informed consent on the planned operation and possible alternatives as well as testing materials in randomized studies before becoming commercially available, all make valuable contributions to an improvement in postoperative results and a reduction of complications and side effects.

Keywords

Pelvic organ prolapse · Ultrasonography · Prosthesis implantation · Urinary incontinence · Pelvic floor disorders

partiment, mögliche Epithellazerationen, Hormonmangelzustände sowie die muskuläre und neurogene Intaktheit der Beckenbodenstrukturen durch Ermittlung der **Levatorkontraktilität** und Erhebung eines neurologischen Status. Immer größere Bedeutung kommt der Ermittlung von Schädigungen tieferer Beckenstrukturen zu, wie Gewebsabrissen vom Arcus tendineus fasciae pelvis, die sich als Lateraldefekte zeigen.

In der Diagnostik kann die **3-D-Sonographie** des Beckenbodens weitere Erkenntnisse über die Lokalisation von bindegewebigen oder muskulären Schädigungen oder Abrissen erbringen und die MRT(Magnetresonanztomographie)-Untersuchung zunehmend ersetzen. Ausgeprägte Lateraldefekte sind dabei gut detektierbar.

Weitere wichtige diagnostische Aspekte sind die Abklärung von Blasenentleerungsstörungen mit Unterscheidung von senkungsbedingter oder durch **Detrusorhypokontraktilität** bedingter Restharnbildung, da die unzureichende Blasenentleerung häufigste Indikation für eine Deszensusoperation darstellt. Ebenso sollten koloproktologische Probleme, wie Obstipation, Stuhlschmieren oder Inkontinenz, gezielt abgeklärt werden, da diese meist nicht Folgen einer Absenkung der hinteren Scheidenwand darstellen und durch eine einfache Deszensuskorrektur nicht saniert werden. Eine individuelle Therapie des Genitaldeszensus berücksichtigt das Ausmaß struktureller Schädigungen, auftretende Symptome und den Leidensdruck der Patientin.

Therapie des Genitaldeszensus

Konservative Therapie

Auch bei offensichtlich notwendiger operativer Intervention sollte die Möglichkeit einer konservativen Therapie der Genitalsenkung geprüft werden. Dies ist bei nur mäßigen Befunden oder fehlendem Leidensdruck besonders angebracht. Das sofortige operative Angehen von Befunden, die nur im Rahmen der ärztlichen Untersuchung auffallen, der Patientin jedoch keine Beschwerden verursachen, sollte der Vergangenheit angehören. Dies trifft auch auf sogenannte prophylaktische Operationen zu („Es könnte noch schlimmer werden", „Später sind Sie vielleicht zu alt für eine Operation"). Jüngere Frauen mit geringem Deszensus können konservativ gut behandelt werden. Auch perationsunwillige oder alte, multimorbiden Patientinnen profitieren von nichtoperativen Maßnahmen.

Grundsätzlich können lokale Östrogenisierung, Prolapsreposition durch moderne Silikonpessare und ein professionelles Beckenbodentraining die Gewebestrukturen konditionieren. Meist sind aber operative Korrekturen zur Beseitigung der **Gewebedislokation** notwendig.

Operative Therapie unter Nutzung von Eigengewebe

Bei der operativen Sanierung von Genitaldeszensus und Prolaps ist die ganzheitliche Betrachtung aller 3 Kompartimente des kleinen Beckens, Blase, Vagina und Rektum, in ihrer Topographie und Funktion unabdingbar. Die Wiederherstellung der Beckenbodenintegrität erfordert ein individuelles Therapiekonzept für jede Patientin. Der **funktionellen Wiederherstellung** kommt mehr Bedeutung zu als einer alleinigen anatomischen Restitution.

Vorderes Kompartiment

Therapie der Wahl zur Behebung eines zentralen Defektes der vorderen Vaginalwand (**Distensionszystozele**) ist die Kolporrhaphia anterior mit Raffung der auseinandergewichenen Faszienanteile mit Plikation der endopelvinen Faszie in der Mittellinie [1]. Die über Jahrzehnte übliche Praxis der Kelly-Stöckel-Nähte mit Denudierung und Raffung der Blasenhalsregion zur gleichzeitigen Sanierung einer **Stressinkontinenz/Belastungsinkontinenz** ist heute aufgrund der schlechten Langzeitergebnisse obsolet. Die vordere Plastik ist keine Inkontinenzoperation. Die vordere Kolporrhaphie würde hier das Problem nicht beheben, sondern durch zusätzlichen Zug eher verstärken. Trotz optimaler Präparations- und Nahttechnik sind Rezidive aufgrund der Verwendung häufig insuffizientem Gewebe nicht vermeidbar (◘ **Tab. 1**).

Bei Lateraldefekt mit Abriss von Faszienstrukturen vom Arcus tendineus fasciae pelvis kann ein „lateral repair" von vaginal durch seitliches Anheften der Vaginalsulci an den **Arcus tendineus** erfolgen, Erfolgsraten von 45–100% werden angegeben [1, 2]. Der vaginale Zugang ist technisch an-

Immer größere Bedeutung hat die Ermittlung von Schädigungen tieferer Beckenstrukturen

Mögliche koloproktologische Probleme sollten gezielt geklärt werden

Eine individuelle Deszensustherapie berücksichtigt strukturelle Schädigungen, Symptome und Leidensdruck

Auch bei offensichtlich notwendiger Operation sollte die Option einer konservativen Therapie geprüft werden

Jüngere Frauen mit geringem Deszensus können konservativ gut behandelt werden

Die Wiederherstellung der Beckenbodenintegrität erfordert ein individuelles Therapiekonzept

Kelly-Stöckel-Nähte mit Denudierung und Raffung der Blasenhalsregion sind obsolet

Der vaginale Zugang ist technisch anspruchsvoll und mit einer relativ hohen Komplikationsrate behaftet

Tab. 1 Sammelstatistik verschiedener Erfolgsraten nach Kolporrhaphia anterior. (Nach [1])

	Anzahl	Follow-up	Erfolgsrate (%)
Stanton et al. [1982]	54	Bis 2 Jahre	85
Macer [1978]	109	5–20 Jahre	80
Walter [1982]	76	1,2 Jahre	100
Porges u. Smilen [1994]	388	2,6 Jahre	97
Colombo [2000]	33	Kolporrhaphia anterior 8–17 Jahre	97
	35	Kolposuspension 8–17 Jahre	66
Sand [2001]	70	Kolporrhaphia anterior 1 Jahr	57
	73	Kolporrhaphia anterior+ Polyglactin 910 Mesh 1 Jahr	75
Weber [2001]	57	Kolporrhaphia anterior 23 Monate	37
	26	Kolporrhaphia anterior+ Vicryl Mesh 23 Monate	42 (keine Netz-komplikationen)

Tab. 2 Erfolgsraten der Vaginaefixatio sacrospinalis nach Amreich-Richter. (Nach [3])

	Studien-design	Anzahl	Mittleres Follow-up (Monate)	Anatomischer Erfolg gesamt (%)	Rezidiv Zystozele (%)	Rekto-zele (%)	Reopera-tionsrate (%)
Morley u. De-Lancey [1988]	Retrospektiv	92	51,6 (1–132)	90	6		4 (5)
Imparato [1992]	Retrospektiv	155	K. A.	90,3	k. A.		k. A.
Shull [1992]	Retrospektiv	81	(24–60)	82	12	1	4 (5)
Pasley [1995]	Retrospektiv	144	35 (6–83)	85,4	7,6	1,4	2 (1,3)
Benson [1996]	RCT	42	30 (12–66)	67 („apex")	28,5	2,3	14 (37)
Paraiso [1996]	Retrospektiv	243	76 (1–190)	79,7 (5-Jahres-Fol-low-up)	15,9	4,9	11 (4,5)
Penalver [1998]	Retrospektiv	160	40 (18–78)	85	6	2,5	11 (6,8)
Colombo u. Milani [1998]	Retrospektiv	62	83 (48–108)	74	14	3	0 (0)
Meschia [1999]	Retrospektiv	91	43 (12–86)	85	13	9	k. A.
Sze u. Karram [1997]	Retrospektiv	75	24 (3–72)	71	21	k. A.	7 (12,9)
Lantzsch [2001]	Retrospektiv	123	58 (6–108)	87	8	1,6	2 (1,6)
Lovatsis u. Drutz [2002]	Retrospektiv	293	(12–30)	97	k. A.	k. A.	(3)
Cruikshank [2003]	Prospektive Kohorte	695	43 (6–60)	89,4	k. A.	k. A.	105 (15)
Nieminen [2003]	Retrospektiv	138	24	78,7	11,5	k. A.	k. A.
Maher [2004]	RCT	48	22 (6–58)	69	14	7	3 (6,3)
Hefni u. El-Toukhy [2006]	Prospektiv	305	57 (24–84)	96	13	0	k. A.
Toglia u. Fagan [2008]	Retrospektiv	64	26,5 (1–72)	78	17	0	2 (3)
Aigmueller [2008]	Prospektiv	55	84 (24–180)	64	29	5	5 (9)
Chou [2010]	Retrospektiv	76	36 (12–60)	91	3,7	k. A.	4 (5,3)

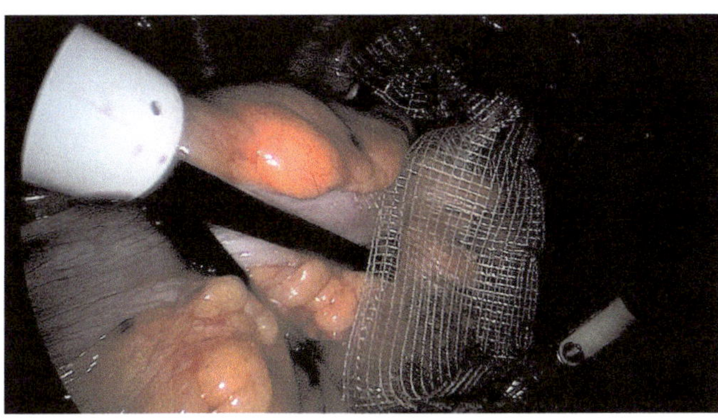

Abb. 1 ◀ Abdominale Sakrokolpopexie mit Fixierung des Vaginalstumpfes über Mesh-Interponat unterhalb des Promontoriums im Bereich S1–S2

spruchsvoll und mit einer relativ hohen Komplikationsrate (v. a. Ureterläsion) behaftet. Daher wird hier zumeist der abdominale Weg zur Korrektur genutzt.

Mittleres Kompartiment

Die Fixation des heruntergewichenen Vaginalstumpfes oder deszendierten Uterus kann von abdominal oder vaginal erfolgen. Ziel ist die **feste Aufhängung** des restlichen Vaginalendes an tragenden Strukturen des kleinen Beckens.

Vaginaler Zugang. Von vaginal kann dies über eine Anheftung am Ligamentum sacrospinale oder sacrotuberale erfolgen, es erfordert jedoch einen erfahrenen Vaginaloperateur. Die Vaginaefixatio sacrospinalis ist eine günstige Operationstechnik gerade für die ältere Patientin mit Erhaltung der Sexualfunktion und Erreichen einer meist adäquaten Länge und Weite des Scheidenrohres und Aufhängung in physiologisch günstiger Lage nach dorsal.

> Die Vaginaefixatio sacrospinalis ist eine günstige Operationstechnik gerade für die ältere Patientin

Eine Begleitrekonstruktion des Beckenbodens, auch in Kombination mit einem Inkontinenzeingriff wie der **TVT(„tension free vaginal tape")-Plastik**, ist jederzeit möglich, der Eingriff kann auch in Regionalanästhesie erfolgen.

Über eine ausgedehnte Kolpotomie wird der Inhalt des Prolapses reponiert. Der Zugang zur Leitstruktur wird zumeist an der rechten Beckenwand in der Nähe der Spina ischiadica geschaffen. Unter Schonung der umliegenden A. und N. pudendus werden 2 nichtresorbierbare Fäden mindestens 2 cm medial der Spina in das Ligament verankert und anschließend durch das proximale Scheidenende oder Cervix uteri geführt. Die beschriebenen Erfolgsraten liegen bei etwa 90% ([3]; ◘ **Tab. 2**). Sze et al. [4] fanden in 34 Peer-reviewed-Arbeiten bei insgesamt 1062 Patientinnen eine Rezidivrate bis 18%, Zystozelen wurden in 8% und Rektozelen in 2%. Es werden die unilaterale (an das rechte Ligament) und bilaterale Aufhängung des Vaginalapex beschrieben. Die gelegentliche Verkürzung und Auslenkung der Scheide nach rechts zeigt zum Teil relevante **Dyspareunieraten**; daher ist diese vaginale Technik für jüngere, sexuell aktive Frauen zumeist nicht zu empfehlen.

> Der Zugang zur Leitstruktur wird meist an der rechten Beckenwand nahe der Spina ischiadica geschaffen

Als weitere vaginale Technik ist die hohe Fixierung des Vaginalstumpfes an die Sakrouterinligamente zu nennen, hier werden Erfolgsraten zwischen 48 und 95% angegeben [3].

Abdominaler Zugang. Auf abdominalem Weg werden Scheidenende, Cervix uteri oder der gesamte Uterus unterhalb des Promontoriums an das Periost spannungsfrei fixiert. Dafür wird ein **Fremdinterponat** aus biologischem oder synthetischem Material genutzt (◘ **Abb. 1**).

Hinteres Kompartiment

Im deutschsprachigen Raum ist die Kolporrhaphia posterior in Verbindung mit einer **Kolpoperineoplastik** die gebräuchlichste Operationsmethode zur Behebung einer Rektozele. Durch Raffung der endopelvinen Faszie in der Medianen über der Rektozele wird ein bindegewebiges Widerlager geschaffen. Zusätzlich werden bei Notwendigkeit die beiden Anteile des M. levator ani zur Verengung des meist stark geweiteten Hiatus genitalis vereinigt. So wird eine stabile Gewebebrücke für das hintere Vaginalkompartiment geschaffen, es kann jedoch auch postoperativ zu Dyspareuniebeschwerden bis hin zur Unmöglichkeit der Kohabitation führen und sollte daher nur noch in Einzelfällen erfolgen. Die Erfolgsraten der hinteren Plastik liegen Sammelstatistiken zufolge bei 83% (76–96%; [5]).

> Die Raffung der endopelvinen Faszie in der Medianen über der Rektozele schafft ein bindegewebiges Widerlager

Tab. 3 Ergebnisse der laparoskopischen Sakrokolpopexie mit einem Follow-up von mindestens 12 Monaten. (Nach [3])

	n	Erfolgsrate	Follow-up	Totale Re-operations-rate	Reoperation bei Rezidiv	Reoperation bei Komplikation	Vaginale Netz-arrosion
Maher [2011]	53	41/53	24	3/53	0/53	1/53	1/53
Price [2010]	84	84/84	24	7/84	4/84	3/84	5/84
Sergent [2011]	124	103/116	34	10/124	k. A.	3/124	4/116
Paraiso [2008]	29	21/23	12	0/29	0/29	0/29	0/29
Sabbagh [2010]	186	122/132	60	8/186	2/186	6/186	5/132
Akladios [2010]	48	46/48	16	8/48	0/48	2/48	1/48
Granese [2009]	138	131/138	43	1/138	0/138	0/138	0/138
Sarlos [2008]	101	98/101	12	4/101	1/101	1/101	1/101
Claerhout [2009]	132	127/132	12	9/132	0/132	9/132	6/132
North [2009]	22	22/22	27,5	1/22	0/22	1/22	1/22
Stepanian [2008]	402	380/402	12	14/402	0/402	11/402	5/402
Agarwala [2007]	74	74/74	24	2/74	0/74	2/74	1/74
Paraiso [2005]	56	k. A.	13	3/56	1/56	2/56	2/56
Rozet [2005]	363	348/363	14	13/363	7/363	6/363	3/363
Ross u. Preston [2005]	51	48/53	60	10/51	3/51	4/51	4/51
Higgs [2005]	103	39/66	60	15/103	11/103	4/103	6/103
Gadonneix [2004]	46	38/46	24	0/46	0/46	0/46	0/46
Antipho [2004]	108	75/100	16	10/108	5/108	0/108	0/108
Cosson [2002]	83	78/83	11	2/83	1/83	1/83	1/83
Σ		2,056/2,271 (90,5%)		132/2,337 (5,9%)	37/2,192 (1,75%)	67/2,340 (2,86%)	56/2,275 (2,46%)

Eine weitere mögliche Technik ist der **„site-specific defect repair"** mit einem individuellen Verschluss sichtbarer Fasziendefekte mit vergleichbaren Erfolgsraten. Transanale Operationen erbringen keine besseren Ergebnisse als transvaginale Eingriffe.

Unter Beachtung der anatomisch relevanten Fixationspunkte wie dem sakrospinalen Ligament oder dem Arcus tendineus fasciae pelvis ist eine konventionelle Reparatur unter Fixation der herabgewichenen Gewebeanteile an diese **anatomischen Landmarken** und Doppelung der Faszie zum Hernienverschluss unverändert eine gute Option, erfordert jedoch eine ausreichende Expertise mit suffizienter Kenntnis der Beckenbodenanatomie und das Vorhandensein tragfähiger, noch intakter Gewebestrukturen.

Problematisch bleibt die Korrektur des insuffizienten Gewebes, das bei bis zu 30% den perspektivischen postoperativen Beckenbodenbelastungen nicht gewachsen ist und **Rezidivsenkungszustände** hervorruft.

Tab. 4 Vaginale Netzeinlage, mögliche Nebenwirkungen und Komplikationen

Netzerosion nach vaginal
Obstruktionen mit Restharnbildung
De-novo-Urgency
Blutungen und Hämatome
Dyspareunie
Schmerzsyndrome, Leistenbeugenschmerz
Fistulierungen
Infektionen (lokal, systemisch z. B. nekrotisierende Fasziitis)
Organläsionen (Harnblase, Urethra, Rektum)

Mesh-Materialien in der Urogynäkologie

In Kenntnis der langjährigen guten Erfahrungen der Allgemeinchirurgen im Umgang mit Bauchwandhernien und deren Versorgung mit synthetischen Netzen hat die Anwendung von alloplastischem Material auch in der Urogynäkologie breiten Einzug gehalten. In Kenntnis der günstigen Materialeigenschaften werden in der Beckenbodenchirurgie überwiegend grobporige monofilamente Polypropylennetze verwendet [6]. Auch biologische Materialien wurden in den letzten Jahren unter der Annahme der besseren Verträglichkeit aufgrund der Degradierbarkeit getestet . Zur Anwendung kamen Schweinedünndarmsubmukosa (SIS), Rinderdermis, Fascia lata von Kadavern und

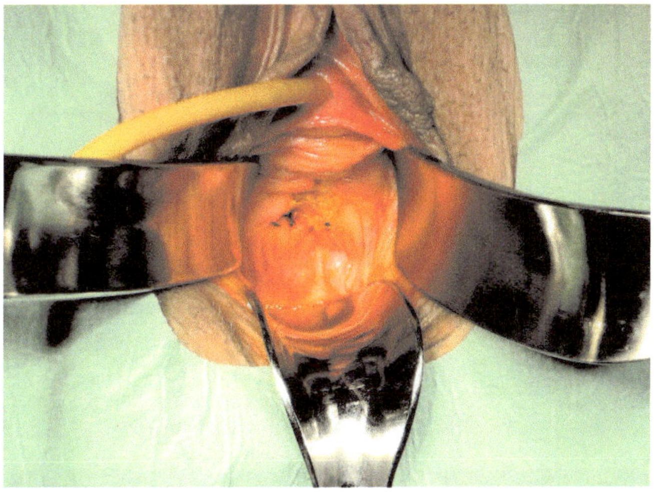

Abb. 2 ▲ Netzarrosion im Bereich der vorderen Vaginalwand

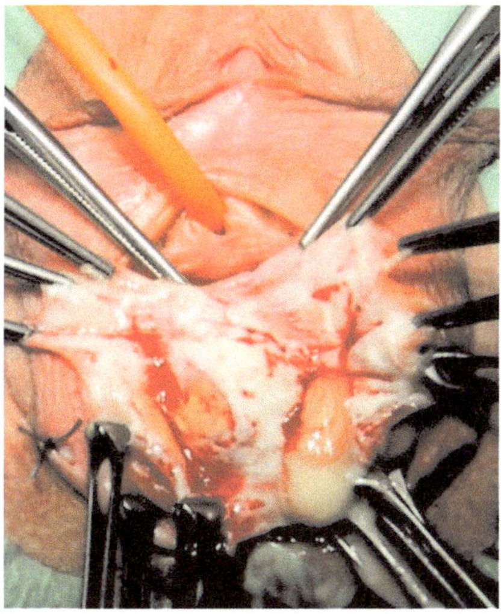

Abb. 3 ◀ Ausgeprägte Infektion mit Abszessbildung bei einliegendem Mesh

azelluläre Matrices. Nach initial guten Erfolgen zeigten sich jedoch deutlich verschlechterte Langzeitergebnisse [7].

Abdominale Rekonstruktion mit Mesh-Materialien

Auf abdominalem Wege kann eine Fixation des herabgewichenen Vaginalstumpfes, der Zervix oder des Uterus durch eine Sakrokolpopexie, Zervikosakropexie oder Hysterosakropexie mit Anheftung am Periosts unterhalb des Promontoriums bei S2 erfolgen. Aufgrund der Distanz wird in den meisten Fällen ein Kunststoffinterponat (Mersilen, Prolen etc.) verwendet. Neben dem offenen Vorgehen ist vielerorts der **endoskopische Zugangsweg** etabliert.

Aufgrund der Distanz wird in den meisten Fällen ein Kunststoffinterponat verwendet

Zahlreiche Studien zeigen gute mittelfristige objektive Erfolgsraten bis zu 90,5% (60–100%) und hohe subjektive Erfolge von 79–98% bei einer mittleren Reoperationsrate von 5,9% ([3]; ◻ **Tab. 3**). Bislang fehlen randomisierte Studien zum Vergleich offenes vs. endoskopisches Vorgehen, das laparoskopische Vorgehen ist jedoch mit einem geringeren Blutverlust, akzeptablen Operationszeiten, einem kürzeren Krankenhausaufenthalt und einer schnelleren Rekonvaleszenzzeit verbunden.

Inzwischen liegen erste Ergebnisse zur laparoskopischen Sakrokolpopexie mit **„robotic surgery"** vor. Dieses Verfahren verkürzt die Lernkurve des Operateurs und verbessert eindrucksvoll die Ergonometrie und Einsehbarkeit des Situs. Die Erfolgsraten scheinen gleichwertig zu sein, die Verfügbarkeit des Systems und die derzeit immensen Kosten stellen allerdings eine deutliche Limitation dar.

Aufgrund unterschiedlicher Operationsstrategien mit Zusatzeingriffen existieren nur wenige vergleichende Studien zu abdominalem und transvaginalem Zugangsweg. Insgesamt scheint die Datenlage einen Vorteil zugunsten der abdominalen Variante zu zeigen.

Die Datenlage scheint einen Vorteil zugunsten der abdominalen Variante zu zeigen

Eine besondere Problematik bildet der ausgeprägte Deszensus oder Prolaps der jungen Frau mit noch nicht abgeschlossener **Familienplanung**. Hier verbietet sich die Hysterektomie, stattdessen wird der Uterus auf vaginalem oder abdominalem Wege durch Hysterofixatio sacrospinalis oder abdominale Hysterosakropexie im kleinen Becken fixiert [8].

Vaginale Rekonstruktion mit Mesh-Materialien

Die Mehrzahl der betroffenen zumeist älteren Patientinnen profitiert von einem vaginalem Eingriff mit deutlich geringerer Morbidität und schnellerer Rekonvaleszenz, der einen möglichen Nachteil einer geringfügigen schlechteren Langzeithaltbarkeit ausgleicht. In Kenntnis der höheren Rezidivraten wurde auch hier begonnen, das insuffiziente Gewebe durch Einlage von Netzmaterialien zu verstärken.

Zunächst wurden Netze individuell zugeschnitten und in die entsprechenden Spatien des vorderen oder hinteren Vaginalkompartiments eingebracht und mit Nähten an den **anatomischen Leitstrukturen** fixiert. Industriell vorgefertigte Netz-Kits mit individuell angepassten Einführhilfen erleichterten die Anwendung auch für den weniger geübten Anwender erheblich.

Industriell vorgefertigte Netz-Kits mit individuell angepassten Einführhilfen erleichterten die Anwendung auch weniger geübten Anwendern

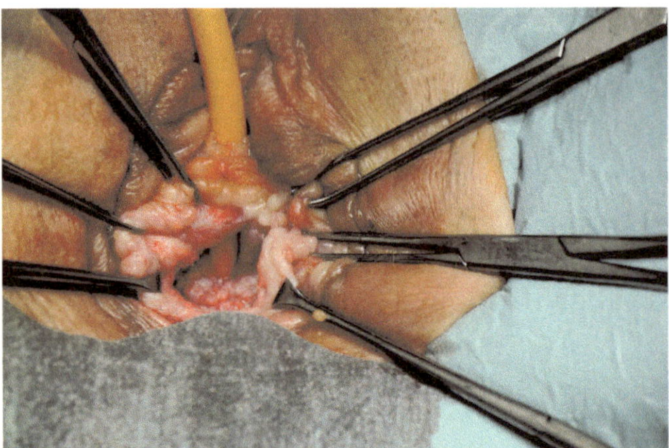

Abb. 4 ◄ Urethra-Scheiden-Fistel nach anteriorem Mesh

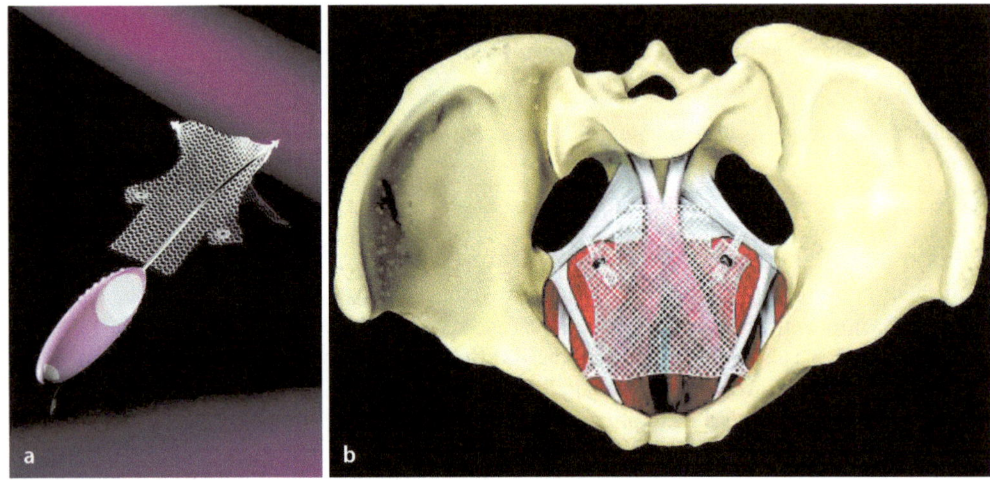

Abb. 5 ▲ **a, b** Elevate® Anterior Mesh. (Mit freundl. Genehmigung von American Medical Systems)

Meshes mit 4-Punkt-Fixation. Die erste Generation dieser Mesh-Kits nutzte die Einlage über den transobturatorischen oder transischiorektalen Weg mit einer 4-Punktfixation am Ligamentum sacrospinale und Arcus tendineus auf beiden Seiten. Die aktuellen Ergebnisse dieser Netzsysteme zeigen hohe anatomische Erfolgsraten von 70–90%, aber auch nennenswerte Nebenwirkungen [3, 9–11].

Typische Nebenwirkungen und Komplikationen (◻ **Tab. 4**) sind Infektionen, Urgency, Dyspareunie, Hämatome, Schmerzsyndrome und Netzerosionen sowie Organläsionen in Harnblase, Harnröhre oder Rektum [12–14]. Im Vordergrund stehen **Erosionsraten** mit bis zu 17% ([10]; ◻ **Abb. 2–4**).

In einem 2013 publiziertem Review [10] mit 20 randomisierten Studien und mehr als 2300 Patientinnen zeigen sich im Vergleich zu Eigengewebsverwendung bessere anatomische Ergebnisse in der Mesh-Gruppe mit jedoch längeren Operationszeiten und größerem Blutverlust. Bei Betrachtung möglicher Organläsionen, postoperativem Schmerzsyndromen, Harnwegsinfekten, De novo Belastungsinkontinenz und Dyspareunie konnten keine Unterschiede beider Gruppen aufgezeigt werden. Weitere randomisierte Arbeiten zeigen die deutlich besseren anatomischen Erfolgsraten bei vaginaler Netzeinlage (◻ **Tab. 5**).

Das über Jahre häufig angewandte Mesh-System ProLift™ Gynecare mit 4-Punkt-Fixation mit Helixnadeln zeigte in einer 5-Jahres-RCT eine Erfolgsrate von 84% mit einer Reoperationsrate von 5% und einer Mesh-Arrosionsrate von 16% [15].

Aufgrund einer nicht zu vermeidenden **Blindpassage** in Analogie zur den transobturatorischen Bändern in der Inkontinenzchirurgie fanden sich auch bei der Netzchirugie zum Teil gravierende Komplikationen mit Hämatomen und ausgeprägten Schmerzsyndrome. Zur Verminderung derartiger Komplikationen wurde das Einbringen und Fixieren des Netzes über eine einzige vaginale Inzision durch sogenannte Single-Incision-Techniken weiterentwickelt. Mit diesen Techniken kann unter optischer oder digitaler Hilfe das Mesh risikofrei an die entsprechenden anatomischen Struk-

Diese Netzsysteme zeigten hohe anatomische Erfolgsraten, aber auch relevante Nebenwirkungen

Randomisierte Studien zeigen deutlich besseren anatomischen Erfolgsraten bei vaginaler Netzeinlage

Zur Verminderung von Komplikationen wurde das Einbringen und Fixieren des Netzes durch Single-Incision-Techniken weiterentwickelt

Tab. 5 Randomisiert kontrollierte Studien mit Vergleich von Polypropylen-Netzeinlagen und traditioneller Eigengewebsrekonstruktion. (Nach [15])

	Patienten (n)	Follow-up (Monate)	Kompartiment	Anatomisches Mesh	Erfolg (%) Nativgewebe	p-Wert
Hiltunen [2007]	104	12	Anterior	93	62	<0,04
Sivaslioglu [2008]	90	12	Anterior	91	72	<0,05
Nieminen [2008]	105	24	Anterior	89	59	<0,05
Nguyen und Burchette [2008]	75	12	Anterior	87	55	<0,05
Carey [2009]	139	12	Anterior, posterior	81	65,6	0,07
Nieminen [2010]	202	36	Anterior	87	59	<0,001
Withagen [2011]	194	12	Alle	90	55	<0,001
Altman [2011]	389	12	Anterior	82	48	0,008
Sokol [2012]	65	12	Alle	38	30	0,45

Tab. 6 Maßnahmen zur Verbesserung der Sicherheit bei Netzeinlage

Subtile Diagnostik unter Abklärung aller Störungen der Blasen- und Rektumfunktion
Individuelle Aufklärung der Patientin unter Beschreibung möglicher Alternativen
Bereitstellung von Informationsmaterialien und Gewährung ausreichender Bedenkzeit
Lokale Östrogenisierung präoperativ und postoperativ lebenslang
Ausreichende operative Expertise und Beherrschung bestimmter Komplikationen
Kleine vaginale Inzisionen
Subtile Präparation unter Wahrung einer intakten Faszie an der Vaginalhaut
Vermeidung exzessiver Blutstillung
Komplett spannungsfreie Netzeinlage
Suffiziente laterale Fixierung des Netzes zur Vermeidung von Dislokationen

turen direkt oder mithilfe von speziellen **Mesh-Ankern** spannungsfrei fixiert werden und damit das Risiko von Komplikationen durch eine Blindpassage weiter abgesenkt werden (◘ **Abb. 5**). Zudem kann unter kontrollierter Fixation des Netzes median der Spina ischiadica im sakrospinalen Ligament eine gleichzeitige suffiziente Fixierung des apikalen Vaginalsegmentes erreicht werden. Damit lässt sich die Rezidivrate noch weiter absenken.

Erste Studienresultate mit Zweijahresergebnissen liegen für das Elevate-System (American Medical Systems, Minnesota, MI, USA) vor [16, 17]. In der Hand des erfahrenen Beckenbodenchirurgen zeigen die Mesh-Einlagen hohe Erfolgsraten mit vertretbaren Risiken.

Im klinischen Alltag finden sich jedoch zunehmend **unkritische Verwendungen** von unterschiedlichen Netzen, mangelhafte Aufklärungen der Patientinnen und fehlendes Aufzeigen von alternativen Methoden. Bereits 2009 gab die US Food and Drug Administration (FDA) eine Warnmeldung heraus; die Datenbank MAUDE ermittelte über 1000 gemeldete Komplikationen, davon bis zu 20% schwerwiegende Komplikationen. Im Jahr 2011 wurde diese **FDA-Warnmeldung** wiederholt [18] und im Rahmen eines Panels wurden klare Empfehlungen für Industrie und Ärzteschaft gegeben.

Im April 2012 wurde eine Aktualisierung von der FDA herausgegeben. Gefordert wurden weitere wissenschaftliche Untersuchungen zum Nutzen und zur Sicherheit neuer transvaginaler Netze sowie von Single-Incision-Schlingen [19].

Zur gleichen Zeit teilte ein Marktführer für transvaginale Netzsysteme (Ethicon von Johnson und Johnson) mit, ab 2013 die Produktion aller vaginalen Netze, z. B. ProLift®, einzustellen. In den USA nehmen Klagen von betroffenen Frauen mit Komplikationen nach Netzeinlage mit hohen Geldforderungen zu. Zwischenzeitlich wurde eine Reihe effektiver Maßnahmen zur Erhöhung der Sicherheit der Patientinnen und effektiven Anwendung von Mesh-Materialien eingeführt. Neben einer deutlichen Verbesserung der operativen Expertise bei Verwendung dieser Systeme im Beckenbodenbereich wird auch eine umfassende Aufklärung und Beratung betroffener Frauen gefordert ([20]; ◘ **Tab. 6**).

Gefordert sind zudem prospektive Studien zur Ermittlung von Effizienz und Sicherheit der alloplastischen Materialien. Derzeit können nur die Inkontinenzprozeduren mit retropubischen und transobturatorischen Schlingen als wissenschaftlich abgesichert gelten. Für alle anderen Schlingen und Netzimplantate erscheint die Datenlage nicht ausreichend konklusiv und muss weiter aufgearbeitet werden.

Entsprechend der aktuellen Leitlinien der Deutschen Gesellschaft für Gynäkologie und Geburtshilfe (DGGG) ist die Verwendung von alloplastischen Netzen der Rezidivsituation und lediglich wenigen Primärfällen mit ausgeprägter Bindegewebsinsuffizienz vorbehalten. Indikationen sind

In der Hand erfahrener Beckenbodenchirurgen zeigen Mesh-Einlagen hohe Erfolgsraten mit vertretbaren Risiken

Eingeführt wurde eine Reihe effektiver Maßnahmen zur Erhöhung von Sicherheit und Effektivität von Mesh-Materialien

Nur Inkontinenzprozeduren mit retropubischen und transobturatorischen Schlingen gelten zurzeit als wissenschaftlich abgesichert

- Rezidiv nach urogynäkologischen Eingriffen,
- spezielle Primärfälle mit insuffizientem Eigengewebe und
- ggf. Primärfälle in der Postmenopause.

Die Arbeitsgemeinschaft für Urogynäkologie und plastische Beckenbodenrekonstruktion (AGUB) der Deutschen Gesellschaft für Gynäkologie und Geburtshilfe unternehmen in diesem Zusammenhang große Anstrengungen und initialisieren zurzeit eine zentrale **Studienplattform**, die sauber angelegte prospektive Studien mit schneller Rekrutierung und Auswertung ermöglichen soll. In dieses Projekt werden auch die kooperierenden Produktionsfirmen mit eingebunden. Zudem steht der Arbeitsgemeinschaft ein **zentrales Dokumentationsregister** für Inkontinenz- und Prolapsoperationen auf Internetbasis zur Verfügung. Dort können klinische Daten zu Erfolg und Risiko dieser Eingriffe gerade für den klinischen Alltag gesammelt und jedem Anwender zur Verfügung gestellt werden.

Neue Materialien befinden sich in der Entwicklung. Neben teilresorbierbaren Meshes mit dann deutlich geringerem Permanentanteil und antibakteriell und antiinflammatorisch beschichteten Materialien werden neue Grundsubstanzen wie das PVDF (Polyvinylidenfluorid) eingesetzt, um bessere Gewebeverträglichkeiten und Langzeiterfolge zu erzielen.

> Entwickelt werden teilresorbierbare Meshes, antibakteriell und antiinflammatorisch beschichtete Materialien sowie neue Grundsubstanzen (etwa PVDF)

Fazit für die Praxis

- Die Verwendung von alloplastischen Materialien in der operativen Therapie des Genitalprolapses erhöht signifikant die anatomischen Erfolgsraten und ist in der Hand des erfahrenen Beckenbodenchirurgen mit vertretbaren Risiken und Nebenwirkungen behaftet.
- Mögliche Risiken, wie Arrosionen, Dyspareunie, Schmerzsyndrome und Urgency, müssen beachtet und adäquat behandelt werden.
- Der Einsatz von Meshes muss mit der Patientin individuell besprochen werden und mögliche Alternativen sind ihr zu erläutern.

Korrespondenzadresse

PD Dr. G. Naumann
Frauenklinik, Helios-Klinikum Erfurt
Nordhäuser Str. 74, 99089 Erfurt
gert.naumann@helios-kliniken.de

Einhaltung ethischer Richtlinien

Interessenkonflikt. G. Naumann weist auf Referententätigkeit für die Firmen Astellas, Allergan, AMS und Bard hin.

Dieser Beitrag beinhaltet keine Studien an Menschen oder Tieren. Alle Patienten, die über Bildmaterial oder anderweitige Angaben innerhalb des Manuskripts zu identifizieren sind, haben hierzu ihre schriftliche Einwilligung gegeben. Im Falle von nicht mündigen Patienten liegt die Einwilligung eines Erziehungsberechtigten oder des gesetzlich bestellten Betreuers vor.

Literatur

1. Maher C (2013) Anterior vaginal compartment surgery. Int Urogynecol J 24:1791–1802
2. Richardson AC (1993) Transabdominal paravaginal repair. In: Nichols DH (ed) Gynecologic and obstetric surgery. Mosby, St. Louis, pp 465–471
3. Barber MD, Maher C (2013) Apical prolapse. Int Urogynecol J 24:1815–1833
4. Sze EHM, Karram MM (1997) Transvaginal repair of vault prolapse: a review. Obstet Gynecol 89:466–475
5. Karram M, Maher C (2013) Surgery for posterior vaginal prolapse. Int Urogynecol J 24:1835–1841
6. Amid PK (1997) Classification of biomaterials and their related complications in abdominal wall hernia surgery. Hernia 1:15–21
7. Cox A, Herschorn S (2012) Evaluation of current biologic meshes in pelvic organ prolapse repair. Curr Urol Rep 13:247–255
8. Gutman R, Maher C (2013) Uterine-preserving POP surgery. Int Urogynecol J 24:1803–1813

9. Maher C, Feiner B, Baessler K et al (2011) Surgical management of pelvic organ prolapse in women: the updated summary version cochrane review. Int Urogynecol J 22:1445–1457

10. Min H, Li H, Bingshu L et al (2013) Meta-analysis of the efficacy and safety of the application of adjuvant material in the repair of anterior vaginal wall prolapsed. Arch Gynecol Obstet 287:919–936

11. Sergent F, Resch B, Al-Khattabi M et al (2011) Transvaginal mesh repair of pelvic organ prolapse by the transobturator-infracoccygeal hammock technique: long-term anatomical and functional outcomes. Neurourol Urodyn 30:384–389

12. Bako A, Dhar R (2009) Review of synthetic mesh-related complications in pelvic floor reconstructive surgery. Int Urogynecol J 20:103–111

13. Petri E, Niemeyer R, Martan A et al (2005) Reasons for and treatment of surgical complications with alloplastic slings. Int Urogynecol J 17:3–13

14. Jonsson Funk M, Visco AG, Weidner AC et al (2013) Long-term outcomes of vaginalmesh versus native tissue repair for anterior vaginal wall prolapse. Int Urogynecol J 24:1279–1285

15. Jacquetin B, Hinoul P, Gauld J et al (2013) Total transvaginal mesh (TVM) technique for treatment of pelvic organ prolapse: a 5-year prospective follow-up study. Int Urogynecol J 24:1679–1686

16. Moore RD, Mitchell GK, Miklos JR (2012) Single-incision vaginal approach to treat cystocele and vault prolapse with an anterior wall mesh anchored apically to the sacrospinous ligaments. Int Urogynecol J 23:85–91

17. Rapp DE, King AB, Rowe B et al (2014) Comprehensive evaluation of anterior elevate system for the treatment of anterior and apical pelvic floor descent: 2-year follow-up. J Urol 191:389–394

18. http://www.fda.gov/MedicalDevices/Safety/AlertsandNotices/ucm262435.htm. Zugegriffen: 29. Februar 2012

19. Murphy M, Holzberg A, Raalte H van et al (2012) Time to rethink: an evidence-based response from pelvic surgeons to the FDA safety communication: „UPDATE on Serious Complications Associated with Transvaginal Placement of Surgical Mesh for Pelvic Organ Prolapse". Int Urogynecol J 23:5–9

20. Haylen BT, Freeman RM, Swift SE et al (2011) An international urogynecological association (IUGA)/international continence society (ICS) joint terminology and classification of the complications related directly to the insertion of prostheses (meshes, implants, tapes) and grafts in female pelvic floor surgery. Int Urogynecol J 22:3–15

21. Brubaker L, Cundiff GW, Fine P et al (2006) Abdominal sacrocolpopexy with Burch colposuspension to reduce urinary stress incontinence. N Engl J Med 354:1557–1566

Gynäkologe 2014 · 47:427–434
DOI 10.1007/s00129-014-3388-y
Online publiziert: 30. Mai 2014
© Springer-Verlag Berlin Heidelberg 2014

A. Mehnert
Abteilung für Medizinische Psychologie und Medizinische Soziologie,
Sektion Psychosoziale Onkologie, Universitätsklinikum Leipzig

Psychoonkologie

Zusammenfassung

Die Psychoonkologie als interdisziplinäres Fachgebiet umfasst ein breites Spektrum an Aufgabenstellungen, die darauf abzielen, Krebspatienten und Angehörige beim Umgang mit den Krankheits- und Behandlungsfolgen zu unterstützen, psychische Belastungen zu reduzieren und ein höchstes Maß an Selbständigkeit und Lebensqualität zu erhalten. Psychoonkologische Versorgung beinhaltet die Identifikation psychosozialer Belastungen und Unterstützungsbedürfnisse bei Patienten und Angehörigen, die zeitnahe Zuweisung bzw. das Ermöglichen des Zugangs zu psychosozialen Unterstützungsangeboten sowie die psychosoziale Unterstützung im Rahmen der Diagnostik, Therapie, Rehabilitation und Nachsorge sowie der palliativen Versorgung.

Schlüsselwörter

Psychische Komorbidität · Disstress · Krebs · Lebensqualität · Psychosoziale Unterstützung

Dieser Beitrag erschien ursprünglich in der Zeitschrift *Der Onkologe* (2013) 19:781–788, DOI 10.1007/s00761-013-2551-8. Die Teilnahme an der zertifizierten Fortbildung ist nur einmal möglich.

Nach dieser Lektüre werden Sie

— die häufigsten psychosozialen Belastungen bei Krebspatienten und Angehörigen kennen,

— wichtige Empfehlungen für eine patientenzentrierte psychosoziale Versorgung von Krebspatienten geben können,

— wichtige Merkmale psychosozialer Screeninginstrumente kennen,

— einen Überblick über zentrale Konzepte und Zielsetzungen psychoonkologisch-psychotherapeutischer Ansätze haben.

Hintergrund

Die Psychoonkologie beschäftigt sich als ein interdisziplinäres Fachgebiet mit der Bedeutung psychosozialer Faktoren in der Entwicklung und dem Verlauf von Krebserkrankungen sowie den individuellen, familiären und sozialen Prozessen der **Krankheitsverarbeitung**. Die systematische Nutzung psychoonkologischer Erkenntnisse ist im Rahmen der Prävention, Früherkennung, Diagnostik, Behandlung, Rehabilitation, Nachsorge und palliativen Versorgung bedeutsam [1].

Psychische Belastungen bei Krebspatienten

Trotz zahlreicher diagnostischer und medizinischer Fortschritte, die in den letzten Jahren zu einem Anstieg der Überlebensraten in Deutschland und anderen Industrieländern geführt haben [2, 3], ist eine Krebserkrankung und deren Behandlung für viele Patienten mit z. T. erheblichen psychosozialen Belastungen verbunden. Die Diagnose Krebs ruft bei Patienten und Angehörigen häufig eine Bandbreite emotionaler Belastungsreaktionen hervor. Während der Diagnose und im Verlauf der Erkrankung sind Betroffene mit einer Vielzahl biologischer und psychosozialer Stressoren konfrontiert.

In **Abb. 1** sind krebs- und behandlungsspezifische sowie **psychosoziale Stressoren**, die in komplexen Wechselwirkungen mit individuellen und partnerschaftlichen Merkmalen stehen und zu unterschiedlichen Belastungsreaktionen führen können, dargestellt [4]. Nach diesem Modell umfassen **biologische Stressoren**, die aufgrund der Krankheit und/oder den Folgen multimodaler Behandlungen auftreten können, vor allem Schmerzen und belastende körperliche Symptome sowie neurobiologische Veränderungen, die mentale und verhaltensbezogene Stressreaktionen wie auch psychische Störungen beeinflussen [4]. So können bspw. Stoffwechselstörungen, neurologische Erkrankungen, endokrine Faktoren, Herz-Kreislauf-Erkrankungen, Erkrankungen der Lunge und verschiedene Medikamente (z. B. Kortikosteroide, Interferon) zu erhöhten psychischen Belastungszuständen führen.

Häufige psychosoziale Folgen der Erkrankung und Behandlung sind Funktionsstörungen und Funktionsverlust, Abhängigkeit von anderen und Veränderungen im Aussehen; sie können eine Bedrohung für das Gefühl der Kontrolle sowie für die eigene Identität darstellen. Patienten und Angehörige sind mit Unsicherheit und **Veränderungen in Beziehungen**, Veränderungen der Bindungssicherheit und der sozialen Rollen konfrontiert [5, 6]. Sie stehen vor schwierigen Behandlungsentschei-

---

Psycho-oncology

Abstract

Psycho-oncology is an interdisciplinary discipline that encompasses a wide range of tasks which aim to support cancer patients and their families in dealing with the disease and treatment consequences, reduce psychological distress and to maintain a high level of independence and quality of life. Psycho-oncological care involves the identification of psychosocial stressors and supportive care needs in patients and their relatives, the timely allocation and enabling access to psychosocial support services and the provision of psychosocial support during diagnosis, treatment, rehabilitation, aftercare and palliative care.

Keywords

Mental comorbidity · Distress · Cancer · Quality of life · Psychosocial support

---

Die Psychoonkologie beschäftigt sich mit psychosozialen Faktoren in der Entwicklung und im Verlauf von Krebserkrankungen

Die Diagnose Krebs ruft bei Patienten und Angehörigen eine Bandbreite emotionaler Belastungsreaktionen hervor

Die psychosozialen Folgen der Erkrankung können eine Bedrohung für das Gefühl der Kontrolle sowie für die eigene Identität darstellen

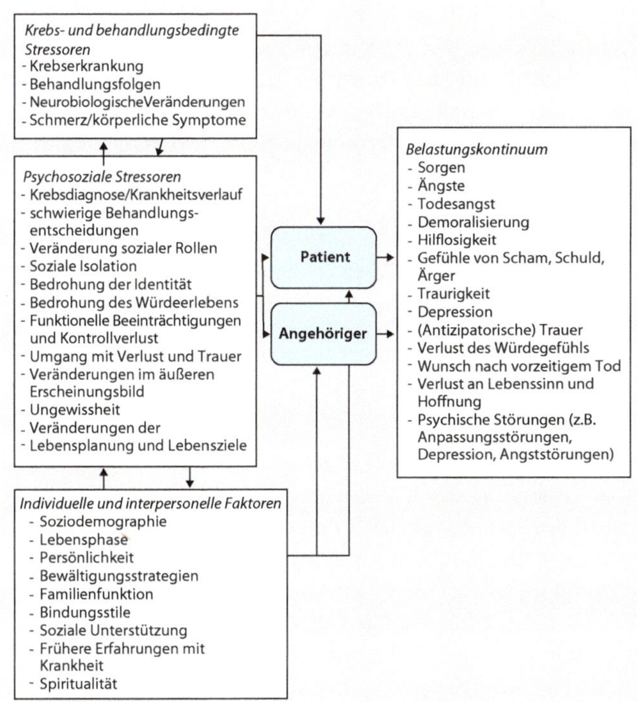

Abb. 1 ◀ Modell der Belastungsfaktoren und Belastungen bei Krebspatienten und Angehörigen. (Adaptiert aus [4])

dungen und müssen sich gleichzeitig um die praktische Organisation der Behandlung, der Pflege und des Alltags kümmern. Darüber hinaus können sich Lebensziele und Lebenspläne im Verlauf der Erkrankung verändern. Individuelle und partnerschaftliche Merkmale wie Alter oder Bildung, Persönlichkeitseigenschaften, individuelle Bewältigungsstrategien, Familienfunktionen, die wahrgenommene soziale Unterstützung und vorherige Erfahrung mit Krankheit und anderen Lebenskrisen können sowohl die Wahrnehmung von Stressoren als auch das Auftreten von psychosozialen Belastungen und psychische Störungen beeinflussen [4].

Bei vielen Krebspatienten sind die körperliche Symptombelastung, die Auswirkungen der Behandlungen und die psychische Belastung eng miteinander verbunden. So leiden zahlreiche Patienten unter einer hohen Symptombelastung, die z. T. noch Monate und Jahre nach der primären Krebstherapie bestehen bleibt oder auch angesichts längerfristiger Therapien und Komplikationen im Krankheitsverlauf neu auftreten kann. Das Kontinuum der psychischen und verhaltensbezogenen Stressreaktionen umfasst eine Vielzahl emotionaler Zustände. Dazu gehören Sorgen, Ängste, Todesangst, Gefühle der Hilflosigkeit und des Bedauerns, Scham, Schuld oder Wut, Trauer, Demoralisierung, Verlust von Sinn und Hoffnung sowie (antizipatorische) Trauer. Zahlreiche Studien weisen darauf hin, dass die psychische Belastung von „normalen" adaptiven Emotionen bis hin zu schweren und **klinisch relevanten Symptomen** reicht, die die diagnostischen Kriterien für Anpassungsstörungen, Angststörungen oder Depression erfüllen [7].

Bei bis zu 50% der Patienten mit einer Krebserkrankung liegt eine erhöhte psychische Belastung vor [8–10]. Die häufigsten Störungsbilder entsprechend ICD-10 bzw. DSM-IV sind Anpassungsstörungen mit gemischt ängstlich-depressiver Verstimmung (ca. 13%), affektive Störungen/Depression (ca. 11%) und Angststörungen (ca. 10%). Seltener treten akute Belastungsstörung (5%) wie posttraumatische Belastungsstörungen (3%) sowie somatoforme Störungen auf [11, 12].

Psychische Belastungen bei Angehörigen

Psychosoziale Belastungen betreffen nicht nur die Patienten, sondern vor allem auch den Partner, die Familie, Freunde und andere Bezugspersonen. Besonders im Rahmen der palliativen Versorgung spielen Angehörige eine wichtige Rolle, sowohl in Bezug auf ihre emotionale und soziale Unterstützung für den Patienten als auch hinsichtlich der Aufrechterhaltung der täglichen Aktivitäten im Haushalt und bei der Arbeit. Darüber hinaus sind schwierige Behandlungsentscheidungen gerade für Angehörige, die z. T. eng in den Prozess der Pflege eines Patienten mit einer unheilbaren Krankheit ein-

Individuelle und partnerschaftliche Merkmale beeinflussen die Wahrnehmung von Stressoren

Das Kontinuum der psychischen und verhaltensbezogenen Stressreaktionen umfasst eine Vielzahl emotionaler Zustände

Die häufigsten Störungsbilder sind Anpassungsstörungen (ca. 13%), affektive Störungen/Depression (ca. 11%) und Angststörungen (ca. 10%)

Besonders im Rahmen der palliativen Versorgung spielen Angehörige eine wichtige Rolle

gebunden sind, häufige Belastungssituationen [13], die nicht selten auch zu Konflikten zwischen den Patienten, Angehörigen und dem Behandlungsteam führen können. Viele Studien zeigen ein hohes Maß an emotionalen Belastungen und **antizipatorischer Trauer** bei Angehörigen insbesondere bei Anzeichen klinischer Instabilität, plötzlichen gesundheitlichen Veränderungen, Depressionen und kognitiven Beeinträchtigungen des Patienten sowie in der terminalen Phase der Erkrankung [14].

Psychosoziale Versorgungssituation

Zu den häufigsten psychoonkologischen Versorgungsbereichen gehören

- psychosoziale Krebsberatungsstellen,
- das Akutkrankenhaus,
- die onkologische Rehabilitation und
- die ambulante psychotherapeutische Versorgung.

Im Akutkrankenhaus erfolgt die psychosoziale Versorgung für Krebspatienten in der Regel im Rahmen der stationären oder ambulanten Versorgung durch Konsiliar- und Liaisondienste sowie Institutsambulanzen. Zuständig sind in der Regel Fachabteilungen für medizinische Psychologie, Psychosomatik und Psychiatrie oder eigenständige Abteilungen in onkologischen Zentren.

Eine **patientenzentrierte Versorgung** in der Onkologie wird seit einigen Jahren in nationalen wie internationalen Leitlinien und Versorgungsempfehlungen als Zielsetzung für eine umfassende Versorgung von Krebspatienten gefordert. So wird die Verbesserung der Erkennung des psychosozialen Unterstützungsbedarfs und der Therapie behandlungsbedürftiger psychischer Störungen bei Krebskranken und Angehörigen wie auch die Sicherstellung der notwendigen psychoonkologischen und psychosozialen Versorgung im ambulanten und stationären Bereich im Rahmen des Nationalen Krebsplans (Ziel 9: angemessene und bedarfsgerechte psychoonkologische Versorgung) angestrebt. Dies beinhaltet u. a. die Berücksichtigung patientenseitiger Unterstützungsbedürfnisse in Diagnostik, Beratung, Begleitung und Therapie. Dabei ist neben der Verlängerung der Lebenszeit die Verbesserung bzw. der **Erhalt der gesundheitsbezogenen Lebensqualität** ein zentrales Zielkriterium der onkologischen Versorgung. Psychosoziale und psychoonkologische Unterstützungsangebote tragen in einem erheblichen Maße dazu bei [15].

Um eine evidenzbasierte psychosoziale Versorgung von Krebspatienten zu fördern, hat das US-amerikanische Institut für Medizin [16] deshalb folgende Empfehlungen aufgestellt:

- Förderung einer effektiven Kommunikation zwischen Patienten und einem Behandlungsteam, das den patientenseitigen Präferenzen und Bedürfnissen mit Respekt begegnet,
- Identifikation des Bedarfs an psychosozialer Unterstützung,
- Zuweisung bzw. Ermöglichen des Zugangs von Patienten und Angehörigen zu Unterstützungsangeboten,
- Unterstützung von Patienten und Angehörigen beim Umgang mit den vielfältigen Krankheitsfolgen,
- Koordination der psychosozialen und biomedizinischen Gesundheitsversorgung,
- kontinuierliche Evaluation der spezifischen Angebote der Gesundheitsversorgung bezüglich ihrer Effektivität und die gleichzeitige Implementierung eines beständigen Verbesserungsmanagements.

Die Versorgungssituation in vielen onkologischen Behandlungszentren ist trotz zahlreicher notwendiger und wichtiger Verbesserungen hinsichtlich der Implementierung psychosozialer Versorgungsangebote für Krebspatienten dadurch gekennzeichnet, dass patientenseitige Bedürfnisse nach psychosozialer und psychoonkologischer Unterstützung meist nicht oder nicht ausreichend erkannt werden [17]. Wird der Bedarf erfasst, fehlt in der Praxis häufig eine zeitnahe Bereitstellung entsprechender Unterstützungsangebote, sodass zahlreiche Patienten und Angehörige keine Hilfe erhalten, obwohl sie von Unterstützungsangeboten profitieren könnten [18]. Die Ursachen für diese Situation sind vielfältig. Zu nennen sind u. a. ungenügendes Wissen über psychosoziale Belastungen und deren Erfassung, **unzureichende Kommunikation** über psychosoziale Belastungen, divergente Bedarfseinschätzungen, **Ängste vor Stigmatisierung**, Schwierigkeiten der Erfassung psychischer Belastungen bei dominanten körperlichen Symptomen sowie ungenügende personelle, zeitliche und finanzielle Ressourcen. Die Folgen nicht erkannter psychosozialer Belastungen und Unterstützungsbedürfnisse

Im Akutkrankenhaus erfolgt die psychosoziale Versorgung durch Konsiliar- und Liaisondienste

Im Rahmen des Nationalen Krebsplans wird die Verbesserung der Erkennung des psychosozialen Unterstützungsbedarfs angestrebt

In der Praxis fehlt häufig eine zeitnahe Bereitstellung entsprechender Unterstützungsangebote

Die Folgen nicht erkannter psychosozialer Belastungen sind z. B. Schmerzen und Schlafstörungen

umfassen eine höhere Anzahl und Intensität (psycho-)somatischer Symptome wie Schmerzen und Schlafstörungen, eine höhere Anzahl ärztlicher Konsultationen, die aus Angst heraus resultieren, eine geringere Funktionsfähigkeit und Lebensqualität, eine geringere Therapieadhärenz, größere Schwierigkeiten im Umgang mit der Krebserkrankung (Coping) sowie ein höheres Risiko für gesundheitsschädigendes Verhalten (u. a. Alkohol- und Tabakkonsum, Essverhalten).

Psychosoziales Screening

Die Verbesserung des Zugangs zu psychosozialen und psychoonkologischen Unterstützungsangeboten setzt eine zielgerichtete Diagnostik bzw. ein psychosoziales Screening voraus. Dabei stellt die frühzeitige und kontinuierliche Erfassung von Art und Ausmaß psychosozialer Belastungen ein Qualitätsmerkmal dar. Die Diagnostik psychischer Belastungen und psychischer Störungen bei Patienten mit schweren körperlichen Krankheiten ist von zentraler Bedeutung, stellt den Kliniker jedoch vor eine Reihe von Herausforderungen [19].

Im klinischen Alltag stehen meist nur begrenzte Ressourcen zur Verfügung, die die Einführung eines psychosozialen Screeninginstruments (**Kurz- und Ultra-Kurz-Screenings**) nahelegen [20]. Ein Screening für psychosoziale Belastungen und psychische Störungen weist mit einer spezifischen Wahrscheinlichkeit auf das Vorliegen bzw. das Fehlen einer Belastung hin. Die Auswertung erfolgt meist über einen bestimmten Grenz- oder Schwellenwert (Cut-off-Wert), der definiert, ob die Summe der gegebenen Antworten das Vorliegen einer psychischen Störung bzw. psychosozialen Belastung wahrscheinlich macht oder nicht. Screenings können belastungsübergreifend (u. a. Disstress) oder spezifisch für bestimmte Symptome (u. a. Depressivität) sein. Von der Arbeitsgemeinschaft Psychoonkologie (PSO) der Deutschen Krebsgesellschaft (DKG) werden in einer Broschüre folgende Screeningverfahren zur psychosozialen Belastung empfohlen [21]:

- NCCN-Disstress-Thermometer (DT),
- Hospital Anxiety and Depression Scale (HADS),
- Hornheider Screeninginstrument (HSI),
- Fragebogen zur Belastung von Krebskranken (FBK) und
- die psychoonkologische Basisdokumentation (PO-Bado).

Die Erfassung komorbider psychischer Störungen und Belastungen und deren Auswirkungen auf die gesundheitsbezogene Lebensqualität von Krebspatienten ist eine wichtige Grundlage für die zeitnahe Zuweisung zu psychosozialen Versorgungsangeboten. Das Vorliegen psychischer Symptome oder einer psychischen Störung muss jedoch nicht mit dem subjektiven Bedürfnis betroffener Patienten oder Angehöriger nach psychosozialer Unterstützung einhergehen oder der individuellen Bereitschaft, entsprechende Angebote wahrzunehmen.

Psychotherapeutische Zielsetzungen und Zugänge

In den letzten Jahren wurde eine Vielzahl effektiver psychologischer und psychosozialer Interventionen entwickelt, implementiert und evaluiert, die speziell auf die psychosozialen Belastungen und Unterstützungsbedürfnisse von Krebspatienten und Angehörigen fokussierten [22, 23]. Die psychoonkologische und psychotherapeutische Versorgung von Patienten mit einer Krebserkrankung und ihren Angehörigen beinhaltet eine Bandbreite unterschiedlicher Interventionsansätze, die einem supportiven, ressourcenorientierten und multidisziplinären Ansatz verpflichtet sind. Diese Interventionen umfassen in **einzel- oder gruppentherapeutischen Angeboten** u. a.:

- Psychoedukation und Beratung,
- kognitiv-verhaltenstherapeutische Interventionen,
- tiefenpsychologische Verfahren,
- narrative Interventionen,
- Entspannungsverfahren und geleitete Imagination,
- achtsamkeitsbasierte Interventionen,
- sinnbasierte Interventionen,
- Kunst- und Musiktherapie,
- familienzentrierte Trauertherapie und
- therapeutische Ansätze, die auf das Würdeerleben der Patienten fokussieren.

Die frühzeitige und kontinuierliche Erfassung von Art und Ausmaß psychosozialer Belastungen ist ein Qualitätsmerkmal psychosozialen Screenings

Das NCCN-Disstress-Thermometer ist ein Screeninginstrument zur Erfassung psychischer Belastung

Die Erfassung komorbider psychischer Störungen ist wichtig für die zeitnahe Zuweisung zu psychosozialen Versorgungsangeboten

Die psychoonkologische und psychotherapeutische Versorgung ist supportiv, ressourcenorientiert und multidisziplinär

Gruppentherapeutische Angebote sind insbesondere mit Patienten in frühen Krankheitsstadien gut durchführbar

Der Zeitrahmen für psychosoziale und psychotherapeutische Interventionen ist begrenzt

Auf der körperlichen Ebene zielt die psychoonkologische Intervention u. a. auf die Linderung der Krankheits- und Behandlungsfolgen

Ein weiteres Ziel kann die Förderung der Motivation sein, aktiv am Leben teilzunehmen

Auf der sozialen Ebene umfasst die psychoonkologische Arbeit u. a. Beratung zu Sozialleistungen und Selbsthilfeangebote

Gruppentherapeutische Angebote sind insbesondere mit Patienten in frühen Krankheitsstadien gut durchführbar oder auch mit Angehörige z. B. im Rahmen der **Trauerverarbeitung** (u. a. bei Gefühlen der Einsamkeit und sozialen Isolation). Der Einsatz von Psychopharmaka in Kombination mit psychotherapeutischen Interventionen kann bei Patienten mit hohen psychischen Belastungen und psychischen Störungen indiziert sein, sollte aber mit der onkologischen Behandlung abgeklärt werden.

Die psychoonkologische und psychotherapeutische Arbeit unterscheidet sich in mehrfacher Hinsicht von psychologischen Interventionen für körperlich gesunde Personen. Der Zeitrahmen für psychosoziale und psychotherapeutische Interventionen ist begrenzt. Häufig können Patienten nur wenige Male gesehen werden, in Abhängigkeit von der körperlichen Verfassung, dem Verlauf der Krankheit und der stationären oder ambulanten Versorgung. Die begrenzte Zeit hat Implikationen für die Entwicklung einer vertrauensvollen und nachhaltigen therapeutischen Beziehung und die psychotherapeutische Behandlungsplanung. Letzteres hängt oft vom Verlauf der Erkrankung und den sich z. T. rasch verändernden psychosozialen Unterstützungsbedürfnissen der Patienten und Angehörigen ab. Psychoonkologische Arbeit erfordert medizinische und therapeutische Kenntnisse einschließlich Informationen über gängige Behandlungen und **Behandlungsnebenwirkungen** wie kognitive Beeinträchtigungen oder behandlungsinduzierte psychische Belastungen sowie eine enge Zusammenarbeit mit dem onkologischen Behandlungsteam. Der manchmal unvorhersehbare Verlauf der Krankheit stellt weiterhin hohe Anforderungen in Bezug auf Flexibilität, Einfühlungsvermögen und Verständnis für die Situation des Patienten. Zielsetzungen psychoonkologischer Interventionen auf der körperlichen Ebene umfassen u. a. im Sinne der Sekundär- und Tertiärprävention die Linderung der Krankheits- und Behandlungsfolgen (u. a. Schmerzen), lernen mit Krankheitsfolgen und Behinderung umzugehen, Unterstützung bei der Verbesserung der körperlichen Funktionsfähigkeit, Förderung eines gesunden Lebensstils (Bewegung, Ernährung, Schlaf).

Zielsetzungen auf der **psychologischen Ebene** sind u. a.

- Psychoedukation und Reduktion psychischer Komorbidität und psychischer Belastungen,
- lernen, mit Ängsten und anderen psychischen Belastungen umzugehen,
- Stärkung des Selbstwert- und Würdegefühls trotz körperlicher Veränderungen und (zunehmender) Abhängigkeit von anderen,
- Akzeptanz der eigenen Schwäche und reduzierten Unabhängigkeit,
- Aufzeigen neuer Lebensperspektiven,
- Förderung von Zuversicht und Hoffnung (Alternativen zur Hoffnung auf Heilung),
- Integration der Krankheitserfahrung in subjektiv schlüssige Lebenszusammenhänge,
- Mobilisierung innerer Ressourcen,
- Würdigung von Stärken und Errungenschaften im Leben des Patienten,
- Akzeptanz der Veränderung und
- Umgang mit Sterben, Tod, Trauer sowie Abschied nehmen.

Weiterhin können Ziele wie die Förderung der Motivation, aktiv am Leben teilzunehmen, die Rückkehr ins Erwerbsleben und der Umgang mit der Erkrankung am Arbeitsplatz, die Verringerung von Gefühlen der Isolation und Einsamkeit und die Verringerung von Gefühlen der Ausgrenzung im Vordergrund stehen.

Auf der **partnerschaftlichen und familiären Ebene** stehen folgende Zielsetzung im Vordergrund:
- Förderung der Kommunikation,
- Stärkung oder Klärung der Beziehungen zwischen Patient, Partner und Familie,
- Umgang mit Nähe, Intimität und Sexualität,
- Umgang mit sexuellen Funktionsstörungen und Fertilitätsstörungen,
- Unterstützung von Eltern krebskranker Kinder,
- Unterstützung von Kindern krebskranker Eltern und
- Pflege Angehöriger.

Auf der sozialen Ebene umfasst die psychoonkologische Arbeit u. a. Beratung zu Sozialleistungen (u. a. Haushalt, Arbeit, Rehabilitation, Rente), Information über medizinisch/pflegerische und psychosoziale Unterstützungsangebote (lokal, webbasiert) sowie Information über Selbsthilfeangebote.

Auf der Ebene der medizinischen Behandlung bietet die psychoonkologische Versorgung u. a. Unterstützung der Kommunikation zwischen Patient, Angehörigen und Behandlungsteam, Unterstützung bei der **informierten Entscheidungsfindung** und Stärkung der Patientenkompetenz („empowerment") sowie auch Hilfe bei der Klärung von Missverständnissen und (Fehl-)Erwartungen.

Fazit für die Praxis

Krebserkrankungen und ihre multimodalen Behandlungen führen trotz vielversprechender medizinischer Fortschritte bei einem substanziellen Teil der Patienten und Angehörigen zu einer Bandbreite psychischer Belastungen, die von adaptiven emotionalen Reaktionen bis hin zu klinisch relevanten Symptomen reichen, die die diagnostischen Kriterien für eine psychische Störung erfüllen. Eine umfassende patientenzentrierte onkologische Versorgung beinhaltet die Identifikation psychosozialer Belastungen und Unterstützungsbedürfnisse bei Patienten und Angehörigen, die zeitnahe Zuweisung bzw. das Ermöglichen des Zugangs zu psychosozialen Unterstützungsangeboten sowie die effektive Unterstützung von Patienten und Angehörigen beim Umgang mit den vielfältigen Krankheitsfolgen im Rahmen der Diagnostik, Therapie, Rehabilitation und Nachsorge sowie der palliativen Versorgung.

Korrespondenzadresse

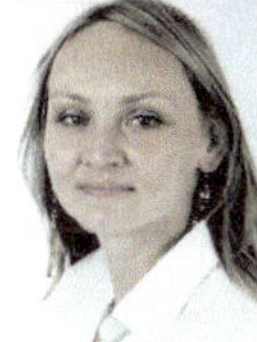

Prof. Dr. A. Mehnert
Abteilung für Medizinische Psychologie und Medizinische Soziologie, Sektion Psychosoziale Onkologie, Universitätsklinikum Leipzig
Philipp-Rosenthal-Str. 55, 04103 Leipzig
anja.mehnert@medizin.uni-leipzig.de

Einhaltung ethischer Richtlinien

Interessenkonflikt. A. Mehnert gibt an, dass kein Interessenkonflikt besteht.

Dieser Beitrag beinhaltet keine Studien an Menschen oder Tieren.

Literatur

1. Mehnert A, Petersen C, Koch U (2003) Empfehlungen zur psychoonkologischen Versorgung im Akutkrankenhaus. Z Med Psychol 12:77–84

2. Husmann G (2010) Krebs in Deutschland 2005/2006, Häufigkeiten und Trends. Eine gemeinsame Veröffentlichung des Robert Koch-Instituts und der Gesellschaft der Epidemiologischen Krebsregister in Deutschland (GEKID) e. V., Berlin

3. Gondos A, Bray F, Brewster DH et al (2008) Recent trends in cancer survival across Europe between 2000 and 2004: a model-based period analysis from 12 cancer registries. Eur J Cancer 44:1463–1475

4. Li M, Hales S, Rodin G (2010) Adjustment disorders. In: Holland J et al (Hrsg) Psycho-Oncology. Oxford University Press, New York, S 303–310

5. Tan A, Zimmermann C, Rodin G (2005) Interpersonal processes in palliative care: an attachment perspective on the patient-clinician relationship. Palliat Med 19:143–150

6. Rodin G, Walsh A, Zimmermann C et al (2007) The contribution of attachment security and social support to depressive symptoms in patients with metastatic cancer. Psychooncology 16:1080–1091

7. Ziegler L, Hill K, Neilly L et al (2011) Identifying psychological distress at key stages of the cancer illness trajectory: a systematic review of validated self-report measures. J Pain Symptom Manage 41:619–636

8. Miovic M, Block S (2007) Psychiatric disorders in advanced cancer. Cancer 110:1665–1676

9. Zabora J, BrintzenhofeSzoc K, Curbow B et al (2001) The prevalence of psychological distress by cancer site. Psychooncology 10:19–28

10. Singer S, Das-Munshi J, Brähler E (2010) Prevalence of mental health conditions in cancer patients in acute care – a meta-analysis. Ann Oncol 21:925–930

11. Vehling S, Koch U, Ladehoff N et al (2012) Prävalenz affektiver und Angststörungen bei Krebs: Systematischer Literaturreview und Metaanalyse. Psychother Psych Med 62:249–258

12. Mehnert A, Vehling S, Scheffold K et al (2013) Prävalenz von Anpassungsstörung, Akuter und Posttraumatischer Belastungsstörung sowie somatoformen Störungen bei Krebspatienten – ein systematischer Literaturreview und Metaanalyse. PPmP. doi:http://dx.doi.org/10.1055/s-0033-1347197

13. Huang HL, Chiu TY, Lee LT et al (2012) Family experience with difficult decisions in end-of-life care. Psychooncology 21:785–791

14. Lichtenthal W, Prigerson H, Kissane DW (2010) Bereavement: a special issue in oncology. In: Holland J, Breitbart W, Jacobsen P, Lederberg M, Loscalzo M, McCorkle R (Hrsg) Psycho-Oncology, 2. Aufl. Oxford University Press, New York, S 537–543

15. Weis J, Schumacher A, Blettner G et al (2007) Psychoonkologie – Konzepte und Aufgaben einer jungen Fachdisziplin. Onkologe 2:185–194

16. Institute of Medicine (IOM) (2007) Cancer care for the whole patient: meeting psychosocial health needs. The National Academic Press, Washington

17. Fallowfield L, Ratcliffe D, Jenkins V, Saul J (2001) Psychiatric morbidity and its recognition by doctors in patients with cancer. Br J Cancer 84:1011–1015

18. Jacobsen PB, Jim HS (2008) Psychosocial interventions for anxiety and depression in adult cancer patients: achievements and challenges. CA Cancer J Clin 58:214–230

19. Mehnert A, Lehmann C, Cao P, Koch U (2006) Die Erfassung psychosozialer Belastungen und Ressourcen in der Onkologie – Ein Literaturüberblick zu Screeningmethoden und Entwicklungstrends. Psychother Psych Med 56:462–479

20. Mehnert A (2010) Diagnostik in der Psychoonkologie. Psychother Dialog 11:159–164

21. Herschbach P, Weis J (Hrsg) (2008) Screeningverfahren in der Psychoonkologie: Testinstrumente zur Identifikation betreuungsbedürftiger Krebspatienten. Eine Empfehlung der PSO für die psychoonkologische Behandlungspraxis. Deutsche Krebsgesellschaft, Berlin

22. Watson M, Kissane DW (Hrsg) (2011) Handbook of Psychotherapy in Cancer Care. Wiley, West Sussex

23. Faller H, Schuler M, Richard M et al (2013) Effects of psycho-oncologic interventions on emotional distress and quality of life in adult patients with cancer: systematic review and meta-analysis. J Clin Oncol 31:782–793